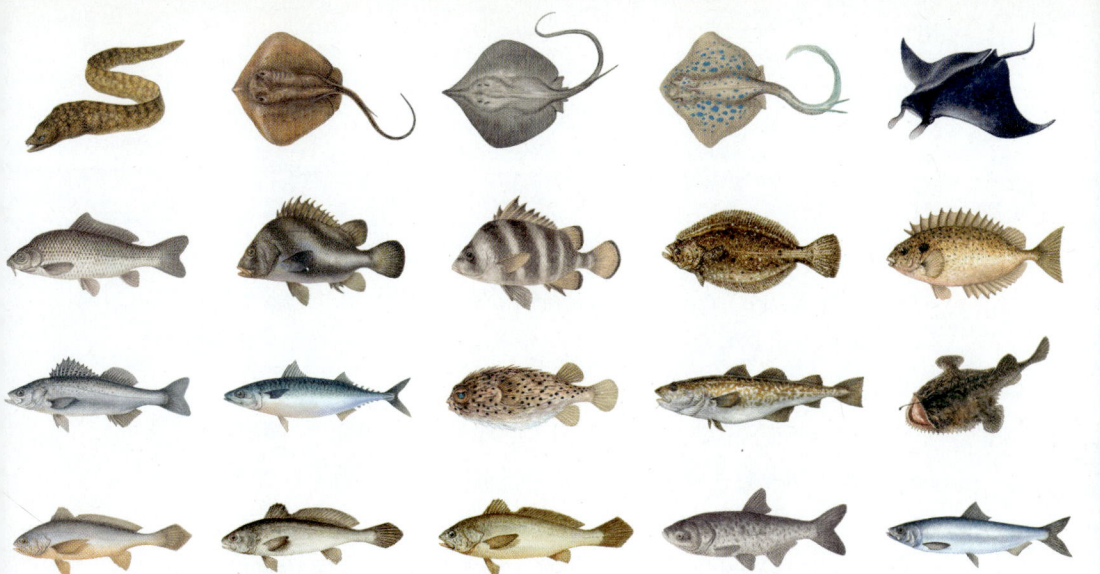

약용어류

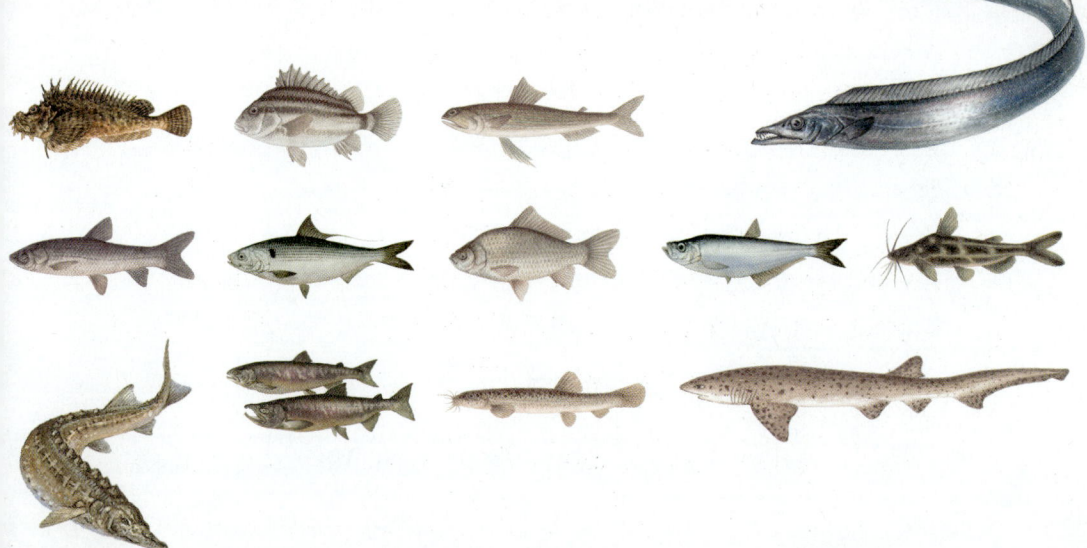

[머리말]

오늘날 지구에 존재하는 약 38,000종의 척추동물 중에서 약 20,000종을 차지하는 어류는 번식력이 가장 뛰어나다. 이로 인하여 어류는 인류가 지구상에 출현한 이래로 훌륭한 식량자원이 되어 왔을 뿐만 아니라 의약 소재로도 이용된 매우 중요한 동물이었다.

어류가 인류에게 중요한 식량자원이 된 것은 무엇보다도 양질의 근육 단백질이 풍부하고 소화가 잘될 뿐만 아니라 영양가도 높기 때문이다. 어류의 근육 단백질에는 필수아미노산을 비롯하여 비필수아미노산도 골고루 포함되어 있고, 비록 단백질을 구성하는 아미노산은 아니지만 기능적으로 뛰어난 타우린, 카르노신 및 안세린 등과 같은 아미노산도 다른 동물에 비해 풍부한 편이다. 이들은 사람에게 꼭 필요한 영양성분이므로 어류를 섭취하면 성장 촉진과 건강 유지 및 증진에 크게 도움이 된다.

대부분의 어류가 식용으로 이용되고 있지만, 종류에 따라서는 사람에게 자상(刺傷)이나 교상(咬傷) 또는 식중독을 일으키는 종도 있는데 이들을 통틀어 '유독 어류'라 한다. 대개 유독 어류는 사람에게 해를 끼치지만, 독이란 본래 강하게 약리작용을 나타내는 화합물이므로 경우에 따라서는 이를 적절히 이용한다면 약물 소재로도 개발할 수가 있다. 대표적인 사례로는 갯지렁이의 살충성분인 네라이스톡신(nereistoxin)을 이용하여 천연 농약으로 개발한 것과 혐기성 세균이 만들어내는 보툴리누스 독소(botulinus toxin)를 안면근육 이상떨림이나 주름살 치료에 사용하는 사례 등이 있다.

세계 각국은 오래전부터 자연에서 약물을 찾으려고 노력해 왔으며, 특히 중국과 우리나라에서는 자연에 존재하는 각종 생물과 무생물로부터 약물로 사용할 수 있는 소재를 찾고자 노력해 왔다. 이러한 노력의 결과로 유독 어류에 관한 문헌도 2,000년 이전부터 전해져 내려오고 있는데, 중국 춘추전국시대에 지어진 「산해경(山海經)」이란 고서적에는 '돈어식지살인(魨魚食之殺人)'이라고 적혀 있고, 수, 당, 송, 명나라 때에 출간된 관련 서적에서도 복어에 대해 '간과 난소에는 독이 있고, 이를 먹으면 죽는다'고 하였으며, 1578년 명(明)의 이시진(李時珍)이 지은 「본초강목(本草綱目)」의 비늘부[鱗部] 44권에는 약용 및 유독 어류에 대해서 더욱 자세하게 적혀 있다. 이 「본초강목」은 오늘날에도 약용이나 유독 어류를 연구하는 데 귀중한 참고문헌으로 이용되고 있다.

유독 어류가 약물의 공급원으로 이용될 수 있다면 우리가 일상적으로 먹는 어류도 약용어류가 될 수 있을 것이다. 한방(漢方) 또는 한방(韓方)에서는 어류 이용에 관한 역사가 깊다. 백성들은 생활에서 터득한 지혜를 바탕으로 약효가 있는 어류를 찾아 먹음으로써 질병을 예방하기도 하고 치료하기도 하였다. 고서적을 보더라도 어류를 약으로 사용한 기록이 적지 않다. 예를 들면, 서한 시대의 「의림찬약(醫林纂藥)」, 당나라 때의 「해약본초(海藥本草)」, 「본초강목」이나 조학민(趙學敏)의 「본초강목십유(本草綱目拾遺)」에 수록된 어류를 소재로 한 생약만 해도 50종 이상이라 한다. 이처럼 일반 백성들은 오랜 경험으로 어류를 사용하여 질병을 치료하고 예방하는 풍부한 경험을 가지고 있다. 오늘날에는 선조들의 경험을 현대과학과 접목시켜 약리작용이 있는 여러 유용 화합물을 검색하여 새로운 기능의 의약소재로 삼으려는 시도가 국가적 또는 다국가간 협조 체제하에 적극적으로 수행되고 있고, 그 성과도 차츰 나타나고 있다. 이와 마찬가지로 해양생물에 대해서도 지대한 관심과 지원이 있다면 새로운 약물자원을 얼마든지 찾아내어 이용할 수가 있다.

본 서적은 여러 서적과 외국의 인터넷 사이트를 참고하였다. 특히 약용효과에 대해서는 중국의 관련 서적을 참고하였는데, 거의 모든 고서적이 그러하듯이 다소 형이상학적이고 증상적인 사항을 열거하고 있어 현대 과학교육을 받은 관련 연구자들이 보기에는 미흡한 부분이 많을 것이라 생각한다. 하지만 바로 이 점을 우리들이 보완하고 입증해야 할 것이다. 「동의보감(東醫寶鑑)」의 여러 대중요법에 사용한 약제에서 증세를 완화시키는 여러 약물 소재가 밝혀지고 있음을 보더라도 어류에서도 새로운 약물 소재가 개발될 가능성은 상당히 크다.

우리 민족은 다행히도 국토의 삼면이 바다여서 오래전부터 해양생물을 식량자원 또는 의약소재로 이용해 어류에 대한 접근이 상대적으로 쉬운 편이라 생각한다. 저자들은 어류로부터 더욱 부가가치가 큰 약용 화합물이 탄생한다면 이는 어류를 더욱 완전하게 이용할 수 있는 길을 하나 더 마련하는 것이므로 이 책이 해양수산자원의 고도 이용에 상당히 의미 있는 것이 되기를 바란다.

끝으로 본 서적의 출간을 위하여 물심양면으로 많은 도움을 주신 도서출판 효일의 김홍용 사장님과 그 외 관계자 여러분, 어류삽화의 작품을 제공하여 주신 조광현 화백님, 그리고 한의학에 관한 자료 수집 및 정리에 도움을 준 동국대학교 한의과대학 김형진 군에게도 감사를 드린다.

저자 일동

Contents

머리말 2

1. 칠성장어 *Lethenteron japonicum* 10
2. 칠성상어 *Notorynchus cepedianus* 16
3. 고래상어 *Rhincodon typus* 23
4. 불범상어 *Halaelurus buergeri* 29
5. 개상어 *Mustelus griseus* 32
6. 별상어 *Mustelus manazo* 37
7. 아녹시톱상어 *Anoxypristis cuspidata* 43
8. 노랑가오리 *Dasyatis akajei* 48
9. 청달내가오리 *Dasyatis zugei* 58
10. 꽁지가오리 *Dasyatis kuhlii* 65
11. 쥐가오리 *Mobula japanica* 70
12. 철갑상어 *Acipenser sinensis* 74
13. 칼상어 *Acipenser dabryanus* 79
14. 청어 *Clupea pallasii pallasii* 83
15. 밴댕이 *Sardinella zunasi* 92
16. 납작전어 *Tenualosa reevesii* 97
17. 준치 *Ilisha elongata* 101
18. 연어 *Oncorhynchus keta* 109
19. 황매퉁이 *Trachinocephalus myops* 118

20. 툼빌매퉁이 *Saurida wanieso* 123

21. 날매퉁이 *Saurida elongata* 127

22. 매퉁이 *Saurida undosquamis* 131

23. 초어 *Ctenopharyngodon idella* 139

24. 대두어 *Hypophthalmichthys nobilis* 146

25. 잉어 *Cyprinus carpio carpio* 150

26. 붕어 *Carassius auratus auratus* 161

27. 미꾸리 *Misgurnus anguillicaudatus* 172

28. 메기 *Silurus asotus* 182

29. 수염메기 *Clarias fuscus* 189

30. 동자개 *Tachysurus fulvidraco* 194

31. 뱀장어 *Anguilla japonica* 198

32. 무태장어 *Anguilla marmorata* 207

33. 나망곰치 *Gymnothorax reticularis* 211

34. 독곰치 *Gymnothorax meleagris* 215

35. 갯장어 *Muraenesox cinereus* 219

36. 바다뱀 *Ophisurus macrorhynchos* 228

37. 날치 *Cheilopogon agoo* 232

38. 대구 *Gadus macrocephalus* 238

Contents

39. 청대치 *Fistularia petimba* 247

40. 점해마 *Hippocampus trimaculatus* 251

41. 복해마 *Hippocampus kuda* 257

42. 산호해마 *Hippocampus mohnikei* 262

43. 켈로그해마 *Hippocampus kelloggi* 267

44. 가시해마 *Hippocampus histrix* 272

45. 해마 *Hippocampus coronatus* 277

46. 실고기 *Syngnathus schlegeli* 282

47. 거물가시치 *Trachyrhamphus serratus* 287

48. 드렁허리 *Monopterus albus* 292

49. 가물치 *Channa argus argus* 300

50. 농어 *Lateolabrax japonicus* 311

51. 군평선이 *Hapalogenys analis* 320

52. 눈퉁군평선 *Hapalogenys kishinouyei* 326

53. 동갈돗돔 *Hapalogenys nitens* 330

54. 수조기 *Nibea albiflora* 334

55. 민어 *Miichthys miiuy* 339

56. 부세 *Larimichthys crocea* 348

57. 참조기 *Larimichthys polyactis* 358

58. 독가시치 *Siganus fuscescens* 368

59. 갈치 *Trichiurus lepturus* 374

60. 고등어 *Scomber japonicus* 384

61. 쑤기미 *Inimicus japonicus* 393

62. 넙치 *Paralichthys olivaceus* 399

63. 흰빨판이 *Remorina albescens* 406

64. 은비늘치 *Triacanthus biaculeatus* 410

65. 민밀복 *Lagocephalus inermis* 414

66. 국매리복 *Takifugu vermicularis* 418

67. 가시복 *Diodon holocanthus* 427

68. 개복치 *Mola mola* 431

69. 물개복치 *Masturus lanceolatus* 435

70. 아귀 *Lophiomus setigerus* 439

부록 | 1. 약성용어 풀이 448

2. 약용어류와 적용 458

참고문헌 462

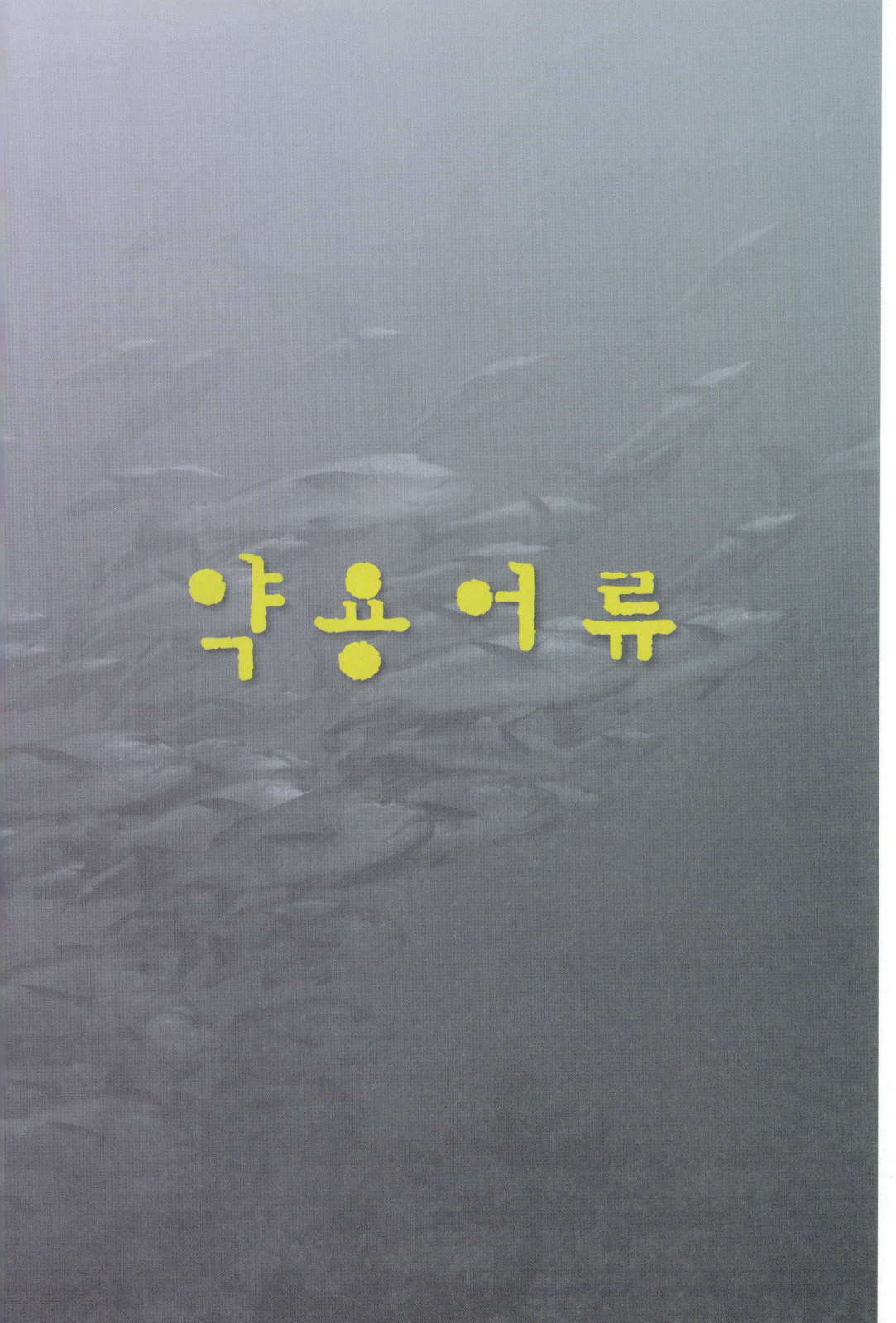

1. 칠성장어 *Lethenteron japonicum*(Martens, 1868)

1) 학명과 명칭

칠성장어는 학명이 *Lethenteron japonicum* 이고, 영명이 arctic lamprey이며, 일명이 Kawa-yatsume로 사용되고 있다.

우리나라에서는 칠성장어를 방언으로 다묵장어, 칠성고기, 칠성뱀장어, 칠성어로 부르고 있다.

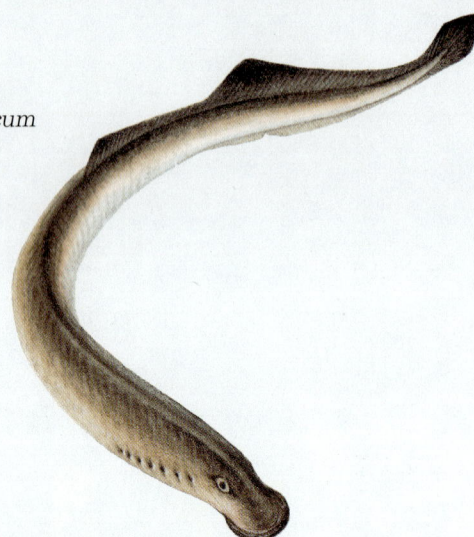

〈표 1-1〉 칠성장어의 학명 및 각국 명칭

학명	현재	*Lethenteron japonicum*(Martens, 1868)
	이전	*Lampetra variegata*(Tilesius, 1809) *Petromyzon marinus camtschaticus*(Tilesius, 1811) *Lampetra variegata*(Tilesius, 1811) *Lampetra camtschatica*(Tilesius, 1811) *Lampetra japonicum*(Martens, 1868)
명칭	영명	Arctic lamprey(FAO)
	일명	Kawa-yatsume
	방언	다묵장어, 칠성고기, 칠성뱀장어, 칠성어

2) 분류

칠성장어는 원구류(lampreys)강 – 칠성장어(lampreys)목 – 칠성장어(lampreys)과로 분류된다.

1. 칠성장어

<표 1-2> 칠성장어의 분류

강	목	과
원구류(lampreys)	칠성장어(lampreys)	칠성장어(lampreys)

3) 형태

이 어류는 몸이 긴 장어형이고, 7개의 아가미구멍이 눈 뒤 체측에 줄지어 있어 칠성장어(七星長魚)라는 이름으로 불린다.

흡반형으로 생긴 입은 머리의 배 쪽에 위치하고, 입 주변에 돌기를 가지며, 이빨 모양의 치판들이 발달해 있다. 상구치판에는 2개의 날카로운 첨두가 있으며, 하구치판은 6~7개의 첨두를 가진다. 턱, 가슴지느러미 및 배지느러미가 없으며, 몸 표면에는 비늘이 없다.

체색은 장어형으로 등이 짙은 푸른색, 배는 흰색을 나타낸다.

성어 전장은 40~50 cm 범위이다.

4) 생태

칠성장어는 하천에서 부화하여 바다에서 성장한 후 봄과 가을에 다시 하천으로 돌아오는 회유어이다.

이듬해 4~8월 상류의 모랫바닥에서 알을 낳는데, 알은 아주 작고, 1회 산란하는 개수는 8만~10만 개 정도이며, 산란을 마친 어미는 죽는다. 점착성의 알에서 부화한 치어는 물에 떠내려가서 하류로 가며 낮에는 모래펄 속에 들어가 있다가 밤에 먹이를 먹는다. 이후 변태한 치어는 이듬해 5~6월에 변태를 한 다음 바다로 돌아가서 여러 해 살고 다시 강으로 거슬러 올라와 산란을 한다.

칠성장어는 육식성이며, 다른 어류에 흡반(吸盤)을 사용하여 달라붙었다가 흡반과 혀의 각질이빨로 껍질을 찢고 숙주의 근육과 피를 빨아먹는 기생생활을 한다.

칠성장어는 양식이 어려워 가격이 비싸고, 야행성이며, 7~9월에 주로 어획된다.

1. 칠성장어

5) 분포

칠성장어는 북반구(북위 71°N~34°N)의 한국, 중국, 일본, 시베리아 및 캐나다에 분포한다.

우리나라에서는 동남해로 흐르는 각 하천에 분포한다.

〈표 1-3〉 칠성장어의 개략적 형태, 생태 및 분포

형태	전장	성어의 경우 40~50 cm 범위
	체중	–
	체색	· 등 쪽은 짙은 푸른색 · 배 쪽은 흰색
	체형	· 몸이 가늘고 긴 장어형 · 아가미구멍은 몸 옆에 7개 · 입은 흡반형으로 머리의 배 쪽에 위치 · 턱, 가슴지느러미, 배지느러미 및 비늘이 없음
생태	서식	· 회귀성 어류(서식장소는 바다이고, 산란장소는 강) · 야행성 어류
	먹이	· 육식성이며, 다른 어류의 근육과 피를 식이
	산란	· 산란 시기는 4~8월 · 암컷은 바닥의 모래나 자갈에 약 8만~10만 개의 알을 산란하고, 수컷은 수정 · 산란 후에는 암수 모두 죽음
분포		한국, 중국, 일본, 시베리아, 캐나다 등

6) IUCN Red List

철갑상어는 관심이 필요한 종이다(LC).

*IUCN Red List
국제자연보호연맹(International Union for Conservation of Nature)이 지구상에 존재하는 동식물의 멸종위기 등급을 9가지 단계로 분류한 목록이다. 9가지 단계는 멸종(Extinct, EX), 야생에서 멸종(Extinct in the Wild, EW), 위급(Critically Endangered, CR), 위기(Endangered, EN), 취약(Vulnerable, VU), 취약근접(Near Threatened, NT), 관심필요(Least Concern, LC), 자료부족(Data Deficient, DD), 평가불가(Not Evaluated, NE)로 구성되어 있다.

1. 칠성장어

7) 식품 성분 특성

(1) 열량 및 일반성분 함량

칠성장어 육 100 g 당 일반성분 조성은 수분이 60 g, 단백질이 21 g, 지방이 18 g, 탄수화물이 0.3 g 및 회분이 0.7 g으로, 칠성장어는 수분을 제외한다면 단백질과 지방을 주성분으로 하는 어류이다.

칠성장어 100 g을 섭취하는 경우의 열량은 259 kcal로, 고열량 어류에 속한다.

칠성장어 육 100 g당 단백질은 일반 어류 단백질 표준량(20±2 g)에 비하여 차이가 없으나 지질은 일반 어류 지질 표준량(3±2 g)에 비하여 아주 높다.

칠성장어의 지질은 일반적으로 건강에 좋은 오메가-3 지방산이 대부분이어서 성인병 예방에 도움이 된다. 하지만 칠성장어를 건제품 등으로 제조하여 식용하는 경우 열처리 또는 저장에 의한 오메가-3 지방산의 산화를 억제할 수 있는 여러 가지 처리가 동반되어야 한다.

〈표 1-4〉 칠성장어의 열량 및 일반성분 함량

(어육 100 g당)

열량	일반성분 함량				
	수분	단백질	지방	회분	탄수화물
259 kcal	60 g	21 g	18 g	0.7 g	0.3 g

(2) 무기질 함량

칠성장어 육 100 g당 무기질은 뼈의 주요 구성성분인 칼슘과 인이 각각 9 mg 및 117 mg, 헤모글로빈을 구성하여 체내 산소 운반 및 산화적 에너지 대사에 주로 관여하는 철이 18 mg, 산과 염기의 평형 및 세포막 전위의 조절 등에 관여하는 나트륨이 80 mg, 세포 내외의 전위에 영향을 미치면서 세포 내 이온강도 조절에 관여하고, 체내 나트륨 배출에 기여하는 칼륨이 220 mg, 면역 기능을 하면서 성호르몬 생성에 관여하는 아연이 1.7 mg 등으로 이루어져 있다.

1. 칠성장어

한국영양학회에서는 2010년 한국인 성인 남자(칼슘, 인 및 철은 19~49세, 아연은 19~29세)의 1일 무기질 권장량을 칼슘 및 인의 경우 각각 750 mg과 700 mg, 철과 아연은 모두 10 mg으로 정하고 있다. 이로 미루어 볼 때 칠성장어 육 100 g을 식용하면 성인 남자의 1일 무기질 권장량 기준에 있어 칼슘은 1.2%를, 인은 16.7%를, 철은 18.0%를, 아연은 16.8%를 섭취하는 효과가 있다.

칠성장어는 다른 어류에 비하여 인, 철 및 아연의 함량이 높아, 이들 무기질의 보급원으로 의미가 있다.

〈표 1-5〉 칠성장어의 무기질 함량 (어육 100 g당)

무기질 함량					
칼슘	인	철	나트륨	칼륨	아연
9 mg	117 mg	18 mg	80 mg	220 mg	1.68 mg

(3) 비타민 함량

칠성장어 육 100 g당 비타민 함량은 비타민 A가 7,508 RE, 비타민 B_1이 0.85 mg, 비타민 B_2가 6.0 mg, 비타민 B_6가 0.23 mg, 니아신이 4.7 mg이고, 비타민 E가 3.7 mg 함유되어 있고, 비타민 C는 존재하지 않는다.

〈표 1-6〉 칠성장어의 비타민 함량 (어육 100 g당)

비타민 함량									
비타민 A	레티놀	β-카로틴	비타민 B_1	비타민 B_2	비타민 B_6	니아신	비타민 C	엽산	비타민 E
7,508 RE	7,5081 μg	–	0.85 mg	6 mg	0.23 mg	4.7 mg	–	13.1 μg	3.7 mg

(4) 이용

칠성장어는 주로 조미 구이용이나 건제품으로 제조되어 고가로 유통된다.

1. 칠성장어

8) 약용 위해성, 약용부위, 약성 및 약용 효능

(1) 약용 위해성, 약용부위 및 약성

칠성장어는 위해성이 없어 무해하고, 약용부위는 전어체로 모든 부위가 약용 대상이다.

칠성장어의 약성은 감온(甘溫), 자보강장(滋補强壯)이다.

(2) 약용 효능

① 뇌졸중 후유증 치료

뇌졸중 후유증 치료를 위하여 중국 동북지방에서는 신선한 칠성장어를 적당량 갈아 오른쪽 눈이 아픈 사람은 왼쪽에 붙이고, 왼쪽 눈이 아픈 사람은 오른쪽에 붙여 외용약으로 사용한다.

② 야맹증 및 각막건조 치료

야맹증 및 각막건조 치료를 위하여 중국 동북지방에서는 칠성장어의 전어체를 바람에 말렸다가 하루에 2번, 매번 한 마리를 요리해서 밥과 함께 먹는다.

〈표 1-7〉 칠성장어의 약용 효능

위해성	없음
약용부위	전어체
약성	감온(甘溫)하면서 자보강장(滋補强壯)
효능	뇌졸중 후유증, 야맹증, 각막건조

2. 칠성상어 *Notorynchus cepedianus*(Péron, 1807)

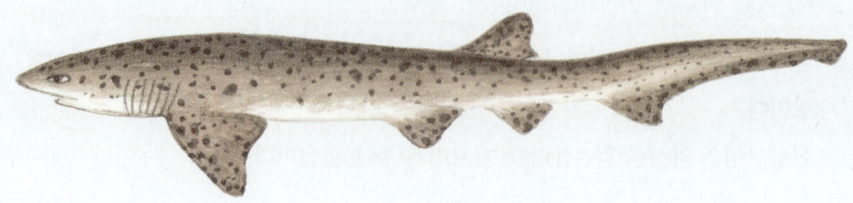

1) 학명 및 명칭

여기서 언급하고자 하는 칠성상어는 학명이 *Notorynchus cepedianus*이고, 영명이 broadnose sevengill shark이며, 일명이 ebisu-zame로 사용되고 있다. 우리나라에서는 칠성상어를 지방에 따라 은행모도리라고도 부르고 있다.

〈표 2-1〉 칠성상어의 학명 및 각국 명칭

학명	현재	*Notorynchus cepedianus*(Péron, 1807)
	이전	*Squalus cepedianus*(Péron, 1807) *Heptranchias cepedianus*(Péron, 1807) *Notorynchus platycephalus*(Tenore, 1809) *Squalus platycephalus*(Tenore, 1809) *Notorhynchus platycephalus*(Tenore, 1809)
명칭	영명	Broadnose sevengill shark(FAO)
	일명	Ebisu-zame
	방언	은행모도리

2) 분류

칠성상어는 연골어(sharks and rays)강 – 신락상어(cow sharks)목 – 신락상어(cow sharks)과로 분류된다.

2. 칠성상어

〈표 2-2〉 칠성상어의 분류

강	목	과
연골어(sharks and rays)	신락상어(cow sharks)	신락상어(cow sharks)

3) 형태

　칠성상어의 체형은 길고 세로로 납작하며, 체색의 경우 등 쪽은 청회색 바탕에 붉은 갈색 반점이 흩어져 있고, 배 쪽은 희다. 또한 칠성상어의 머리는 폭이 넓고, 주둥이도 넓은 편으로 앞쪽의 언저리가 둥글다.

　칠성상어는 숨을 쉴 때 물을 들이마시는 기관인 분수공(噴水孔)이 작고, 눈은 뒤로 내려앉아 있으며, 아가미구멍은 양쪽에 7개씩 있다. 또한, 등지느러미는 몸 뒤쪽에 하나가 있고, 배지느러미와 뒷지느러미는 작으며 가슴지느러미는 비교적 크다. 그리고 칠성상어는 꼬리지느러미가 위쪽으로 길게 뻗었으며, 윗부분의 끝 쪽에 작은 홈이 있다.

　위턱은 튀어나와 있으며, 아래턱은 작고 이빨은 크기가 고르지 않다. 위턱에는 가운데 이빨이 없고 중간 이빨은 작으나 여러 개이다. 아래턱에는 1개의 작은 가운데 이빨 양쪽에 예리한 톱니가 빗살 모양으로 줄지어 있다.

　성어는 2~3 m까지 자라는 것도 있으며, 무게는 100 kg 이상 되는 것도 있다.

4) 생태

　칠성상어는 연안의 얕은 모랫바닥이나 해조 군락 근처에 서식하는 저서어이다. 주로 칠성장어, 문어, 연어, 가오리류 등을 잡아먹으며, 때로는 다른 상어나 물개를 잡아먹기도 한다. 사람에게 공격적인 행동을 하기도 하는데, 위 속에서 사람 신체의 일부가 발견된 예도 있다.

　칠성상어는 난태생(卵胎生)으로, 12개월의 임신기간을 거쳐 육지에서 가까운 얕은 바다에 새끼를 낳는데, 많을 때는 80마리 이상이 되기도 한다. 기록된 최고

2. 칠성상어

수명은 49년이다.

칠성상어는 최소 재생산 기간(minimum population doubling time;MPDT)이 14년 이상이나 되어 자원 회복력은 매우 낮다.

5) 분포

칠성상어는 온대성 어류로, 북대서양과 지중해를 제외한 나머지 해역에 분포한다.

우리나라에서는 목포에 많으며, 동해 남부, 일본의 동경 이남 해역에 많다.

〈표 2-3〉 칠성상어의 개략적 형태, 생태 및 분포

형태	전장	성어는 2~3 m
	체중	대형어는 100 kg 이상
	체색	· 등 쪽은 청회색 바탕에 붉은 갈색 반점 · 배 쪽은 흰색
	체형	· 대체로 길고 세로로 납작 · 머리의 폭이 넓고, 주둥이도 넓은 편 · 아가미구멍은 양쪽에 7개 · 등지느러미는 몸 뒤쪽에 1개가 있고, 배지느러미 및 뒷지느러미는 작으며, 가슴지느러미는 비교적 큼
생태	서식	연안의 얕은 모랫바닥이나 해조 군락 근처에 서식하는 저서어
	먹이	칠성장어, 문어, 연어, 가오리류, 다른 상어 및 물개
	산란	· 난태생(卵胎生)으로 12개월의 임신기간을 거쳐 육지에서 가까운 얕은 바다에 새끼를 낳음 · 많을 때는 80마리/회
분포		한국, 일본, 중국해, 인도양, 지중해 등의 온대 해역

6) IUCN Red List (※12p 주석 참고)

칠성상어는 자료가 부족하여 분명하지 않다(DD).

7) 식품성분 특성

칠성상어의 주성분은 근육의 경우 단백질이고, 껍질의 경우 콜라겐이며, 간의 경우 심해성 상어 간유로 이용되는 스쿠알렌이고, 이외에도 지용성 비타민인 비타민 A 및 비타민 D가 다량 함유되어 있다.

칠성상어의 근육은 주로 식용으로 이용되고 있고, 껍질은 주로 가죽이나 콜라겐 추출자원으로 주로 이용되고 있으며, 간은 스쿠알렌과 같은 기능성 성분 추출자원으로 이용되고 있다.

8) 약용 위해성, 약용부위, 약성 및 약용 효능

(1) 약용 위해성, 약용부위 및 약성

칠성상어는 외상 원성(traumatogenic)과 같은 위해성이 있고, 약용부위는 지느러미, 치어[胎兒], 간 등이다.

칠성상어의 약성은 치어의 경우 증혈(增血) 작용과 생리불순 조절이고, 간유의 경우 방부 및 해독 작용이다.

(2) 약용 효능

① 어린이 설사

어린이 설사는 칠성상어 지느러미를 태워 만든 재를 곱게 갈아 따뜻한 물로 음용하면 치료에 효험이 있다.

② 화상에 의한 통증

화상에 의한 통증은 간에서 추출한 어유를 화상 부위에 바르면 치료에 효험이 있다.

2. 칠성상어

③ 생리통

생리통은 어린 칠성상어의 소건품(아무런 전처리를 하지 않고 즉시 말린 제품)을 갈색이 되도록 볶은 다음 가루로 만들어서 쌀뜨물과 함께 음용하면 치료에 효험이 있다.

④ 야맹증

야맹증은 간유 62 g, 창출(蒼朮) 6.2 g에 물을 붓고 달여 음용하면 치료에 효험이 있다.

(3) 칠성상어 제약(어간유 크림, 연고제 및 제제)

칠성상어를 이용한 제약으로는 어간유와 어간유 제제가 있다.

① 어간유의 추출 소재

어간유의 추출 소재로 중국에서는 칠성상어를 위시하여 돌묵상어, 괭이상어, 악상어, 별상어, 돔발상어, 고래상어와 같은 상어류, 각종 가오리류를 포함한 연골어류, 대구나 고등어, 삼치, 보구치와 같은 경골어류를 사용한다.

〈표 2-4〉 칠성상어의 약용 효능 및 약제

위해성	외상 원성(traumatogenic)
약용부위	지느러미, 치어[胎兒], 간 등
약성	· 치어 : 증혈(增血) 작용, 생리불순 조절 · 간(간유) : 방부, 해독 작용
효능	· 어린이 설사 · 화상에 의한 통증 · 생리통 · 야맹증
약제	어간유를 이용한 크림, 연고, 정제

2. 칠성상어

② 어간유 제약

어간유는 〈표 2-6〉에 언급한 바와 같이 정제 타입의 제제로 이용하기도 하고, 〈표 2-5〉에 언급한 바와 같이 어간유 비스머스제, 산화아연 어간유, 클로로마이세틴 어간유, 치아졸 어간유, 어간유 지방산나트륨 주사액 및 바틸알코올 정제 등과 같은 각종 크림이나 연고제의 소재로 이용한다.

〈표 2-5〉 칠성상어의 어간류 크림과 연고제의 종류, 제조법, 적용 증상 및 처방

어간유 종류	제조법	적용병증	처방
어간유 비스머스제	차아탄산비스머스 (bismuth hydrogen carbonate) 10 g과 액상 왁스 10 mL를 혼합하고, 기타 정제수로 100 mL를 제조	유방과 유두 파열	국소에 바름
산화아연 어간유	산화아연 50 g과 어간유 50 mL로 제조	국소궤양, 어린이 둔부 발적, 인공 항문	국소에 바름
클로로마이세틴 어간유	–	자궁경부 염증, 음도 염증	1회/1일 바름
치아졸 어간유	–	자궁경부 염증	1회/1일 바름
어간유 지방산나트륨 주사액	5%가 되게 제조	암치질, 혈관의 모든 증상, 아랫다리의 정맥 확장, 고환초막 액유증, 해면상 혈관류, 피임	암치질에 주 1회/1 mL 이내, 혈관의 모든 증상과 아랫다리의 정맥 확장에 1~2 mL, 피임을 위하여 부고환에 0.3~1.0 mL를 주사
바틸알코올 정제	–	백혈구 감소증	성인은 50~150 mg/일의 용량으로 1일 3회 복용하되 1회 치료기간은 4~6주

2. 칠성상어

〈표 2-6〉 칠성상어 어간유 제제의 종류, 비타민 함량, 처방증 및 처방용량

제제명	비타민 함량	적용병증	처방 용량
비타민 A 연질캡슐	비타민 A 25,000 IU /캡슐	피부가 트거나 건조한 증세, 각막 연화증, 안구 건조증, 야맹증	· 성인은 1회 25,000 IU, 1일 3회 · 어린이는 3,000~4,000 IU/일(예방) 또는 25,000~50,000 IU/일(치료)
농축 비타민 A, D 유화제	비타민 A 50,000 IU/g, 비타민 D 5,000 IU/g	비타민 A 결핍증, 구루병, 어린이 팔다리 경련	· 어린이는 3~6방울/일(예방) 또는 15~60방울/일(치료)
비타민 A, D 주사제			· 성인은 0.5~1.0 mL/일
비타민 D_2 연질캡슐 제제	비타민 D_2 10,000 IU/캡슐	구루병, 어린이 팔다리 경련, 피부성 결핵, 내막과 점막에 일어나는 각종 적반증, 좌창	· 성인은 10,000 IU/1회, 1일 3회 · 어린이는 400~800 IU/일(예방) 또는 10,000 IU/일(치료)

9) 기타 이용

칠성상어는 식용과 약용 이외에도 수족관의 관상용으로 치어(gamefish)를 이용하고 있고, 동태평양 지역과 호주에서는 상업용 및 오락용으로 기르기도 한다.

3. 고래상어 *Rhincodon typus*(Smith, 1828)

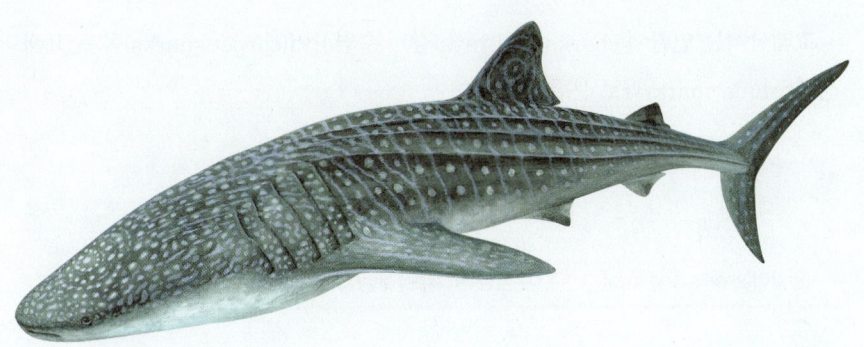

1) 학명 및 명칭

고래상어는 학명이 *Rhincodon typus*이고, 영명이 whale shark이며, 일명이 jinbei-zame로 사용되고 있다.

우리나라에서는 고래상어가 희귀하여 방언이 없다.

〈표 3-1〉 고래상어의 학명 및 각국 명칭

학명	현재	*Rhincodon typus*(Smith, 1828)
	이전	*Rhiniodon typus*(Smith, 1828) *Rhinodon typicus*(Müller et Henle, 1839) *Rhinodon typicus*(Smith, 1845) *Micristodus punctatus*(Gill, 1865) *Rhinodon pentalineatus*(Kishinouye, 1901)
명칭	영명	Whale shark(FAO)
	일명	Jinbei-zame
	방언	-

3. 고래상어

2) 분류

고래상어는 연골어(sharks and rays)강 – 수염상어(carpet sharks)목 – 고래상어(whale shark)과로 분류된다.

〈표 3-2〉 고래상어의 분류

강	목	과
연골어(sharks and rays)	수염상어(carpet sharks)	고래상어(whale shark)

3) 형태

고래상어는 등의 경우 흑청색에 흰색 반점이 산재하고, 머리의 경우 편평하고, 주둥이의 경우 폭이 넓으며 입의 경우 넓적한 타원형이다. 체측은 아가미 뒤에서 뒤쪽으로 두 줄의 융기선이 발달하고, 꼬리자루에는 한 개의 수평 융기연을 가진다. 꼬리지느러미는 조각달 모양으로 크며 위로 구부러져 있다.

고래상어는 지구상 어류 중에서 가장 대형인 어종으로 성어의 전장이 20 m, 무게가 34톤에 이른다.

4) 생태

고래상어는 바다에 사는 대형 상어이며, 항상 무리를 지어 회유를 한다. 회유 경로는 5~6월에는 동중국해에, 가을에는 서해로, 그리고 겨울에는 다시 남쪽으로 이동하며, 수컷은 암컷보다 회유경로가 멀다.

고래상어는 부유 플랑크톤이나 고등어 등의 회유어종과 같이 나타나며, 이들을 주로 식용한다.

5) 분포

고래상어는 아열대의 수온 18~30℃, 위도 41°N~36°S, 경도 180°W~180°E에

3. 고래상어

있는 인도양, 태평양 및 대서양의 열대나 온대해역에 분포하며, 서부 태평양에서는 우리나라 남해, 중국, 일본(중부 이남), 호주 및 하와이에 서식한다.

〈표 3-3〉 고래상어의 개략적 형태, 생태 및 분포

형태	전장	성어는 20 m 전후(지구상 어류 중에서 가장 대형)
	체중	성어는 34톤 전후
	체색	등은 흑청색이고, 흰색 반점이 산재
	체형	· 머리는 편평 · 주둥이는 폭이 넓음 · 입은 넓적한 타원형 · 꼬리지느러미는 조각달 모양으로 크며, 위로 구부러져 있음
생태	서식	· 군집성 어류 · 회유성 어류(봄에 동중국해, 가을에 서해, 겨울에 다시 남쪽으로 회유)
	먹이	부유 플랑크톤이나 고등어 등의 회유어종
	산란	-
분포		인도양, 태평양 및 대서양의 열대나 온대해역, 우리나라 남해, 중국, 일본(중부 이남), 호주, 하와이

6) IUCN Red List (※12p 주석 참고)

고래상어는 야생에서 위기에 처할 가능성이 높다(VU, A2bd+3d).

7) 식품성분 특성

(1) 식품성분

고래상어의 주성분은 근육의 경우 단백질이고, 껍질의 경우 콜라겐이며, 간의 경우 지질이나 비타민 A 및 비타민 D와 같은 지용성 비타민이다. 또한 고래상어를 위시한 상어의 주성분은 척추골과 연골의 경우 콘드로이틴황산(chondroitin

3. 고래상어

sulfate)이고, 쓸개즙의 경우 답즙산과 담즙색소염이며, 뇌와 난소의 경우 인지질이다.

(2) 이용

고래상어의 근육은 식용으로, 껍질은 고급 중국 요리 재료로, 간은 어간유 추출소재로, 척추골이나 연골은 콘드로이틴황산 추출소재로 각광을 받고 있다. 기타 근육 잔사와 내장은 고급 어분 소재로 사용된다.

고래상어는 매우 고가의 식용 자원이어서 상업적으로 귀중한 자원이다. 주로 신선한 날것의 형태나 냉동품, 염장품의 형태로 많이 사용되고 있다.

8) 약용 위해성, 약용부위, 약성 및 약용 효능

(1) 약용 위해성, 약용부위 및 약성

고래상어는 위해성의 경우 무해하고, 약용부위의 경우 뼈, 쓸개, 지느러미, 간, 뇌 및 난소이며, 약성의 경우 뼈는 함(咸) 및 평(平)하고, 쓸개는 고(苦) 및 한(寒)하며, 지느러미는 감(甘), 평(平) 및 보강장(補强壯)이다.

〈표 3-4〉 고래상어의 약용 효능 및 약제

위해성	없음
약용부위	뼈, 쓸개, 지느러미, 간, 뇌, 난소
약성	· 뼈는 함(咸), 평(平) · 쓸개는 고(苦), 한(寒) · 지느러미는 감(甘), 평(平), 보강장(補强壯)
효능	· 두통 · 각종 창통(瘡痛) · 허약 체질
약제	콘드로이틴황산, 콜레스테롤, 어간유, 비타민 D 제제, 젤라틴, 칼슘 주사제, 영양보조제, 강장제, 기타

3. 고래상어

(2) 약용 성분

고래상어의 척추골과 연골에는 콘드로이틴황산이 함유되어 있고, 쓸개즙에는 담즙산, 타우로 콜산 및 담즙색소염이 함유되어 있으며, 지느러미에는 콜라겐이 함유되어 있다.

그리고 간에는 비타민 A와 D가, 뇌와 난소에는 인지질(케파린, 신경인지질)과 콜레스테롤이 함유되어 있다.

(3) 약용 효능

① 두통

두통 치료를 위하여 중국 광동성에서는 척추 말린 것이나 얼린 것을 설탕이나 닭고기와 함께 끓여서 먹는다.

② 각종 창통(瘡痛)

창통을 치료하기 위하여 중국 광동성에서는 쓸개를 술과 함께 훈제하여 가루로 만들고, 이것을 물 또는 차 씨앗으로 만든 기름에 버무려서 환부에 바른다.

〈표 3-5〉 고래상어 약제의 종류 및 적용

부위	성분	이용	기타
연골	콘드로이틴황산	콘드로이틴황산 추출 소재	간염, 고혈압, 동맥경화, 편두통, 신경통, 신경쇠약에 효능
척추	콜레스테롤	-	-
간	간유, 비타민 D	비타민 D 제제, 칼슘 주사제	-
껍질	콜라겐	연질캡슐, 수술용 실	-
지느러미	영양성분	영양보조제, 강장제	-

3. 고래상어

③ 허약 체질

상어 지느러미는 혈행(血行)을 좋게 하고, 장부(臟腑) 조직을 활성화시키는 작용이 있다. 이로 인하여 상어 지느러미는 만성적으로 허약하거나 피로한 경우 치료제로 사용되며, 항응고 작용도 있어 이를 복용하면 허약 체질 개선 효과가 있다.

(4) 약제

고래상어를 이용한 약제로는 콘드로이틴황산, 콜레스테롤, 어간유, 비타민 D 제제, 젤라틴, 칼슘 주사제, 영양보조제 및 강장제 등이다.

4. 불범상어 *Halaelurus buergeri*(Müller et Henle, 1838)

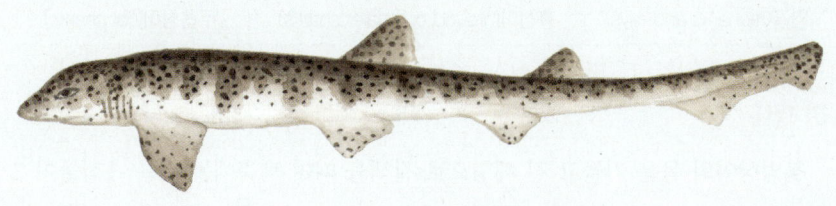

1) 학명 및 명칭

불범상어는 학명이 *Halaelurus buergeri*이고, 영명이 blackspotted catshark 이며, 일명이 nagasaki-torazame이다.

우리나라에서는 불범상어가 희귀하여 방언이 없다.

〈표 4-1〉 불범상어의 학명 및 각국 명칭

학명	현재	*Halaelurus buergeri*(Müller et Henle, 1838)
	이전	*Scyllium buergeri*(Müller et Henle, 1838)
명칭	영명	Blackspotted catshark(FAO)
	일명	Nagasaki-torazame
	방언	-

2) 분류

불범상어는 연골어(sharks and rays)강 – 흉상어(ground or whaler sharks) 목 – 두툽상어(cat shark)과로 분류된다.

4. 불범상어

<표 4-2> 불범상어의 분류

강	목	과
연골어(sharks and rays)	흉상어(ground or whaler sharks)	두톱상어(cat sharks)

3) 형태

불범상어의 몸은 가늘고 긴 체형으로 갈색을 띠며 체측에는 작은 흑점들이 2열을 이루어 무늬를 형성한다. 머리는 작고, 눈은 가늘고 길며, 순막을 가지지 않는다.

불범상어는 성어의 전장이 약 50 cm인 소형 어종이다.

4) 생태

불범상어는 온대성 어류로, 근해의 수심 80~100 m 범위에서 살며, 난태생이다. MPDT는 4.5~14년으로 자원 회복력이 낮은 편이고, 경제성 또한 낮은 편이다.

<표 4-3> 불범상어의 개략적 형태, 생태 및 분포

형태	전장	성어는 약 50 cm
	체중	–
	체색	· 체색은 갈색 · 체측은 작은 흑점들이 2열을 이루어 무늬 형성
	체형	· 체형은 가늘고 긺 · 머리는 작고 눈이 가늘고 긺
생태	서식	· 온대성 어류 · 근해의 수심 80~100 m 정도에 서식
	먹이	–
	산란	난태생 어종
분포		한국 서남해, 일본 태평양, 동중국해, 중국, 대만, 필리핀, 인도네시아

4. 불범상어

5) 분포

불범상어는 북서태평양의 아열대(39°N~20°N) 해역에 주로 분포하며, 한국 서남해, 일본 태평양, 동중국해, 중국, 대만, 필리핀 및 인도네시아에 서식한다.

6) IUCN Red List (※12p 주석 참고)

불범상어는 자료가 부족하여 분명하지 않다(DD).

7) 식품성분 특성

불범상어에 대한 식품성분 자료가 없어 언급하기 곤란하다.

8) 약용 위해성, 약용부위, 약성 및 약용 효능

(1) 약용 위해성, 약용부위 및 약성

불범상어는 위해성이 없어 무해하고, 약용부위는 껍질이며, 약성은 감온(甘溫) 및 자보강장(滋補强壯)이다.

(2) 약용 효능

위장장애와 폐병의 치료를 위하여 중국 광동성에서는 껍질을 벗겨서 불에 말린 다음 저장해 두었다가 돼지고기나 닭고기와 함께 요리해서 먹는다.

〈표 4-4〉 불범상어의 약용 효능 및 약제

위해성	없음
약용부위	껍질
약성	감온(甘溫), 자보강장(滋補强壯)
효능	위장장애, 폐병
약제	–

5. 개상어 *Mustelus griseus*(Pietschmann, 1908)

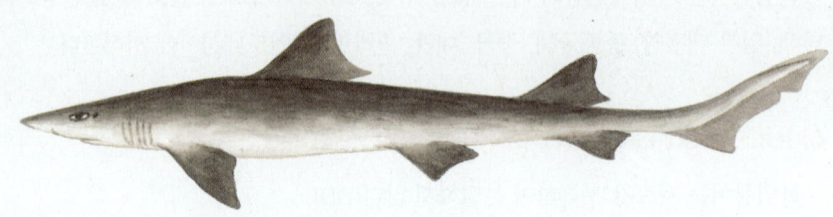

1) 학명 및 명칭

　개상어는 학명이 *Mustelus griseus*이고, 영명이 spotless smooth-hound shark이며, 일명이 shiro-zame 또는 inu-zame이다.

　우리나라에서는 개상어를 지방에 따라 민도미상어 또는 백사위로 달리 부르기도 한다.

〈표 5-1〉 개상어의 학명 및 각국 명칭

학명	현재	*Mustelus griseus*(Pietschmann, 1908)
	이전	*Mustelus kanekonis*(Tanaka, 1916) *Cynias kanekonis*(Tanaka, 1916)
명칭	영명	Spotless smooth-hound shark(FAO)
	일명	Shiro-zame, Inu-zame
	방언	민도미상어, 백사위

2) 분류

　개상어는 연골어(sharks and rays)강 – 흉상어(ground or whaler sharks)목 – 까치상어(hound sharks)과로 분류된다.

5. 개상어

<표 5-2> 개상어의 분류

강	목	과
연골어(sharks and rays)	흉상어(ground or whaler sharks)	까치상어(hound sharks)

3) 형태

개상어는 별상어와 유사한 종으로 몸 후반부가 가늘고 길고, 제1등지느러미는 주둥이 끝과 제2등지느러미의 중앙에 위치한다.

개상어는 등 쪽에 흰점이 없는 것으로 별상어와 구분되며, 성어의 전장은 약 1 m이다.

<표 5-3> 개상어의 개략적 형태, 생태 및 분포

형태	전장	성어는 약 1 m
	체중	–
	체색	· 체색은 청회색 · 등에 흰점이 없음
	체형	· 몸 후반부가 가늘고 긺 · 제1등지느러미는 주둥이 끝과 제2등지느러미의 중앙에 위치
생태	서식	· 온대성 어종 · 저서성 어종
	먹이	갑각류나 소형 어류
	산란	10마리 정도/회(난태생)
분포		한국, 일본, 중국, 대만, 베트남, 호주 북부

4) 생태

개상어는 온대성 어종이고, 근해의 바닥에 사는 소형 상어이며, 암컷이 수컷보다 큰 편이고 기록된 최고 연령은 9년이다. 그리고 개상어는 주로 갑각류나 소형

5. 개상어

어류를 잡아먹는다.

개상어는 난태생으로 1회에 10마리 정도를 낳는다. 태아에는 난황과 태반이 있어 자궁벽과 연결된다. 제대는 매우 길며, 자궁은 여러 개의 방으로 나뉘어 있으며 각 방에 1마리씩 들어 있다.

개상어는 어업 경제성이 있으나, MPDT가 14년 이상이므로 자원 회복력이 매우 낮다.

5) 분포

개상어는 북서 태평양(40°N~11°N)의 한국, 일본, 중국, 대만, 베트남과 호주 북부에 분포한다.

6) IUCN Red List (※12p 주석 참고)

개상어는 자료가 부족하여 분명하지 않다(DD).

7) 식품성분 특성

개상어에 대한 식품성분 자료가 없어 언급하기 곤란하다.

8) 약용 위해성, 약용부위, 약성 및 약용 효능

(1) 약용 위해성, 약용부위 및 약성

개상어는 위해성이 없어 무해하고, 약용부위는 근육 및 태아이며, 약성은 감(甘), 온(溫) 및 자보강장(滋補强壯)이다.

(2) 약용 효능

① 상처의 융합 촉진

상처의 융합 촉진을 위하여 중국 광동성에서는 생선살에 아세트산(식초)을 약

5. 개상어

간 넣어 졸여서 먹는다.

② 어린이 설사
어린이 설사를 치료하기 위하여 치어를 약한 불에 쪄서 먹기도 한다.

③ 생리통
생리통을 치료하기 위하여 치어를 갈색이 되도록 볶아 가루로 만들고, 소흥주[紹興酒, 찹쌀을 발효시켜 만든 중국 사오닝(邵寧)지방의 특산주]나 고량주(高粱酒, 수수를 발효시켜 만든 중국 북부 지방의 특산주)와 함께 먹으면 효과가 있다.

(3) 약제

개상어의 약제로는 어간유와 이의 각종 제제, 명교(明膠) 및 콘드로이틴 황산 등이 있으며, 이들은 간염, 편두통, 신경통, 성병 등의 치료에 효과가 있다.

① 어간유 및 각종 제제
어간유 및 각종 제제는 상어 간을 원료로 하여 제조한다.

② 명교(明膠)
한방 생약인 명교(明膠)는 연골을 원료로 하여 제조한다.

③ 콘드로이틴황산
콘드로이틴황산은 연골을 원료로 하여 제조한다.

5. 개상어

〈표 5-4〉 개상어의 약용 효능 및 약제

위해성	없음
약용부위	근육, 태아
약성	감(甘), 온(溫), 자보강장(滋補强壯)
효능	· 상처의 융합 촉진 · 어린이 설사 · 생리통
약제	· 어간유, 각종 제제 · 명교(明膠) · 콘드로이틴황산

6. 별상어 *Mustelus manazo*(Bleeker, 1854)

1) 학명 및 명칭

별상어는 학명이 *Mustelus manazo*이고, 영명이 starspotted smooth hound shark이며, 일명이 hoshi-zame이다.

우리나라에서는 별상어를 지방에 따라 참상어, 민동상어, 점상어, 점배기상어 및 저울상어와 같이 부르기도 한다.

〈표 6-1〉 별상어의 학명 및 각국 명칭

학명	현재	*Mustelus manazo*(Bleeker, 1854)
	이전	-
명칭	영명	Starspotted smooth-hound shark(FAO)
	일명	Hoshi-zame
	방언	참상어, 민동상어, 점상어, 점배기상어, 저울상어

2) 분류

별상어는 연골어(sharks and rays)강 – 흉상어(ground or whaler sharks)목 – 까치상어(hound sharks)과로 분류된다.

6. 별상어

⟨표 6-2⟩ 별상어의 분류

강	목	과
연골어(sharks and rays)	흉상어(ground or whaler sharks)	까치상어(hound sharks)

3) 형태

별상어의 몸은 청회색을 띠며 체측, 상반부에 작은 흰점들이 산재하여 개상어와 구분된다.

성어의 전장은 약 2 m 전후, 체중은 약 5.7 kg이다.

4) 생태

별상어는 수심 360 m 정도의 해저에 살며, 펄이나 모래를 좋아한다.

별상어는 주로 저서성 무척추동물과 저서성 물고기를 먹는다.

어업 경제성이 있으며, MPDT는 14년 이상이므로 자원 회복력은 매우 낮다.

⟨표 6-3⟩ 별상어의 개략적 형태, 생태 및 분포

형태	전장	성어는 약 2 m
	체중	성어는 약 5.7 kg
	체색	· 체색은 청회색 · 체측 상반부에 작은 흰점들이 산재
	체형	몸 후반부가 가늘고 긺
생태	서식	펄이나 모래를 좋아함
	먹이	저서성 무척추동물, 저서성 물고기
	산란	–
분포		시베리아 남부, 한국, 일본, 중국, 대만, 베트남, 케냐

6. 별상어

5) 분포

서부 태평양(45°N~10°S)의 시베리아 남부, 한국, 일본, 중국, 대만, 베트남과 케냐에 분포한다.

6) IUCN Red List (※12p 주석 참고)

별상어는 자료가 부족하여 분명하지 않다(DD).

7) 식품성분 특성

(1) 열량 및 일반성분 함량

별상어 육 100 g당 일반성분 조성은 수분이 75.5 g, 단백질이 22.8 g, 지방이 0.4 g, 회분이 1.3 g으로 별상어는 단백질과 지방을 주성분으로 하는 어류이다.

별상어 육 100 g을 섭취하는 경우 별상어의 열량은 100 kcal이다.

별상어 육 100 g당 단백질은 일반 어류 단백질 표준량(20±2 g)과 차이가 없고, 지질은 일반 어류 지질 표준량(3±2 g)에 비하여 낮다.

〈표 6-4〉 별상어의 열량 및 일반성분 함량 (어육 100 g당)

열량	일반성분 함량				
	수분	단백질	지방	회분	탄수화물
100 kcal	75.5 g	22.8 g	0.4 g	1.3 g	–

(2) 무기질 함량

별상어 육 100 g당 무기질은 뼈대의 주요 구성성분인 칼슘과 인이 각각 61 mg 및 207 mg, 헤모글로빈을 구성하여 체내 산소 운반 및 산화적 에너지 대사에 주로 관여하는 철이 1.2 mg, 산과 염기의 평형 및 세포막 전위의 조절 등에 관여하는 나트륨이 137 mg, 세포 내외의 전위에 영향을 미치면서 세포 내 이온강도 조

6. 별상어

절에 관여하고, 체내 나트륨 배출에 기여하는 칼륨이 384 mg, 면역 기능을 하면서 성호르몬 생성에 관여하는 아연이 0.58 mg, 인체 세포 기능의 활성화에 필수적인 미네랄로 알려져 최근에 각광을 받고 있는 셀레늄이 근육의 경우 38 μg, 간의 경우 692 μg 등으로 이루어져 있다.

한국영양학회에서는 2010년 한국인 성인 남자(칼슘, 인 및 철은 19~49세, 아연은 19~29세)의 1일 무기질 권장량을 칼슘 및 인의 경우 각각 750 mg과 700 mg, 철과 아연은 모두 10 mg으로 정하고 있다. 이로 미루어 볼 때 별상어 육 100 g을 식용하면 성인 남자의 1일 무기질 권장량에서 칼슘은 8.1%를, 인은 29.6%를, 철은 12.0%를, 아연은 5.8%를 섭취하는 효과가 있다.

별상어는 무기질이 높은 함량은 아니나 대체로 고루 함유되어 있어 무기질 보강 면에서 의미가 있다.

〈표 6-5〉 별상어의 무기질 함량 (어육 100 g당)

무기질 함량							
칼슘	인	철	나트륨	칼륨	아연	셀레늄	
61 mg	207 mg	1.2 mg	137 mg	384 mg	0.58 mg	38 μg	

(3) 비타민 함량

별상어 육 100 g당 비타민 함량은 비타민 A가 3 RE, 비타민 B_1이 0.1 mg, 비타민 B_2가 0.12 mg, 비타민 B_6가 0.44 mg, 니아신이 3.7 mg, 비타민 E가 1.0 mg 함유되어 있고, 비타민 C는 존재하지 않는다.

별상어의 비타민은 특별히 주목받을 것이 없다.

6. 별상어

⟨표 6-6⟩ 별상어의 비타민 함량

(어육 100 g당)

비타민 함량									
비타민 A	레티놀	β-카로틴	비타민 B_1	비타민 B_2	비타민 B_6	니아신	비타민 C	엽산	비타민 E
3 RE	3 μg	–	0.1 mg	0.12 mg	0.44 mg	3.7 mg	1 mg	1.9 μg	1 mg

8) 약용 위해성, 약성 및 약용 효능

(1) 약용 위해성 및 약성

별상어는 위해성이 없어 무해하고, 약성은 감(甘), 온(溫) 및 자보강장(滋補强壯)이다.

(2) 약용 효능

① 상처의 융합 촉진

상처의 융합 촉진을 위하여 중국 광동성에서는 생선살에 아세트산(식초)을 약간 넣어 졸여서 먹는다.

② 어린이 설사

어린이 설사에는 치어를 약한 불에 쪄서 먹으면 효험이 있다.

③ 생리통

생리통을 치료하기 위하여 치어를 갈색이 되도록 볶아 가루로 만들고, 소흥주[紹興酒, 찹쌀을 발효시켜 만든 중국 사오닝(邵寧)지방의 특산주]나 고량주(高粱酒, 수수를 발효시켜 만든 중국 북부 지방의 특산주)와 함께 먹으면 효과가 있다.

(3) 약제

별상어의 약제로는 어간유, 각종 제제, 명교(明膠) 및 콘드로이틴황산(연골을

6. 별상어

원료로 사용) 등이 있으며, 이들은 간염, 편두통, 신경통, 성병 등의 치료에 효과가 있다.

① 어간유 및 각종 제제
어간유 및 각종 제제는 상어 간을 원료로 하여 제조한다.

② 명교(明膠)
한방 생약인 명교(明膠)는 연골을 원료로 하여 제조한다.

③ 콘드로이틴황산
콘드로이틴황산은 연골을 원료로 하여 제조한다.

〈표 6-7〉 별상어의 약용 효능 및 약제

위해성	없음
약용부위	근육, 태아
약성	감(甘), 온(溫), 자보강장(滋補强壯)
효능	· 상처의 융합 촉진 · 어린이 설사 · 생리통
약제	· 어간유, 각종 제제 · 명교(明膠) · 콘드로이틴황산

7. 아녹시톱상어 *Anoxypristis cuspidata*(Latham, 1794)

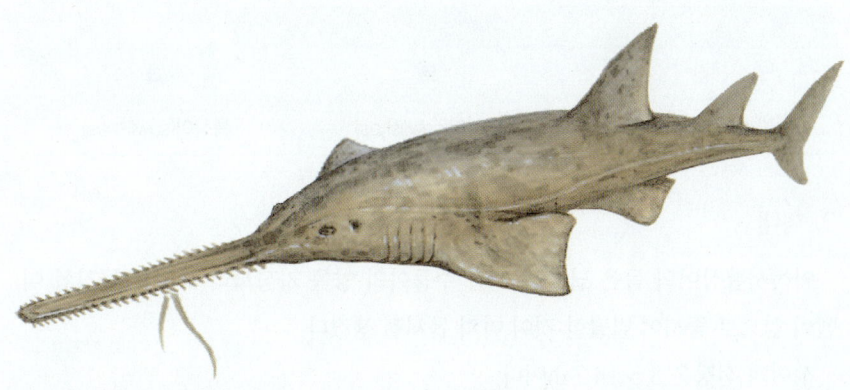

1) 학명 및 명칭

아녹시톱상어는 학명이 *Anoxypristis cuspidata*이고, 영명이 knifetooth sawfish 또는 pointed sawfish이며, 일명이 nokogiri-ei로 사용되고 있다.
우리나라에서는 아녹시톱상어가 희귀하여 방언이 없다.

〈표 7-1〉 아녹시톱상어의 학명 및 각국 명칭

학명	현재	*Anoxypristis cuspidata*(Latham, 1794)
	이전	*Pristis cuspidatus*(Latham, 1794) *Squalus semisagittatus*(Shaw, 1804)
명칭	영명	Knifetooth sawfish(FAO), Pointed sawfish
	일명	Nokogiri-ei
	방언	–

2) 분류

아녹시톱상어는 연골어(sharks and rays)강 – 톱상어(sawfishes)목 – 톱상어 (sawfishes)과로 분류된다.

7. 아녹시톱상어

<표 7-2> 아녹시톱상어의 분류

강	목	과
연골어(sharks and rays)	톱상어(sawfishes)	톱상어(sawfishes)

3) 형태

아녹시톱상어의 몸은 납작하고 긴 주둥이의 양쪽 가장자리에 작은 돌기형 이빨이 옆으로 줄지어 발달한 것이 마치 톱처럼 생겼다.

성어의 전장은 3.5~4.7 m이다.

4) 생태

아녹시톱상어는 수심 40 m 이내의 바닥에 사는 온수성 어종으로 때로는 하구에도 산다.

아녹시톱상어는 어업 경제성이 있고, MPDT는 4.5~14년으로 자원 회복력이 낮다.

<표 7-3> 아녹시톱상어의 개략적 형태, 생태 및 분포

구분		내용
형태	전장	성어는 3.5~4.7 m 범위
	체중	–
	체색	–
	체형	· 체형은 납작 · 주둥이는 길고, 톱 모양
생태	서식	· 수심 40 m 이내의 바닥 또는 하구에 서식 · 온대성 어종
	먹이	–
	산란	–
분포		홍해, 인도양, 뉴기니, 일본, 호주

7. 아녹시톱상어

5) 분포

열대 해역(42°N~18°S, 33°E~152°E)에 많으며, 홍해, 인도양, 뉴기니, 일본, 호주에 걸쳐 분포한다.

6) IUCN Red List (※12p 주석 참고)

아녹시톱상어는 매우 위험하다(CR, A2bcd+3cd+4bcd).

7) 식품성분 특성

아녹시톱상어는 우리나라에서 보기 힘든 어종이어서 자세한 식품성분의 언급은 곤란하나, 아시아 지역에서는 근육의 경우 식용 소재로 하였고, 간의 경우 간어유 추출 소재로 이용하였다.

8) 약용 위해성, 약용부위, 약성 및 약용 효능

(1) 약용 위해성, 약용부위 및 약성

아녹시톱상어는 위해성이 없어 무해하지만, 어획 시 톱날처럼 생긴 주둥이로 인해 상처를 입을 수가 있다. 약용부위는 지느러미, 쓸개, 난 및 간이다.

약성의 경우 지느러미는 보혈(補血), 보위(補胃) 및 보폐(補肺)이며, 쓸개[膽囊]는 고(苦) 및 한(寒), 간과 난(卵)은 감(甘), 평(平), 자보강장(滋補强壯) 및 산어활근(散瘀活筋)이다.

(2) 약용 성분

약용성분은 지느러미의 젤라틴, 쓸개즙의 담즙산 타우린 포합체 및 담즙색소(bilirubin) 칼슘염, 난의 단백질 및 인지질, 그리고 간의 비타민 A, D 및 지질 등이다.

7. 아녹시톱상어

(3) 약용 효능

① 타박상

타박상에는 쓸개즙을 소흥주로 희석하여 함께 음용하면 효험이 있다.

② 설사

설사 치료를 위하여 중국 광동성 및 광서성에서는 난소를 말렸다가 물로 쪄서 먹는다.

③ 폐결핵과 위장병

폐결핵과 위장병의 치료를 위하여 중국 광동성 및 광서성에서는 간을 쪄서 기름을 빼낸 다음 여기에 설탕을 넣어 아침과 저녁에 음용(10 mL/회)한다.

④ 통풍성 관절염과 담낭염

통풍성 관절염과 담낭염에는 쓸개 말린 것 3.1~6.2 g 또는 생쓸개즙 5~10방울을 소흥주(찹쌀을 발효시켜 만든 중국 사오닝 지방의 특산주)와 함께 음용하면 효험이 있다.

⑤ 종기와 피부 궤상

종기와 피부 궤상에는 쓸개 말린 것에 식초를 넣고 걸쭉하게 만든 것을 상처에 붙이면 효험이 있다.

⑥ 영양보충, 혈액순환, 신장과 폐의 강화

영양보충, 혈액순환, 신장과 폐의 강화에는 젤라틴이 많은 지느러미를 식용하면 효험이 있다.

7. 아녹시톱상어

〈표 7-4〉 아녹시톱상어의 약용 효능

위해성	위해성은 없음
약용부위	지느러미, 쓸개, 난, 간
약성	· 지느러미는 보혈(補血), 보위(補胃), 보폐(補肺) · 쓸개(膽囊)는 고(苦), 한(寒) · 간과 난(卵)은 감(甘), 평(平), 자보강장(滋補强壯), 산어활근(散瘀活筋)
효능	· 타박상 · 설사 · 폐결핵, 위장병 · 통풍성 관절염, 담낭염 · 종기, 피부 궤상 · 영양보충, 혈액순환, 신장과 폐의 강화

8. 노랑가오리 *Dasyatis akajei*(Müller et Henle, 1841)

1) 학명 및 명칭

노랑가오리는 학명이 *Dasyatis akajei*이고, 영명이 red stingrays 또는 whip stingray이며, 일명이 aka-ei이다.

우리나라에서는 노랑가오리를 지방에 따라 딱장가오리, 창가오리, 간재미, 노랑가부리 등과 같이 달리 부르기도 한다.

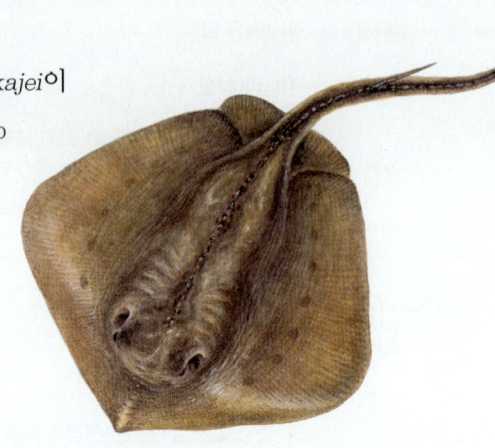

〈표 8-1〉 노랑가오리의 학명 및 각국 명칭

학명	현재	*Dasyatis akajei*(Müller et Henle, 1841)
	이전	-
명칭	영명	Red stingrays(FAO), Whip stingray
	일명	Aka-ei
	방언	딱장가오리, 창가오리, 간재미, 노랑가부리

2) 분류

노랑가오리는 연골어(sharks and rays)강 - 홍어(stingrays)목 - 색가오리(stingrays)과로 분류된다.

〈표 8-2〉 노랑가오리의 분류

강	목	과
연골어(sharks and rays)	홍어(stingrays)	색가오리(stingrays)

8. 노랑가오리

3) 형태

노랑가오리의 몸은 매끄럽고 오각형이고, 꼬리는 가늘고 긴데, 꼬리 전반부 위쪽에 뒤쪽으로 향한 독가시를 한 개 가지고 있다.

노랑가오리의 몸의 위쪽은 녹황색, 아랫면은 황백색을 띤다.

성어의 전장은 1 m 전후이다.

4) 생태

노랑가오리는 수심 10 m 이내인 연안의 산호초 주변을 좋아하고, 주로 작은 물고기와 갑각류를 먹으며, 난태생으로 한 배에서 낳는 새끼는 10마리 이내이다.

노랑가오리는 MPDT가 4.5~14년이어서 자원 회복력이 낮다.

5) 분포

노랑가오리는 우리나라 서남해, 중국 연해, 열대 해역(39°N~18°S)에 속하는 일본 남부에서 태국에 걸친 해역과 피지 등지에 분포한다.

〈표 8-3〉 노랑가오리의 개략적 형태, 생태 및 분포

형태	전장	성어는 1 m 전후
	체중	–
	체색	몸의 위쪽은 녹황색, 아랫면은 황백색
	체형	· 몸은 매끄럽고 오각형 · 꼬리는 가늘고 길며, 전반부 위쪽에 가시가 1개 있음
생태	서식	수심 10 m 이내인 연안의 산호초
	먹이	작은 물고기, 갑각류
	산란	10마리/회 이내(난태생)
분포		우리나라 서남해, 중국 연해, 일본 남부에서 태국에 걸친 해역, 피지 등

8. 노랑가오리

6) IUCN Red List (※12p 주석 참고)

노랑가오리는 머지않은 미래에 야생에서 위기에 처할 가능성이 높다(NT).

7) 식품성분 특성

(1) 열량 및 일반성분 함량

노랑가오리 육 100 g당 일반성분 조성은 수분이 75.8 g, 단백질이 21.6 g, 지방이 0.6 g, 회분이 2.0 g으로 노랑가오리는 수분을 제외한다면 단백질을 주성분으로 하는 어류이며, 노랑가오리 육 100 g을 섭취하는 경우 열량은 97 kcal이다.

노랑가오리 육 100 g당 단백질은 일반 어류 단백질 표준량(20±2 g)과 차이가 없으나, 지질은 일반 어류 지질 표준량(3±2 g)에 비하여 낮다.

〈표 8-4〉 노랑가오리의 열량 및 일반성분 함량 (어육 100 g당)

열량	일반성분 함량				
	수분	단백질	지방	회분	탄수화물
97 kcal	75.8 g	21.6 g	0.6 g	2.0 g	-

(2) 아미노산 함량

노랑가오리 육 100 g당 단백질을 구성하고 있는 주요 아미노산 함량은 유리아미노산으로 존재 시 맛에 지대한 역할을 하는 글루탐산이 3,145 mg(15.6%)으로 가장 많고, 다음으로 필수아미노산인 류신(1,755 mg, 8.7%)이 많다. 또한 노랑가오리 육 100 g에는 우리나라를 위시한 동양권 국가에서 주식으로 하는 곡류의 제한 아미노산인 리신과 트레오닌이 각각 1,711 mg(8.5%) 및 894 mg(4.4%)이 함유되어 있어 영양균형적인 면에서 상당히 의미가 있다.

타우린은 혈압 조절작용, 동맥경화 예방, 암시야 능력의 저하 방지 및 인슐린 분비 촉진 등에 의한 당뇨병 치료 등과 같은 건강 기능성을 인정받고 있는데, 노

8. 노랑가오리

랑가오리 육 100 g에는 364 mg(1.4%)이 함유되어 있어 일반 어류 육 100 g(대구: 177 mg, 가다랑어: 299 mg, 전갱이: 132 mg)과는 유사하나, 연체류(갑오징어: 791 mg, 낙지: 854 mg) 및 갑각류(꽃게: 711 mg, 보리새우: 611 mg)보다는 적다.

(3) 지방산 조성

노랑가오리의 주요 구성 지방산으로는 포화지방산인 18:0, 일가불포화지방산인 18:1 및 다가불포화지방산인 22:6 등을 들 수 있다.

노랑가오리의 지질을 구성하는 지방산은 포화산에 대하여 다가불포화산의 조성비가 1.48로 일본 후생성에서 주장하고 있는 건강 기능성 지질의 조건으로 제시한 조성비(1.0~1.5)에 해당되어 의미가 있다.

성인병 예방, 뇌학습 발달 등과 같은 생리적 기능 특성 효과가 있는 다가불포

〈표 8-5〉 노랑가오리의 아미노산 함량 (어육 100 g당)

아미노산	함량	조성	아미노산	함량	조성
이소류신	991 mg	4.9%	히스티딘	726 mg	3.6%
류신	1,755 mg	8.7%	아르기닌	1,591 mg	7.9%
리신	1,711 mg	8.5%	알라닌	1,148 mg	5.7%
메티오닌	530 mg	2.6%	아스파르트산	1,891 mg	9.4%
시스틴	211 mg	1.0%	글루탐산	3,145 mg	15.6%
페닐알라닌	952 mg	4.7%	글리신	823 mg	4.1%
타이로신	827 mg	4.1%	프롤린	661 mg	3.3%
트레오닌	894 mg	4.4%	세린	721 mg	3.6%
트립토판	225 mg	1.1%	타우린	364 mg	1.8%
발린	1,033 mg	5.1%	합계	20.2 g	100.1%

8. 노랑가오리

화지방산의 대표적 구성성분인 DHA(22:6)가 24.7%로 아주 높은 조성비로 함유되어 있어 노랑가오리 섭취에 의한 이들의 건강 기능성 효과가 기대된다.

〈표 8-6〉 노랑가오리의 지방산 조성 (면적 %)

포화지방산	조성	일가불포화지방산	조성	다가불포화지방산	조성
14:0	0.9%	16:1	4.2%	18:2	1.5%
16:0	16.9%	18:1	12.7%	18:3	0.3%
18:0	10.6%	20:1	1.4%	20:4	7.8%
		22:1	0.3%	20:5	3.2%
				22:5	4.2%
				22:6	24.7%
합계	30.8%	합계	23.7%	합계	45.5%

(4) 무기질 함량

노랑가오리 육 100 g당 무기질 함량은 뼈대의 주요 구성성분인 칼슘과 인이 각각 227 mg 및 567 mg, 헤모글로빈을 구성하여 체내 산소 운반 및 산화적 에너지 대사에 주로 관여하는 철이 0.8 mg, 산과 염기의 평형 및 세포막 전위의 조절 등에 관여하는 나트륨이 254 mg, 세포 내외의 전위에 영향을 미치면서 세포 내 이온강도 조절에 관여하고, 나트륨 배출에 기여하는 칼륨이 110 mg, 면역 기능을 하면서 성호르몬 생성에 관여하는 아연이 0.44 mg 등으로 이루어져 있다.

한국영양학회에서는 2010년 한국인 성인 남자(칼슘, 인 및 철은 19~49세, 아연은 19~29세)의 1일 무기질 권장량을 칼슘과 인의 경우 각각 750 mg과 700 mg, 철과 아연은 모두 10 mg으로 정하고 있다. 이로 미루어 볼 때 노랑가오리 육 100 g을 식용하면 성인 남자의 1일 무기질 권장량 기준에 있어 칼슘은 30.3%를, 인은 81.0%를, 철은 8.0%를, 아연은 4.4%를 섭취하는 효과가 있다.

8. 노랑가오리

노랑가오리는 칼슘과 인의 보급원으로 의미가 있고, 철과 아연의 함량도 무시할 정도는 아니다.

〈표 8-7〉 노랑가오리의 무기질 함량   (어육 100 g당)

무기질 함량							
칼슘	인	철	나트륨	칼륨	아연		셀레늄
227 mg	567 mg	0.8 mg	254 mg	110 mg	0.44 mg		-

(5) 비타민 함량

노랑가오리 육 100 g에는 비타민 A, 레티놀, β-카로틴, 비타민 C가 존재하지 않고, 비타민 B_1이 0.06 mg, 비타민 B_2가 0.16 mg, 비타민 B_6가 0.19 mg, 니아신이 2.5 mg, 비타민 E가 0.6 mg 함유되어 있다.

노랑가오리의 비타민은 다른 어류에 비하여 큰 의미가 없다.

〈표 8-8〉 노랑가오리의 비타민 함량   (어육 100 g당)

비타민 함량									
비타민 A	레티놀	β-카로틴	비타민 B_1	비타민 B_2	비타민 B_6	니아신	비타민 C	엽산	비타민 E
-	-	-	0.06 mg	0.16 mg	0.19 mg	2.5 mg	-	5.0 μg	0.6 mg

(6) 이용

노랑가오리는 어업 경제성이 있는 어종이고, 일본에서는 어묵의 원료로 사용되며, 된장국에도 넣어 먹는다.

8. 노랑가오리

8) 약용 위해성, 약용부위, 약성 및 약용 효능

(1) 약용 위해성, 약용부위 및 약성

노랑가오리는 중국에서 한방약 소재로 많이 사용되고, 꼬리의 독가시에 찔리면 위해하며, 약용부위는 근육, 꼬리침 및 간이다.

노랑가오리의 약성은 근육의 경우 감(甘), 함평(咸平) 및 몸의 기(氣) 보호이고, 꼬리침은 함(咸), 한(寒), 독이 약간 있지만 청열소염(淸熱消炎), 화결(化結) 및 제징(除癥)이다.

〈표 8-9〉 노랑가오리의 약용 효능 및 약제

위해성	꼬리의 독가시에 찔리면 위해함
약용부위	근육, 꼬리침, 간
약성	· 근육은 감(甘), 함평(咸平), 기(氣) 보호 · 꼬리침은 함(咸), 한(寒), 청열소염(淸熱消炎), 화결(化結), 제징(除癥)
효능	· 위암, 식도암, 폐암 · 유선염, 인후염, 말라리아 · 야맹증 · 어린이 감적(疳積) · 치통 · 가오리 침에 찔렸을 때
약제	어간유 이용 연고, 크림, 정제

(2) 약용 성분

노랑가오리의 약용성분은 꼬리 독가시에 함유되어 있는 아미노산, 펩티드, 단백질이다.

8. 노랑가오리

(3) 약용 효능

① 위암과 식도암

위암과 식도암 치료에는 꼬리침 10개를 노릇해질 때까지 구워 가루를 내고는 주사(朱沙, HgS) 3.1g과 혼합하고, 10등분하여 1일 3회, 1회 1포씩 소흥주(찹쌀을 발효시켜 만든 중국 사오닝 지방의 특산주)와 함께 음용하면 효험이 있다. 이때, 한 차례의 치료 일정은 7일로 하고, 3~5일간 음용을 중지하였다가 다시 시작하는 과정을 2~3회 반복하면 효험이 있다.

또 다른 방법으로는 꼬리침 1개를 말린 다음에 가루를 내어 참기름이나 식초와 함께 1일 1회, 아침 공복 시에 식용한다. 이때 치료 기간을 7일로 하고, 2~3일 음용을 중지하였다가 다시 복용하면 효험이 있다.

② 폐암

폐암의 치료에는 1일 1회, 매회 큰 꼬리침 1개나 작은 꼬리침 2개를 노릇해질 때까지 구워 저온건조하고, 가루를 내어 따뜻한 물과 함께 음용하면 효험이 있다.

③ 유선염, 인후염, 말라리아

유선염, 인후염, 말라리아의 치료에는 꼬리침을 말려서 가루를 낸 후 소흥주나 쌀식초와 1회 0.93g, 1일 1~2회 정도 음용하면 효험이 있다.

④ 야맹증

야맹증의 치료에는 간을 쪄서 먹으면 효험이 있다.

⑤ 어린이 감적(疳積)

중국 광서성에서는 어린이 감적의 치료를 위하여 노랑가오리유를 사용한다.

⑥ 치통

치통의 치료에는 꼬리침을 말린 후 가루로 만들어 이를 먹거나 아픈 곳에 바르면 효험이 있다.

8. 노랑가오리

⑦ 가오리 침에 찔렸을 때
가오리 침에 찔렸을 때 가오리 꼬리침을 말려서 상처 부위에 바르면 효험이 있다.

(4) 노랑가오리 제약
노랑가오리를 이용한 제약으로는 어간유와 어간유 제제를 들 수 있다.

〈표 8-10〉 노랑가오리 어간유 크림 및 연고제의 종류, 제조법, 적용 증상 및 처방

어간유 종류	제조법	적용 증상	처방
어간유 비스머스제	차아탄산비스머스 (bismuth hydrogen carbonate) 10 g과 액상 왁스 10 mL를 혼합하고, 기타 정제수로 100 mL를 제조	유방과 유두 파열	국소에 바름
산화아연 어간유	산화아연 50 g과 어간유 50 mL로 제조	국소궤양, 어린이 둔부 발적	국소에 바름
클로로마이세틴 어간유	–	자궁경부 염증, 음도 염증	1회/1일 바름
치아졸 어간유	–	자궁경부 염증	1회/1일 바름
어간유 지방산나트륨 주사액	5%가 되도록 제조	암치질, 혈관의 모든 증상, 아랫다리의 정맥 확장, 고환 초막 액유증, 해면상 혈관류, 피임	암치질에 매회 1 mL 이내로 주 1회 주사, 혈관의 모든 증상과 아랫다리의 정맥 확장에 1~2 mL, 부고환에 0.3~1 mL를 주사
바틸알코올 정제		백혈구 감소증	성인은 50~150 mg/일의 용량으로 1일 3회 복용하되, 1회 치료기간은 4~6주

8. 노랑가오리

① 어간유의 추출 소재

중국에서는 어간유의 추출 소재로 칠성상어를 위시하여 돌묵상어, 괭이상어, 악상어, 별상어, 돔발상어, 고래상어와 같은 상어류, 각종 가오리류를 포함한 연골어류, 대구나 고등어, 삼치, 보구치와 같은 경골어류를 사용한다.

② 어간유 제약

어간유는 크림이나 연고제의 소재(표 8-10), 정제의 소재(표 8-11)로 이용한다.

〈표 8-11〉 노랑가오리 어간유 제제의 종류, 비타민 함량, 처방증 및 처방 용량

제제명	비타민 함량	처방증	처방 용량
비타민 A 연질캡슐	비타민 A 25,000 IU/캡슐	피부가 트거나 건조한 증세, 각막 연화증, 안구 건조증, 야맹증	· 성인은 1회 25,000 IU, 1일 3회 · 어린이는 3,000~4,000 IU/일(예방) 또는 25,000~50,000 IU/일(치료)
농축 비타민 A, D 유화제	비타민 A 50,000 IU/g, 비타민 D 5,000 IU/g	비타민 A 결핍증이나 구루병, 어린이 팔다리의 경련	· 어린이는 3~6방울/일(예방) 또는 15~60방울/일(치료)
비타민 A, D 주사제			· 성인은 0.5~1.0 mL/일
비타민 D_2 연질캡슐 제제	비타민 D_2 10,000 IU/캡슐	구루병, 어린이 팔다리의 경련, 피부성 결핵, 내막과 점막에 일어나는 각종 적반증, 좌창	· 성인은 10,000 IU/1회, 1일 3회 · 어린이는 400~800 IU/일(예방) 또는 10,000 IU/일(치료)

9. 청달내가오리 *Dasyatis zugei*(Müller et Henle 1841)

1) 학명 및 명칭

청달내가오리는 학명이 *Dasyatis zugei*이고, 영명이 pale-edged stingray이며, 일명 zugu-ei로 사용되고 있다.

우리나라에서는 청달내가오리를 지방에 따라 청달내, 정명셍이, 청가오리 등과 같이 달리 부르고 있다.

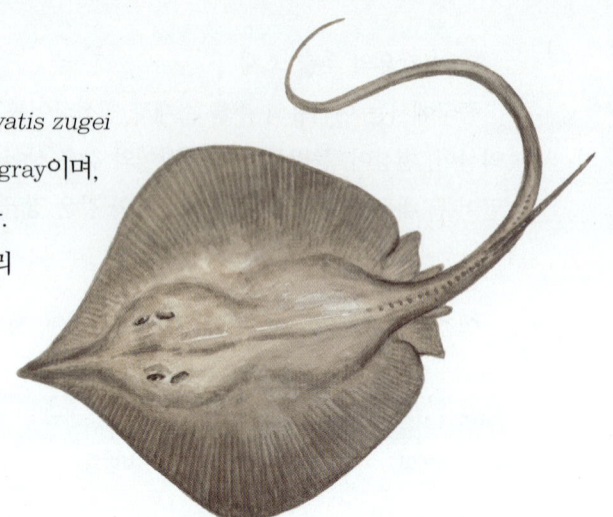

〈표 9-1〉 청달내가오리의 학명 및 각국 명칭

학명	현재	*Dasyatis zugei*(Müller et Henle, 1841)
	이전	*Amphotistius zugei*(Müller et Henle, 1841) *Trygon zugei*(Müller et Henle, 1841) *Trygon crozieri*(Blyth, 1860) *Dasyatis cheni*(Teng, 1962)
명칭	영명	Pale-edged stingray(FAO)
	일명	Zugu-ei
	방언	청달내, 정명셍이, 청가오리

2) 분류

청달내가오리는 연골어(sharks and rays)강 - 홍어(stingrays)목 - 색가오리(stingrays)과로 분류된다.

9. 청달내가오리

〈표 9-2〉 청달내가오리의 분류

강	목	과
연골어(sharks and rays)	홍어(stingrays)	색가오리(stingrays)

3) 형태

청달내가오리의 체형은 오각형을 띠며, 주둥이가 길게 앞쪽으로 돌출된 것이 노랑가오리와는 다른 점이다. 청달내가오리의 꼬리는 가늘고 길어 체반 길이의 2배에 이르며 꼬리지느러미가 없고 꼬리 등 쪽에 1~2개의 강한 가시를 가진다.

또한 청달내가오리의 등 쪽은 회갈색, 배는 연한 색을 띤다.

성어의 전장은 20 cm를 넘는다.

〈표 9-3〉 청달내가오리의 개략적 형태, 생태 및 분포

형태	전장	성어는 20 cm 이상
	체중	–
	체색	• 등은 회갈색 • 배는 연한 색
	체형	• 체형은 오각형 • 주둥이는 길게 앞쪽으로 돌출 • 꼬리는 가늘고 길며, 1~2개의 강한 가시가 있음 • 꼬리지느러미는 없음
생태	서식	–
	먹이	–
	산란	봄철에 새끼를 낳음(난태생)
분포		인도에서 일본 남부나 말레이시아, 중국, 한국

9. 청달내가오리

4) 생태

청달내가오리는 난태생이고, 봄철에 새끼를 낳으며, MPDT는 4.5~14년으로 자원 회복력이 낮다.

5) 분포

청달내가오리는 인도에서 일본 남부나 말레이시아, 중국, 한국에 이르는 해역에 분포한다.
우리나라에서는 제주도 해역에 있다.

6) IUCN Red List (※12p 주석 참고)

청달내가오리는 머지않은 미래에 야생에서 위기에 처할 가능성이 높다(NT).

7) 식품성분 특성

청달내가오리는 우리나라에서 보기 힘든 어종이어서 자세한 식품성분의 언급은 곤란하나, 어업 경제성은 크지 않다.

8) 약용 위해성, 약용부위, 약성 및 약용 효능

(1) 약용 위해성, 약용부위 및 약성

청달내가오리는 꼬리에 1~2개의 침이 있어 찔리면 아프지만 별로 해롭지는 않고, 약용부위는 근육, 꼬리침 및 간이다.
청달내가오리의 약성은 근육의 경우 감(甘), 함평(咸平), 몸의 기(氣) 보호이고, 꼬리침은 함(咸), 한(寒), 독이 약간 있지만, 청열소염(淸熱消炎), 화결(化結) 및 제징(除癥)이다.

9. 청달내가오리

(2) 약용 효능

① 위암과 식도암

위암과 식도암 치료에는 꼬리침 10개를 노릇해질 때까지 구워 가루를 내고 주사(朱沙, HgS) 3.1g과 혼합한 후 10등분하여 1일 3회, 1회 1포씩 소흥주(찹쌀을 발효시켜 만든 중국 사오닝 지방의 특산주)와 함께 음용한다. 한 차례의 치료 일정은 7일로 하고, 3~5일간 음용을 중지하였다가 다시 시작하는 과정을 2~3회 반복하면 효험이 있다.

② 폐암

폐암의 치료에는 1일 1회, 매회 큰 꼬리침 1개나 작은 꼬리침 2개를 노릇해질 때까지 구워 저온건조하고, 가루를 내어 따뜻한 물과 함께 음용하면 치료에 효험이 있다.

③ 유선염, 인후염, 말라리아

유선염, 인후염, 말라리아의 치료에는 꼬리침을 말려서 가루를 내고, 이것을 소흥주나 쌀식초와 함께 1회 0.93g, 1일 1~2회 정도 음용하면 효험이 있다.

④ 야맹증

야맹증의 치료에는 간을 쪄서 먹으면 효험이 있다.

⑤ 어린이 감적(疳積)

어린이 감적의 치료를 위하여 중국 광서성에서는 청달내가오리유를 사용한다.

⑥ 치통

치통의 치료를 위하여 꼬리침을 말려서 가루로 만든 다음 이를 먹거나 아픈 곳에 바르면 효험이 있다.

9. 청달내가오리

⑦ 가오리 침에 찔렸을 때

가오리 침에 찔렸을 때 가오리 꼬리침을 말려서 상처 부위에 바르면 효험이 있다.

〈표 9-4〉 청달내가오리의 약용 효능 및 약제

위해성	위해성은 없음
약용부위	근육, 꼬리침, 간
약성	・ 근육은 감(甘), 함평(咸平), 기(氣) 보호 ・ 꼬리침은 함(咸), 한(寒), 청열소염(淸熱消炎), 화결(化結), 제징(除癥)
효능	・ 위암, 식도암, 폐암 ・ 유선염, 인후염, 말라리아 ・ 야맹증 ・ 어린이 감적(疳積) ・ 치통
약제	어간유 이용 연고, 크림, 정제

(3) 청달내가오리 제약(어간유 크림, 연고제 및 제제)

어간유의 추출 소재로 중국에서는 칠성상어를 위시하여 돌묵상어, 꽹이상어, 악상어, 별상어, 돔발상어, 고래상어와 같은 상어류, 각종 가오리류를 포함한 연골어류, 대구나 고등어, 삼치, 보구치와 같은 경골어류를 사용한다.

청달내가오리를 이용한 제약으로는 어간유 크림, 연고제(표 9-5)와 제제(표 9-6)를 들 수 있다.

9. 청달내가오리

〈표 9-5〉 청달내가오리 어간유 크림 및 연고제의 종류 및 적용병증

어간유 종류	제조법	적용 증상	처방
어간유 비스머스제	차아탄산비스머스 (bismuth hydrogen carbonate) 10 g과 액상 왁스 10 mL를 혼합하고, 기타 정제수로 100 mL를 제조	유방과 유두 파열	국소에 바름
산화아연 어간유	산화아연 50 g과 어간유 50 mL로 제조	국소궤양, 어린이 둔부 발적	국소에 바름
클로로마이세틴 어간유	–	자궁경부 염증, 음도 염증	1회/1일 바름
치아졸 어간유	–	자궁경부 염증	1회/1일 바름
어간유 지방산나트륨 주사액	5%가 되게 제조	암치질, 혈관의 모든 증상, 아랫다리의 정맥 확장, 고환 초막 액유증, 해면상 혈관류, 피임	암치질에 매회 1 mL 이내로 주 1회 주사, 혈관의 모든 증상과 아랫다리의 정맥 확장에 1~2 mL, 부고환에 0.3~1 mL를 주사
바틸알코올 정제		백혈구 감소증	성인은 50~150 mg/일의 용량으로 1일 3회 복용하되, 1회 치료기간은 4~6주

9. 청달내가오리

〈표 9-6〉 청달내가오리 어간유 제제의 종류, 비타민 함량, 처방증 및 처방용량

제제명	비타민 함량	처방증	처방 용량
비타민 A 연질캡슐	비타민 A 25,000 IU /캡슐	피부가 트거나 건조한 증세, 각막 연화증, 안구 건조증, 야맹증	· 성인은 1회 25,000 IU, 1일 3회 · 어린이는 3,000~4,000 IU/일(예방) 또는 25,000~50,000 IU/일(치료)
농축 비타민 A, D 유화제	비타민 A 50,000 IU/g, 비타민 D 5,000 IU/g	비타민 A 결핍증이나 구루병, 어린이 팔다리의 경련	· 어린이는 3~6방울/일(예방) 또는 15~60방울/일(치료)
비타민 A, D 주사제			· 성인은 0.5~1.0 mL/일 투여
비타민 D_2 연질캡슐 제제	비타민 D_2 10,000 IU/캡슐	구루병, 어린이 팔다리의 경련, 피부성 결핵, 내막과 점막에 일어나는 각종 적반증, 좌창	· 성인은 10,000 IU/1회, 1일 3회 · 어린이는 400~800 IU/일(예방) 또는 10,000 IU/일(치료)

10. 꽁지가오리 *Dasyatis kuhlii*(Müller et Henle, 1841)

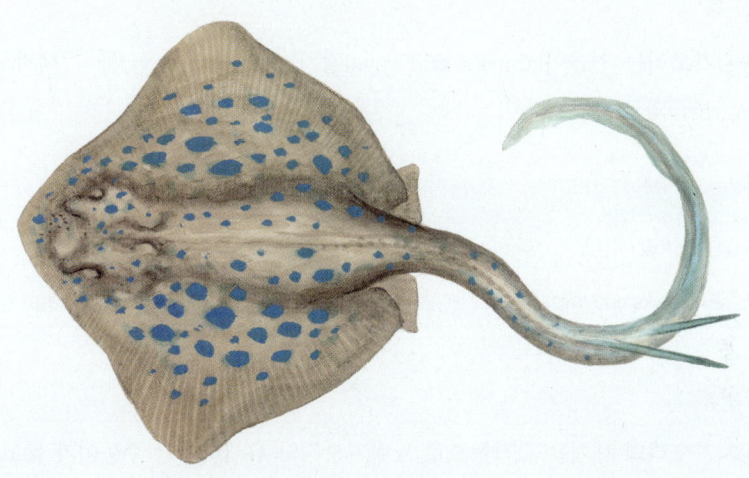

1) 학명 및 명칭

꽁지가오리는 학명이 *Dasyatis kuhlii*이고, 영명이 bluespotted stingray이며, 일명이 yako-ei이다.

우리나라에서 꽁지가오리는 지방에 따라 달리 불리는 방언이 없다.

〈표 10-1〉 꽁지가오리의 학명 및 각국 명칭

학명	현재	*Dasyatis kuhlii*(Müller et Henle 1841)
	이전	*Trygon kuhlii*(Müller et Henle, 1841) *Dasybatus kuhlii*(Müller et Henle, 1841) *Amphotistius kuhlii*(Müller et Henle, 1841) *Raya trigonoides*(Castelnau, 1873)
명칭	영명	Bluespotted stingray(FAO)
	일명	Yako-ei
	방언	–

10. 꽁지가오리

2) 분류

꽁지가오리는 연골어(sharks and rays)강 – 홍어(stingrays)목 – 색가오리 (stingrays)과로 분류된다.

〈표 10-2〉 꽁지가오리의 분류

강	목	과
연골어(sharks and rays)	홍어(stingrays)	색가오리(stingrays)

3) 형태

꽁지가오리의 체형은 오각형으로 노랑가오리와 유사하지만 주둥이가 짧고 돌출되어 있지 않다. 꽁지가오리가 성어가 되면 눈 뒤 정중선에서 꼬리에 이르기까지 가시돌기들이 줄지어 있다.

꽁지가오리의 등은 붉은 갈색 바탕에 푸른 반점이 있으며, 가장자리는 검은빛을 띠고 배는 희다. 등 쪽에는 암색 반점이 있고, 꼬리 뒤쪽에는 노란색 반문을 가진다.

꽁지가오리의 성어는 전장이 약 60 cm이다.

4) 생태

꽁지가오리는 난태생이며, 모래바닥이나 산호초 주변에 서식하는 열대성 어류이고, MPDT는 4.5~14년으로 자원 회복력이 낮다.

5) 분포

꽁지가오리는 열대(29°N~31°S, 20°E~171°W) 해역에 주로 분포하며, 우리나라 서남 연해와 일본 북해도 이남, 필리핀, 인도네시아, 중국, 뉴질랜드, 홍해, 남부 아프리카에 분포한다.

10. 꽁지가오리

〈표 10-3〉 꽁지가오리의 개략적 형태, 생태 및 분포

구분		내용
형태	전장	성어는 약 60 cm 전후
	체중	–
	체색	· 등은 붉은 갈색 바탕에 푸른 반점이 존재 · 가장자리는 검은빛 · 배는 흰색 · 꼬리 뒤쪽은 노란색 반문
	체형	· 체형은 오각형 · 주둥이는 짧고 돌출되지 않음
생태	서식	· 모랫바닥, 산호초 주변 · 열대성 어류로 분류
	먹이	–
	산란	난태생
분포		우리나라 서남 연해, 일본 북해도 이남, 필리핀, 인도네시아, 중국, 뉴질랜드, 홍해, 남부 아프리카

6) IUCN Red List (※ 12p 주석 참고)

꽁지가오리는 자료가 부족하여 분명하지 않다(DD).

7) 식품성분 특성

꽁지가오리는 자료가 없어 자세한 식품성분의 언급은 곤란하나, 어업 경제성은 크다.

8) 약용 위해성, 약용부위, 약성 및 약용 효능

(1) 약용 위해성, 약용부위 및 약성

꽁지가오리는 꼬리에 독침이 있고, 약용부위는 근육, 꼬리침 및 간이며, 약성

10. 꽁지가오리

의 경우 근육은 감(甘), 함평(咸平) 및 몸의 기(氣) 보호이고, 꼬리침은 함(咸), 한(寒), 독이 약간 있지만 청열소염(淸熱消炎), 화결(化結) 및 제징(除癥)이다.

꽁지가오리는 중국에서 한방약 소재로도 사용한다.

(2) 약용 효능

① 위암과 식도암

위암과 식도암 치료에는 꽁지가오리의 꼬리침 10개를 노릇해질 때까지 구워 가루를 내고 주사(朱沙, HgS) 3.1 g과 혼합한 10등분하여 1일 3회, 1회 1포씩 소흥주(찹쌀을 발효시켜 만든 중국 사오닝 지방의 특산주)와 함께 음용하되, 한 차례의 치료 일정은 7일로 하고, 3~5일간 음용을 중지하였다가 다시 시작하는 과정을 2~3회 반복하면 효험이 있다.

이 방법 외에도 위암과 식도암 치료를 위하여 꼬리침 1개를 말린 다음에 가루를 내어 참기름이나 식초와 함께 1일 1회, 아침 공복 시에 식용한다. 이때 치료 기간은 7일로 하고, 2~3일 음용을 중지하였다가 다시 복용하면 효험이 있다.

② 폐암

폐암의 치료에는 1일 1회, 매회 꽁지가오리의 큰 꼬리침 1개나 작은 꼬리침 2개를 노릇해질 때까지 구워 저온건조하고, 가루를 내어 따뜻한 물과 함께 음용하면 효험이 있다.

③ 유선염, 인후염, 말라리아

유선염, 인후염, 말라리아의 치료에는 꼬리침을 말려서 가루를 내고, 이것을 소흥주나 쌀식초와 함께 1회 0.93 g, 1일 1~2회 정도 음용하면 효험이 있다.

④ 야맹증

야맹증의 치료에는 간을 쪄서 먹으면 효험이 있다.

10. 꽁지가오리

⑤ 어린이 감적(疳積)

어린이 감적의 치료를 위하여 중국 광서성에서는 꽁지가오리유를 사용한다.

⑥ 치통

치통의 치료에는 꼬리침을 말려서 가루로 만든 다음 이를 먹거나 아픈 곳에 바르면 효험이 있다.

⑦ 꽁지가오리 침에 찔렸을 때

가오리 침에 찔렸을 때 꽁지가오리 꼬리침을 말려서 상처 부위에 바르면 효험이 있다.

〈표 10-4〉 꽁지가오리의 약용 효능

위해성	꼬리에 독침이 있음
약용부위	근육, 꼬리침, 간
약성	· 근육은 감(甘), 함평(咸平), 기(氣) 보호 · 꼬리침은 함(咸), 한(寒), 청열소염(淸熱消炎), 화결(化結), 제징(除癥)
효능	· 위암, 식도암, 폐암 · 유선염, 인후염, 말라리아 · 야맹증 · 치통 · 어린이 감적(疳積) · 가오리 침에 찔렸을 때

11. 쥐가오리 *Mobula japanica*(Müller et Henle, 1841)

1) 학명 및 명칭

쥐가오리는 학명이 *Mobula japanica*이고, 영명이 spinetail mobula이며, 일명이 itomaki-ei이다.

우리나라에서는 쥐가오리를 지방에 따라 쥐가우리와 같이 달리 부르기도 한다.

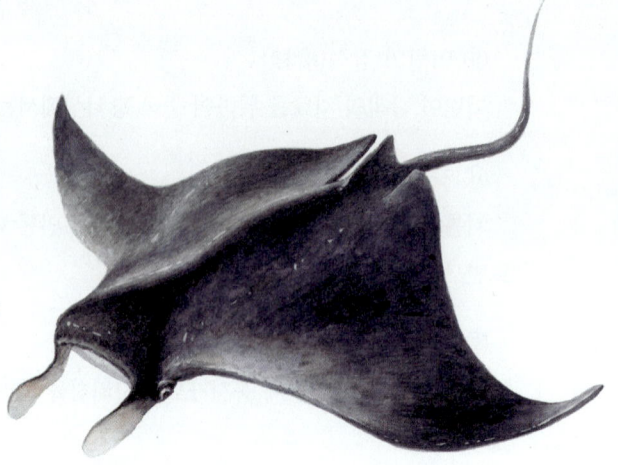

〈표 11-1〉 쥐가오리의 학명 및 각국 명칭

학명	현재	*Mobula japanica*(Müller et Henle, 1841)
	이전	*Cephaloptera japanica*(Müller et Henle, 1841) *Mobula rancureli*(Cadenat, 1959)
명칭	영명	Spinetail mobula
	일명	Itomaki-ei
	방언	쥐가우리

2) 분류

쥐가오리는 연골어(sharks and rays)강 - 홍어(stingrays)목 - 매가오리(eagle and manta rays)과로 분류된다.

〈표 11-2〉 쥐가오리의 분류

강	목	과
연골어(sharks and rays)	홍어(stingrays)	매가오리(eagle and manta rays)

11. 쥐가오리

3) 형태

쥐가오리의 몸은 편평하고 폭이 체장보다 길며, 주둥이는 짧고 폭이 넓다. 머리에는 머리지느러미가 귀 모양으로 양쪽에 나와 있는 것이 특징이다. 쥐가오리의 눈은 옆구리에 위치하고, 꼬리는 체반 길이의 약 3배에 이르며, 꼬리에는 톱니를 가진 큰 가시가 있다. 쥐가오리는 성어의 전장이 2~3 m이며, 최대 6 m, 무게가 1.5톤에 이르는 대형 가오리류이다.

4) 생태

쥐가오리는 난태생이고, 8마리 내외의 새끼를 낳으며, 몸에 기생충이 있거나 적을 피할 때에는 가끔 바다 위로 튀어 오르기도 한다.

쥐가오리는 주로 플랑크톤이나 작은 새우를 먹지만 간혹 작은 물고기를 먹기도 하며, 유순한 종이고, MPDT는 14년 이상이어서 자원 회복력이 매우 낮다.

〈표 11-3〉 쥐가오리의 개략적 형태, 생태 및 분포

형태	전장	성어는 약 2~3 m 범위
	체중	성어는 1.5톤
	체색	–
	체형	· 체형은 편평하고 폭이 체장보다 깊 · 주둥이는 짧고 폭이 넓음 · 머리에는 머리지느러미가 귀 모양으로 양쪽에 나와 있음 · 눈은 옆구리에 위치 · 꼬리에는 톱니를 가진 큰 가시가 있음
생태	서식	–
	먹이	플랑크톤, 작은 새우, 작은 물고기
	산란	8마리/회 내외(난태생)
분포		우리나라(목포와 제주도 남부), 일본, 대만, 하와이 연해

11. 쥐가오리

5) 분포

쥐가오리는 아열대(40°N~30°S) 해역에 살며, 우리나라에서는 목포와 제주도 남부에 분포하고, 일본, 대만, 하와이 연해에도 서식한다.

6) IUCN Red List (※12p 주석 참고)

쥐가오리는 머지않은 미래에 야생에서 위기에 처할 가능성이 높다(NT).

7) 식품성분 특성

쥐가오리는 자료가 없어 자세한 식품성분의 언급은 곤란하나, 어업 경제성이 있는 어종으로, 간은 어유를 얻는 데 사용한다.

8) 약용 위해성, 약용부위, 약성 및 약용 효능

(1) 약용 위해성, 약용부위 및 약성

쥐가오리는 중국에서 한방약 소재로 사용하고 있고, 위해성이 없으며, 약용부위는 아가미이다.

쥐가오리(아가미)의 약성은 함(咸), 한(寒), 청열(淸熱), 투진(透疹) 및 해독화어(解毒化瘀)이다.

(2) 약용 효능

① 어린이 홍역

아가미는 어린이 홍역(발열 등)에 효과가 아주 좋다. 중국 광동성에서는 말린 아가미를 달여서 마시거나, 쌀과 함께 죽을 만들어 식용한다. 발진기에는 말린 아가미 9.3g과 쌀로 죽을 만들어 2~3회 식용하고 흡수기에는 말린 아가미 2g, 사삼(沙蔘) 3g, 백작(白灼) 2g, 사매화(蠟梅花) 2g, 옥죽(玉竹) 3g, 맥동(麥冬) 2g, 천패(川貝) 1g, 생곡아(生谷芽) 3g, 준산(准山) 2g, 찹쌀 뿌리 2g에 물을 2

컵 정도 부어 졸이다가 반 컵 정도가 되면 3~4회 나누어 식용한다. 이 처방은 발진이 생긴 다음 또는 목이 마르거나, 기침을 할 때, 침이 없을 때, 식욕이 떨어진 환자에게 처방한다.

② 타박상

타박상 치료를 위하여 중국 광동성에서는 말린 뇌를 술에 담가 두었다가 음용한다.

③ 종기

종기 치료를 위하여 중국 광동성에서는 말린 아가미 15.6 g에 물을 부어 졸여서 음용한다.

〈표 11-4〉 쥐가오리의 약용 효능

위해성	없음
약용부위	아가미
약성	함(咸), 한(寒), 청열(淸熱), 투진(透疹), 해독화어(解毒化瘀)
효능	· 어린이 홍역 · 타박상 · 종기

12. 철갑상어 *Acipenser sinensis*(Gray, 1835)

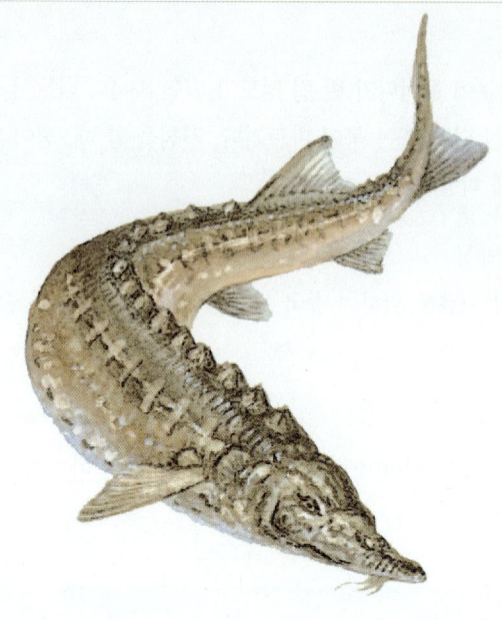

1) 학명 및 명칭

철갑상어는 학명이 *Acipenser sinensis*이고, 영명이 chinese sturgeon이며, 일명이 chozame이다.

우리나라에서는 철갑상어를 지역에 따라 용상어, 호랭이상어, 가시상어, 줄상어, 칼상어와 같이 달리 부르기도 한다.

〈표 12-1〉 철갑상어의 학명 및 각국 명칭

학명	현재	*Acipenser sinensis*(Gray, 1835)
	이전	*Acipenser kikuchii*(Jordan et Snyder, 1901)
명칭	영명	Chinese sturgeon(FAO)
	일명	Chozame
	방언	용상어, 호랭이상어, 가시상어, 줄상어, 칼상어

12. 철갑상어

2) 분류

철갑상어는 경골어(ray-finned fish)강 – 철갑상어(sturgeons)목 – 철갑상어(sturgeons)과로 분류된다.

〈표 12-2〉 철갑상어의 분류

강	목	과
경골어(ray-finned fish)	철갑상어(sturgeons)	철갑상어(sturgeons)

3) 형태

철갑상어의 체형은 긴 원통형이고 매끄러우며, 체측에 판 모양의 딱딱한 비늘이 5열로 줄지어 있는 것이 특징이다. 체측 중앙에 있는 체측 판 수는 34~45개이다. 뾰족한 주둥이 아래에 4개의 촉수를 가진 입이 위치하며 이빨은 없다.

철갑상어는 성어의 전장이 약 1 m이다.

4) 생태

철갑상어는 온대역(35°N~2°S, 97°W~132°E)에 분포하고, 회유성 어종으로 담수역, 기수역, 해수역에 살 수 있으며, 치어는 바닥이 얕고 물 흐름이 느린 곳을 좋아하지만 성어는 깊은 곳을 좋아한다.

철갑상어는 성장이 빠른 대형 어종이다.

철갑상어는 가을철에 산란을 하기 위해 강을 거슬러 올라오며, 10월 상순~11월 상순에 상류의 물 흐름이 빠른 곳에서 자갈 밑에 점착성 알을 낳는다.

철갑상어는 MPDT가 1.4~4.4년으로 자원 회복력이 보통이다.

5) 분포

철갑상어는 북서 태평양에 분포하며, 한국의 서해에서 발견되었다고 보고된

12. 철갑상어

바 있고, 중국 양자강에는 많다.

〈표 12-3〉 철갑상어의 개략적 형태, 생태 및 분포

형태	전장	성어는 약 1 m
	체중	성어는 수컷이 약 40 kg 전후, 암컷이 약 120 kg
	체색	–
	체형	· 몸은 긴 원통형으로 매끄러움 · 비늘은 딱딱하고, 판 모양으로 체측에 5열로 존재 · 주둥이는 뾰족하고, 아래에 4개의 촉수를 가진 입이 위치 · 이빨은 없음
생태	서식	· 온대성이고 회유성 어종 · 담수역, 기수역 및 해수역 모두 서식 · 치어는 바닥이 얕고 물 흐름이 느린 곳, 성어는 깊은 곳에 서식
	먹이	–
	산란	산란을 위해 가을(10월 상순~11월 상순)에 강을 거슬러 올라와 상류의 물 흐름이 빠른 곳에서 자갈 밑에 점착성 알을 산란
분포		북서 태평양 및 중국 양자강, 우리나라 서해

6) IUCN Red List (※12p 주석 참고)

철갑상어는 멸종할 위험성이 커서(A2cd), 국제적으로 거래할 수 없다.

7) 식품성분 특성

철갑상어의 유사종(siberian sturgeon, *Acipenser baeri*; sterlet sturgeon, *Acipenser ruthenus*)은 양식에 성공한 바 있다. 본 장에서 언급하고 있는 종은 양식기술이 없어 어체를 확보하기 어려운 요인으로 자료가 없어 자세한 식품성분의 언급은 곤란하다.

12. 철갑상어

다만 철갑상어는 영양가가 높다고 알려져 있다.

(1) 이용

철갑상어의 근육은 주로 훈제품으로 식용한다.

철갑상어의 알 가공품인 캐비어는 아주 고가품으로 유통되고 있어, 이의 모조품도 다량 시판되고 있다.

철갑상어의 부레와 척추는 콜라겐, 젤라틴의 추출 소재로 이용된다.

8) 약용 위해성, 약용부위, 약성 및 약용 효능

(1) 약용 위해성, 약용부위 및 약성

철갑상어는 중국에서 한방약 소재로 사용하고 있고, 위해성이 없으며, 약용부위는 부레이다.

철갑상어 부레의 약성은 감(甘), 함평(咸平) 및 자보강장(滋補强壯)이다.

(2) 약용 효능

① 백대하(白帶下)

백대하를 치료하기 위하여 중국 동북지방에서는 말린 부레 6.2 g, 멧돼지 발굽 1개를 흙으로 만든 탕기에 넣고 약한 불로 충분히 익혀서 식용한다.

② 악성 종류(腫瘤)

악성 종류를 치료하기 위하여 중국 동북지방에서는 말린 부레 24.8 g(익힌 것)을 복룡간(伏龍肝, 아궁이 밑에서 오랜 시간 가열된 누런 진흙) 12.4 g과 함께 가루로 만들어 하루 3회, 매회당 6.2 g씩 식용한다.

③ 신장 기능 쇠퇴 및 유정(遺精)

중국 동북지방에서는 신장 기능 쇠퇴 및 유정(遺精)을 치료하기 위하여 부레

12. 철갑상어

9.3~15.5 g을 가루로 만들어 식용한다.

〈표 12-4〉 철갑상어의 약용 효능

위해성	없음
약용부위	부레
약성	감(甘), 함평(咸平), 자보강장(滋補强壯)
효능	· 백대하(白帶下) · 악성 종류(腫瘤) · 신장 기능 쇠퇴, 유정(遺精)

13. 칼상어 *Acipenser dabryanus*(Duméril, 1869)

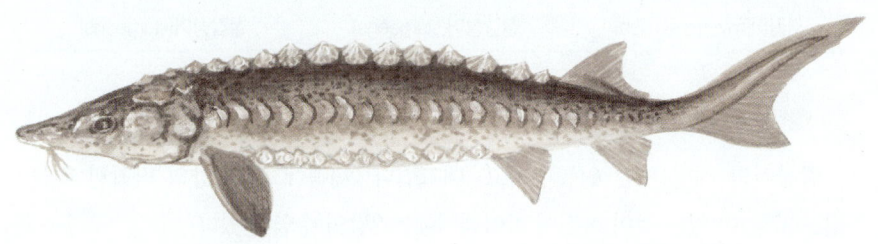

1) 학명 및 명칭

칼상어는 학명이 *Acipenser dabryanus*이고, 영명이 yangtze sturgeon이며, 일명이 chosen-chozame이다. 우리나라에서는 칼상어에 대한 방언은 없다.

〈표 13-1〉 칼상어의 학명 및 각국 명칭

학명	현재	*Acipenser dabryanus*(Duméril, 1869)
	이전	-
명칭	영명	Yangtze sturgeon
	일명	Chosen-chozame
	방언	-

2) 분류

칼상어는 경골어(ray-finned fish)강 - 철갑상어(sturgeons)목 - 철갑상어(sturgeons)과로 분류된다.

13. 칼상어

〈표 13-2〉 칼상어의 분류

강	목	과
경골어(ray-finned fish)	철갑상어(sturgeons)	철갑상어(sturgeons)

3) 형태

칼상어의 체형은 긴 원통형이고, 매끄럽다. 체측에 판 모양의 딱딱한 비늘(32~37장)이 있는 것이 특징이고 아래턱에는 2쌍의 수염이 있다.

칼상어의 등은 약간 회색을 띤 갈청색, 배는 흰색, 지느러미는 회흑색으로 가장자리가 흰색을 띤다.

칼상어는 성어의 전장이 약 2.5 m이다.

〈표 13-3〉 칼상어의 개략적 형태, 생태 및 분포

형태	전장	성어는 약 2.5 m
	체중	–
	체색	· 등은 약간 회색을 띤 갈청색 · 배는 흰색 · 지느러미는 회흑색으로 가장자리가 흰색
	체형	· 체형은 긴 원통형으로 매끄러움 · 체측은 판 모양의 딱딱한 비늘이 있음 · 주둥이는 뾰족함 · 아래턱은 2쌍의 수염이 있음
생태	서식	온대 소하 회유성 어종
	먹이	–
	산란	–
분포		북서 태평양, 우리나라 서남해, 중국의 양자강

13. 칼상어

4) 생태

칼상어는 온대역에 분포하며, 소하 회유성 어종이고, MPDT는 14년 이상으로 자원 회복력이 매우 낮다.

5) 분포

칼상어는 북서 태평양에 분포하며, 우리나라 서남해와 중국의 양자강에 산다.

6) IUCN Red List (※12p 주석 참고)

칼상어는 멸종할 위험성이 크며(CR, A2bcd), 국제적으로 거래할 수 없다.

7) 식품성분 특성

칼상어는 식품성분에 대한 자료가 없어 식품성분에 대한 언급은 곤란하다.

8) 약용 위해성, 약용부위, 약성 및 약용 효능

(1) 약용 위해성, 약용부위 및 약성

칼상어는 해롭지 않으며, 약용부위는 부레이고, 약성은 감(甘), 함평(咸平) 및 자보강장(滋補强壯)이다.

(2) 약용 효능

① 백대하(白帶下)

백대하를 치료하기 위하여 중국 동북지방에서는 말린 부레 6.2 g, 멧돼지 발굽 1개를 흙으로 만든 탕기에 넣고 약한 불로 충분히 익혀서 식용한다.

② 악성 종류(腫瘤)

악성 종류를 치료하기 위하여 중국 동북지방에서는 말린 부레 24.8 g(익힌 것)

13. 칼상어

을 복룡간(伏龍肝) 12.4 g과 함께 가루로 만들어 하루 3회, 매회당 6.2 g씩 식용한다.

③ 신장 기능 쇠퇴 및 유정(遺精)

신장 기능 쇠퇴 및 유정(遺精)을 치료하기 위하여 중국 동북지방에서는 부레 9.3~15.5 g을 가루로 만들어 식용한다.

〈표 13-4〉 칼상어의 약용 효능

위해성	없음
약용부위	부레
약성	감(甘), 함평(咸平), 자보강장(滋補强壯)
효능	· 백대하(白帶下) · 악성 종류(腫瘤) · 신장 기능 쇠퇴, 유정(遺精)

14. 청어 *Clupea pallasii pallasii*(Valenciennes, 1847)

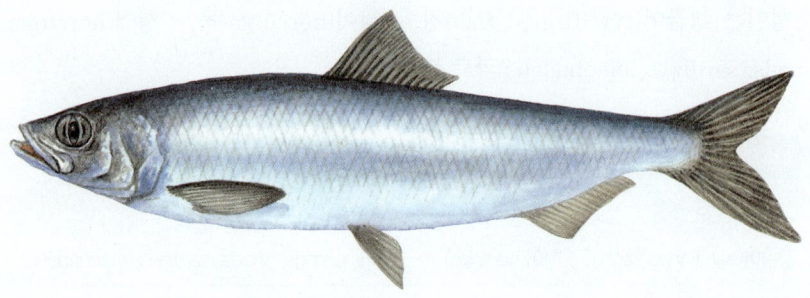

1) 학명 및 명칭

청어는 학명이 *Clupea pallasii pallasii*이고, 영명이 pacific herring이며, 일명이 nishin이다.

우리나라에서는 청어를 지방에 따라 동어, 비웃, 구구대, 고심청어, 푸주치, 울산치, 눈검쟁이, 갈청어, 과목숙구기 등으로 달리 부르기도 한다.

〈표 14-1〉 청어의 학명 및 각국 명칭

학명	현재	*Clupea pallasii pallasii*(Valenciennes, 1847)
	이전	*Clupea harengus pallasii*(Valenciennes, 1847) *Clupea harengus pallasi*(Valenciennes, 1847) *Clupea mirabilis*(Girard, 1854) *Clupea inermis*(Basilewsky, 1855) *Spratelloides bryoporus*(Cope, 1873)
명칭	영명	Pacific herring
	일명	Nishin
	방언	동어, 비웃, 구구대, 고심청어, 푸주치, 울산치, 눈검쟁이, 갈청어, 과목숙구기

14. 청어

2) 분류

청어는 경골어(ray-finned fish)강 – 청어(herrings)목 – 청어(herrings, shads, sardines, menhadens)과로 분류된다.

〈표 14-2〉 청어의 분류

강	목	과
경골어(ray-finned fish)	청어(herrings)	청어(herrings, shads, sardines, menhadens)

3) 형태

청어는 입이 작고 아래턱이 위턱보다 길어 위쪽으로 열리는 형태이다. 청어의 등은 푸른색, 배는 흰색을 띠며, 성어의 전장이 약 35 cm이다.

4) 생태

청어는 산란어의 경우 강한 빛을 좋아하므로 어획 시에는 집어등을 사용하고, 우리나라 서해나 동해의 수심 250 m 이내인 곳에 사는 연안 회유성 어종으로 무리를 이루고 산다. 최근에는 청어의 어획량이 늘고 있다.

청어는 점착성의 알을 낳고, 연안의 해조나 암초, 어망에 붙이며, 포란 수는 1만~2만 개 정도이며, MPDT는 1.4~4.4년으로 자원 회복력은 보통이다.

5) 분포

청어는 온대(73°N~28°N) 해역의 한국, 일본, 중국, 미국 태평양 연안에 분포한다.

6) IUCN Red List (※12p 주석 참고)

청어는 해당되지 않는다(NE).

14. 청어

〈표 14-3〉 청어의 개략적 형태, 생태 및 분포

형태	전장	성어는 약 35 cm
	체중	–
	체색	· 등은 푸른색 · 배는 흰색
	체형	· 체형은 측편하지만 약간 통통한 편이며 비늘은 탈락하기 쉬움 · 입은 작고 아래턱이 위턱보다 길어 위쪽으로 열림
생태	서식	· 250 m 이내인 곳에 서식 · 군집성 연안 회유성 어종
	먹이	–
	산란	· 점착성이 있고, 연안의 해조나 암초, 어망에 산란 · 포란 수는 1~2만 개 정도
분포		한국, 일본, 중국, 미국 태평양 연안

7) 식품성분 특성

(1) 열량 및 일반성분 함량

청어 육 100 g당 일반성분 조성은 수분이 63.2 g, 단백질이 16.5 g, 지방이 19.0 g, 탄수화물이 0.1 g 및 회분이 1.2 g으로 수분을 제외한다면 청어는 단백질 및 지방을 주성분으로 하는 어류이다.

청어 육 100 g을 섭취하는 경우의 열량은 242 kcal이다.

〈표 14-4〉 청어의 열량 및 일반성분 함량 (어육 100 g당)

열량	일반성분 함량				
	수분	단백질	지방	회분	탄수화물
242 kcal	63.2 g	16.5 g	19.0 g	1.2 g	0.1 g

14. 청어

청어 육 100 g당 단백질은 일반 어류 단백질 표준량(20±2 g)에 비하여 낮으나 지질은 어류 지질 표준량(3±2 g)에 비하여는 훨씬 높다.

(2) 아미노산 함량

청어 육 100 g당 단백질을 구성하고 있는 아미노산은 유리아미노산으로 존재 시 맛에 지대한 역할을 하는 글루탐산이 2,783 mg(16.7%)으로 가장 많다. 그리고 우리나라를 위시한 동양권 국가에서 주식으로 하는 곡류의 제한 아미노산인 리신과 트레오닌이 각각 1,633 mg(10.0%), 782 mg(4.7%)이 함유되어 있어 영양 균형적인 면에서 상당히 의미가 있다.

혈압 조절작용, 동맥경화 예방, 암시야 능력의 저하 방지 및 인슐린 분비 촉진 등에 의한 당뇨병 치료와 같은 건강 기능성이 인정되는 타우린은 청어 육 100 g당 194 mg(1.2%) 함유되어 있는데, 이는 일반 어류(대구: 177 mg, 가다랑

〈표 14-5〉 청어의 아미노산 함량 (어육 100 g당)

아미노산	함량	조성	아미노산	함량	조성
이소류신	817 mg	4.9%	히스티딘	452 mg	2.7%
류신	1,437 mg	8.6%	아르기닌	994 mg	6.0%
리신	1,633 mg	10.0%	알라닌	1,019 mg	6.1%
메티오닌	564 mg	3.4%	아스파르트산	1,347 mg	8.1%
시스틴	220 mg	1.3%	글루탐산	2,783 mg	16.7%
페닐알라닌	725 mg	4.3%	글리신	865 mg	5.2%
타이로신	517 mg	3.1%	프롤린	540 mg	3.2%
트레오닌	782 mg	4.7%	세린	626 mg	3.8%
트립토판	202 mg	1.2%	타우린	194 mg	1.2%
발린	966 mg	5.8%	합계	16.7 g	100.3%

14. 청어

어: 299 mg, 전갱이: 132 mg)와는 유사하나, 연체류(갑오징어: 791 mg, 낙지: 854 mg) 및 갑각류(꽃게: 711 mg, 보리새우: 611 mg)보다는 적은 함량이다.

(3) 무기질 함량

청어 육 100 g당 무기질은 뼈대의 주요 구성성분인 칼슘과 인이 각각 92 mg, 240 mg, 헤모글로빈을 구성하여 체내 산소 운반 및 산화적 에너지 대사에 주로 관여하는 철이 1.3 mg, 산과 염기의 평형 및 세포막 전위의 조절 등에 관여하는 나트륨이 120 mg, 세포 내외의 전위에 영향을 미치면서 세포 내 이온강도 조절에 관여하고 나트륨 배출에 기여하는 칼륨이 310 mg 및 면역 기능을 하면서 성호르몬 생성에 관여하는 아연이 0.55 mg 등으로 이루어져 있다.

한국영양학회에서는 2010년 한국인 성인 남자(칼슘, 인 및 철은 19~49세, 아연은 19~29세)의 1일 무기질 권장량을 칼슘 및 인의 경우 각각 750 mg과 700 mg, 철과 아연은 모두 10 mg으로 정하고 있다. 이로 미루어 볼 때 청어 육 100 g을 식용하면 성인 남자의 1일 무기질 권장량 기준에 있어 칼슘은 2.3%를, 인은 34.3%를, 철은 13%를, 아연은 5.5%를 섭취하는 효과가 있다.

청어는 특정 무기질이 많이 함유되어 있기보다는 적정량이 골고루 함유되어 있다.

〈표 14-6〉 청어의 무기질 함량 (어육 100 g당)

무기질 함량						
칼슘	인	철	나트륨	칼륨	아연	셀레늄
92 mg	240 mg	1.3 mg	120 mg	310 mg	0.55 mg	–

(4) 비타민 함량

청어 육 100 g당 비타민 함량은 비타민 A가 115 RE, 비타민 B_1이 0.03 mg, 비타민 B_2가 0.25 mg, 비타민 B_6가 0.22 mg, 니아신이 3.3 mg, 비타민 E가 2.6 mg

14. 청어

이며 비타민 C는 존재하지 않는다.

비타민 함량 면에서 청어는 다른 어류에 비하여 비타민 A 및 비타민 E와 같은 지용성 비타민이 풍부하여 의미가 있다.

〈표 14-7〉 청어의 비타민 함량   (어육 100 g당)

비타민 함량									
비타민 A	레티놀	β-카로틴	비타민 B₁	비타민 B₂	비타민 B₆	니아신	비타민 C	엽산	비타민 E
115 RE	115 μg	–	0.03 mg	0.25 mg	0.22 mg	3.3 mg	–	–	2.6 mg

(5) 이용

청어 근육은 소건품, 자건품과 건제품과 같은 염장품 등의 형태로 다양하게 이용되고 있다. 예전에 포항 부근에서 유명한 지역 특산품인 과메기를 청어로 만들었으나 청어의 어획량이 줄어듦에 따라 현재는 꽁치로 제조하고 있다.

청어 알은 생것, 건제품 및 염장품 등의 형태로 다양하게 이용되고 있고, 일본에서 많이 생산되고 있다.

8) 약용 위해성, 약용부위, 약성 및 약용 효능

(1) 약용 위해성, 약용부위 및 약성

청어는 해롭지 않으며, 약용부위는 근육, 난소 및 정소이다.
중국에서는 청어를 한방약의 소재로 사용한다.

(2) 약용 효능

① 이뇨, 폐결핵 및 심장판막증

이뇨, 폐결핵 및 심장판막증의 치료에는 청어의 근육을 된장과 함께 쪄서 먹으면 효험이 있다.

14. 청어

② 메밀 중독

메밀 중독의 치료에는 청어의 근육을 자숙한 후 곱게 갈아 즙을 짜서 음용하면 효험이 있다.

③ 각기(脚氣)

각기의 치료에는 청어 알을 말린 다음 태워 만든 재를 물에 풀어서 음용하면 효험이 있다.

한방에서는 청어와 부추를 함께 푹 삶아서 그 국을 장복하면 신경통 내지는 각기가 없어진다고 하여 처방을 내린다.

④ 천식

천식의 치료에는 말린 청어 알에 그 양의 1할 정도의 감초를 넣고 불로 말려서 가루를 만든 다음 하루 3~4회(찻숟가락으로 1숟가락/회) 복용하면 효험이 있다.

⑤ 어린이 천식 및 골격 발육

어린이의 천식 치료와 신경과 골격 발육을 위하여 건조 청어 알을 먹으면 효험이 있다. 그리고 건조 청어 알을 비스킷과 함께 먹으면 소화 촉진에도 효험이 있다.

⑥ 산후 조리

한방에서는 양질의 청어 단백질이 산후의 가장 좋은 보약이 되며, 산후 1주일 후에 청어죽을 계속 복용하면 산후에 발병할 수 있는 일체의 병이 없어진다고 하여, 이를 처방한다.

⑦ 눈병

눈병의 치료에는 청어 쓸개를 술에 타서 먹으면 효험이 있다.

(3) 약제

성숙한 청어의 정소에서 정소단백질, 데옥시리보핵산(DNA), 리신을 추출 정제할 수가 있다.

14. 청어

① 정소단백질

정소단백질은 헤파린의 HO₃SNH-(설포아미노기)와 신속하게 결합하여 헤파린의 항응고 억제 작용을 한다. 의약품으로는 단백질이나 펩티드와의 결합성을 이용해서 인슐린, 히드로코티존(호르몬)과 같은 효력지속형의 주사제를 만들 수 있다. 예를 들면, 아이소판 인슐린 주사액(중간 정도 효과)이나 프로타민 인슐린 주사액 (장시간 효과)은 당뇨병 치료에 적합하다. 단, 정맥주사는 안 되고, 피하 주사로만 효과가 있다. 용량은 인슐린의 역가에 따라 달라진다.

이 밖에 정소단백질 주사액은 돌발성이나 전염성의 간염으로 인한 출혈 경향, 또는 출혈을 치료하는 데도 사용할 수 있다. 용량은 정소단백질 100~200 mg에 점적용 포도당 주사액을 넣어 하루 1회 수액 주사한다.

② 프로타민 주사액

프로타민 주사액은 헤파린의 과량 주사로 인한 부작용을 치료하는 데 사용되고, 출혈(위장과 같은 소화기계의 급성 출혈이나 객혈)에도 정맥주사에 의해 중요한 지혈제로 쓰인다. 하지만 하루에 사용할 수 있는 주사량은 50 mg을 넘어서는 안 된다. 자발성 출혈증에는 1일 사용량이 환자 체중(kg)당 5~8 mg, 성인의 하루 평균 용량은 300 mg이다. 하루 2회 주사하며, 간격은 5~6시간 정도이다.

③ 데옥시리보핵산

DNA-mononucleoside sodium 주사액(1앰플 2 mL에 데옥시리보핵산 나트륨 50 mg 함유)을 만들어 하루 1병을 근육에 주사하면서 30~40일 동안 치료한다.

재생불량성 빈혈, 과립구 및 백혈구 감소증, 원발성 혈소판감소 자반증(ITP), 만성적인 방사선 조사로 인한 백혈구 감소증에 치료 효과가 좋다. 즉, 중국의 旅順大學 腫瘤 예방 및 치료 프로젝트에서 여섯 건의 사례를 실시하였는데 효과가 뛰어난 사례가 3건, 유효 사례 3건으로 유효율은 100%였다고 보고한 바 있다.

간염 환자가 주사를 맞은 경우에는 혈장단백질 농도가 증가하였고, 알부민/글로블린 비도 정상으로 회복되었으며, 자각증상에도 효과가 있다. 또한, 식욕증

14. 청어

진, 수면 개선, 팔다리 무력감 소실, 체중 증가, 정신적 회복 등에도 전반적으로 치유율은 높다. 실제로 중국의 湖北省醫院 부속 제1의원에서 보고한 바를 보면, 어린이의 황달성 간염 15건을 치료하였는데 그 중 치유 13건, 개선 2건이었다고 한다.

한편, 암환자의 경우에는 이 약제를 화학요법, 코발트 조사치료와 함께 실시하여 좋은 결과를 얻었다. 앞의 旅順大學 腫瘤 예방 및 치료프로젝트에서도 13건의 치료 사례 중 10건에서 효과가 있었다. 특히 이 약제는 부작용이 없다는 장점을 지닌다.

④ 알기닌

알기닌은 간 기능이 떨어져서 오는 혼수상태 및 간암에도 효과가 있다. 또한 흡혈충병 말기환자가 비장 절제나 간 절제수술을 하였을 경우에도 사용된다.

〈표 14-8〉 청어의 약용 효능 및 약제

위해성	없음
약용부위	근육, 난소, 정소
약성	–
효능	· 이뇨, 폐결핵, 심장판막증 · 메밀 중독 · 각기(脚氣) · 천식 · 어린이의 신경과 골격 발육 · 산후조리 · 눈병
약제	· 정소단백질 · 프로타민 주사액 · 데옥시리보핵산 · 알기닌

15. 밴댕이 *Sardinella zunasi*(Bleeker, 1854)

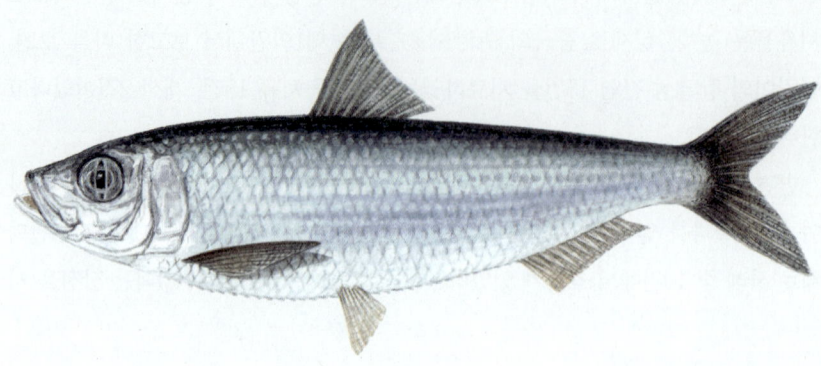

1) 학명 및 명칭

밴댕이는 학명이 *Sardinella zunasi*이고, 영명이 japanese sardinella이며, 일명이 zunashi, satpa이다.

우리나라에서는 밴댕이를 지역에 따라 반댕이, 빈징어, 순뎅이, 뒤포리, 수누퍼리, 납시구, 빈잔어, 자구리, 띠푸리, 반당이 등으로 달리 부르기도 한다.

〈표 15-1〉 밴댕이의 학명 및 각국 명칭

학명	현재	*Sardinella zunasi*(Bleeker, 1854)
	이전	*Halengula zunasi*(Bleeker, 1854)
명칭	영명	Japanese sardinella(FAO)
	일명	Zunashi, Satpa
	방언	반댕이, 빈징어, 순뎅이, 뒤포리, 수누퍼리, 납시구, 빈잔어, 자구리, 띠푸리, 반당이

2) 분류

밴댕이는 경골어(ray-finned fish)강 - 청어(herrings)목 - 청어(herrings, shads, sardines, menhadens)과로 분류된다.

〈표 15-2〉 밴댕이의 분류

강	목	과
경골어(ray-finned fish)	청어(herrings)	청어(herrings, shads, sardines, menhadens)

3) 형태

밴댕이의 체형은 좌우로 측편되어 납작하며, 눈이 크고, 아래턱이 위턱보다 길며 입은 위쪽을 향한다. 그리고 배 정중선 위에 날카로운 비늘(모비늘)이 발달한다. 밴댕이의 등은 청록색, 배는 은백색을 띠며, 전장 크기가 13 cm 정도이다.

4) 생태

밴댕이는 하구 부근까지 소상하는 소형의 회유성 어종으로 어획량이 많고, 알은 부유성이며, 산란시기는 6~7월이다.
밴댕이는 MPDT가 15개월보다 짧아 자원 회복력이 매우 큰 편이다.

5) 분포

밴댕이는 우리나라 서남해안의 내만에 많고 서부 태평양 연안인 일본 전역, 중국, 필리핀과 아열대(36°N~22°N) 해역에 분포한다.

6) IUCN Red List (※12p 주석 참고)

밴댕이는 해당되지 않는다(NE).

15. 밴댕이

〈표 15-3〉 밴댕이의 개략적 형태, 생태 및 분포

형태	전장	성어는 약 13 cm
	체중	-
	체색	등은 청록색, 배는 은백색
	체형	· 체형은 좌우로 측편되어 납작하고 눈이 큼 · 입은 위쪽을 향하고, 아래턱이 위턱보다 긺 · 비늘(모비늘)은 배 정중선 위에 날카롭게 발달
생태	서식	하구 부근까지 소상하는 소형의 회유성 어종
	먹이	-
	산란	알은 부유성이고 산란시기는 6~7월
분포		우리나라(서남해안의 내만), 일본, 중국, 필리핀

7) 식품성분 특성

(1) 열량 및 일반성분 함량

밴댕이 육 100 g당 일반성분 조성은 수분이 65.8 g, 단백질이 16.3 g, 지방이 16.5 g, 탄수화물이 0.2 g 및 회분이 1.2 g으로, 수분을 제외한다면 밴댕이는 단백질과 지방을 주성분으로 하는 어류이다.

밴댕이 육 100 g을 섭취하는 경우의 열량은 225 kcal이다.

밴댕이 육 100 g당 단백질은 일반 어류 단백질 표준량(20±2 g)에 비하여 낮으나, 지질은 어류 지질 표준량(3±2 g)에 비하여는 훨씬 높다.

〈표 15-4〉 밴댕이의 열량 및 일반성분 함량 (어육 100 g당)

열량	일반성분 함량				
	수분	단백질	지방	회분	탄수화물
225 kcal	65.8 g	16.3 g	16.5 g	1.2 g	0.2 g

15. 밴댕이

(2) 무기질 함량

밴댕이 육 100 g당 무기질 함량은 뼈의 주요 구성성분인 칼슘과 인이 각각 175 mg, 183 mg, 헤모글로빈을 구성하여 체내 산소 운반 및 산화적 에너지 대사에 주로 관여하는 철이 1.9 mg, 산과 염기의 평형 및 세포막 전위의 조절 등에 관여하는 나트륨이 346 mg, 세포 내외의 전위에 영향을 미치면서 세포 내 이온강도 조절에 관여하고 나트륨 배출에 기여하는 칼륨이 507 mg 및 면역 기능을 하면서 성호르몬 생성에 관여하는 아연이 1.6 mg 등으로 이루어져 있다.

한국영양학회에서는 2010년 한국인 성인 남자(칼슘, 인 및 철은 19~49세, 아연은 19~29세)의 1일 무기질 권장량을 칼슘과 인의 경우 각각 750 mg과 700 mg, 철과 아연은 모두 10 mg으로 정하고 있다. 이로 미루어 볼 때 밴댕이 육 100 g을 식용하면 성인 남자의 1일 무기질 권장량에 있어 칼슘은 23.3%를, 인은 26.1%를, 철은 19%를, 아연은 16.3%를 섭취하는 효과가 있다.

밴댕이는 칼슘, 인, 철 및 아연과 같은 무기질이 골고루 함유되어 있는 수산자원이다.

〈표 15-5〉 밴댕이의 무기질 함량   (어육 100 g당)

무기질 함량						
칼슘	인	철	나트륨	칼륨	아연	셀레늄
175 mg	183 mg	1.9 mg	346 mg	507 mg	1.6 mg	–

(3) 비타민 함량

밴댕이 육 100 g당 비타민 함량은 비타민 A가 36 RE, 비타민 B_1이 0.07 mg, 비타민 B_2가 0.24 mg, 비타민 B_6가 0.26 mg, 니아신이 1.9 mg, 비타민 C가 1.0 mg, 비타민 E가 2.1 mg이다.

비타민 함량 면에서 밴댕이는 다른 어류에 비하여 비타민 A 및 엽산이 약간 많아, 섭취 시 이들의 효능이 기대된다.

15. 밴댕이

〈표 15-6〉 밴댕이의 비타민 함량 (어육 100 g당)

비타민 함량									
비타민 A	레티놀	β-카로틴	비타민 B₁	비타민 B₂	비타민 B₆	니아신	비타민 C	엽산	비타민 E
36 RE	36 μg	–	0.07 mg	0.24 mg	0.26 mg	1.9 mg	1.0 mg	12.31 μg	2.1 mg

(4) 이용

밴댕이는 마른멸치 대용의 자건품으로, 멸치젓갈 대용의 젓갈로 많이 이용되고 있는 어종이다.

8) 약용 위해성, 약용부위, 약성 및 약용 효능

(1) 약용 위해성, 약용부위 및 약성

밴댕이는 해롭지 않으며, 약용부위는 근육이고, 약성은 감담(甘淡), 온(溫) 및 해독이며, 중국에서는 밴댕이를 한방약의 소재로 사용한다.

(2) 약용 효능

어민이 바다뱀에 물렸을 때 밴댕이의 선어를 잘 씻은 다음 갈아서 상처 부위에 붙이기도 하고, 근육을 초절임하여 먹으면 독이 퍼지는 것을 어느 정도 막을 수 있다.

〈표 15-7〉 밴댕이의 약용 효능

위해성	없음
약용부위	근육
약성	감담(甘淡), 온(溫), 해독
효능	바다뱀에 물렸을 때

16. 납작전어 *Tenualosa reevesii*(Richardson, 1846)

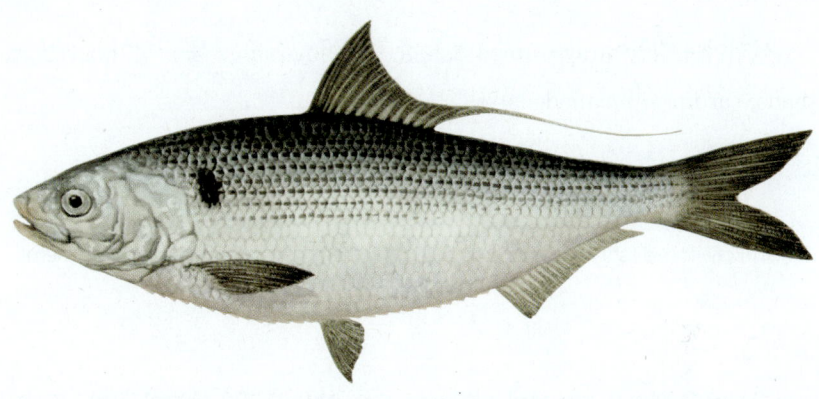

1) 학명 및 명칭

납작전어는 학명이 *Tenualosa reevesii*이고, 영명이 reeves shad, Chinese shad이며, 일명이 hira-konoshiro이다.

우리나라에서는 납작전어에 대한 방언은 없다.

〈표 16-1〉 납작전어의 학명 및 각국 명칭

학명	현재	*Tenualosa reevesii*(Richardson, 1846)
	이전	*Alosa reevesii*(Richardson, 1846) *Macrura reevesii*(Richardson, 1846) *Hilsa reevesii*(Richardson, 1846)
명칭	영명	Reeves shad(FAO), Chinese shad
	일명	Hira-konoshiro
	방언	–

16. 납작전어

2) 분류

납작전어는 경골어(ray-finned fish)강 – 청어(herrings)목 – 청어(herrings, shads, sardines, menhadens)과로 분류된다.

〈표 16-2〉 납작전어의 분류

강	목	과
경골어(ray-finned fish)	청어(herrings)	청어(herrings, shads, sardines, menhadens)

3) 형태

납작전어의 체형은 전어보다 납작하며 등은 약간 둥글고 체고가 높다. 등지느러미 줄기 수는 17~18개인데, 이 등지느러미 아래에 배지느러미가 위치하고, 줄기 수가 18~20개인 꼬리지느러미는 기부가 길다.

4) 생태

납작전어는 바다에서 서식하다 산란을 위하여 강을 거슬러 올라와 호수나 흐르는 물에서 산란을 시작하는데, 알은 부유성이고 유구를 가지며 구형이다. 포란수는 150만~250만 개 정도이고, 수정란은 수온 26℃에서 17시간 지나면 부화하기 시작한다.

납작전어의 치어는 하천이나 호수에서 자라 바다로 되돌아가고, 부유성 동물플랑크톤이나 규조류를 먹으며, 산란기에 큰 무리를 이루어 강을 거슬러 오르기 때문에 이때 어획량이 많다.

납작전어의 MPDT는 1.4~4.4년으로 자원 회복력은 보통이다.

5) 분포

납작전어는 열대(30°N~5°N, 95°E~123°E) 해역에 살며, 우리나라, 중국, 남중국해, 필리핀에 분포한다.

16. 납작전어

⟨표 16-3⟩ 납작전어의 개략적 형태, 생태 및 분포

형태	전장	성어는 약 40~50 cm
	체중	성어는 최대 5 kg 정도
	체색	–
	체형	· 몸은 전어보다 납작 · 등은 약간 둥글고 체고가 높음 · 배지느러미는 등지느러미 아래에 위치하고, 꼬리지느러미는 기부가 깊
생태	서식	바다에 서식하며, 산란을 위한 호상성 어종
	먹이	부유성 동물플랑크톤이나 규조류
	산란	· 호수나 흐르는 물에서 산란 · 알은 부유성이고 유구를 가지며 구형 · 포란 수는 150만~250만 개 정도 · 수정란은 수온 26℃에서 17시간 지나면 부화
분포		우리나라, 중국, 남중국해, 필리핀

6) IUCN Red List (※12p 주석 참고)

납작전어는 해당되지 않는다(NE).

7) 식품성분 특성

납작전어는 식품성분에 대한 자세한 정보가 없어 식품성분에 대한 언급은 곤란하나, 근육이 부드럽고 기름도 적당하여 맛이 좋아 고급어종으로 분류된다.

납작전어는 중국에서 생선이나 통조림으로 유통된다.

8) 약용 위해성, 약용부위, 약성 및 약용 효능

(1) 약용 위해성, 약용부위 및 약성

납작전어는 해롭지 않고, 약용부위는 근육과 어유이며, 약성이 감(甘), 온(溫)

16. 납작전어

및 자양강장(滋養强壯)이다.

(2) 약용 효능

① 열상이나 화상

열상이나 화상 치료를 위하여 납작전어를 쪄서 기름을 추출한 다음에 병에 넣어 땅에 묻어 두었다가 상처에 바르면 효과가 있다.

② 허약체질

허약체질의 개선에는 납작전어의 근육을 쪄서 식용하면 효험이 있다.

〈표 16-4〉 납작전어의 약용 효능

위해성	없음
약용부위	근육, 어유
약성	감(甘), 온(溫), 자양강장(滋養强壯)
효능	· 열상, 화상 · 허약체질

17. 준치 *Ilisha elongata*(Bennett, 1830)

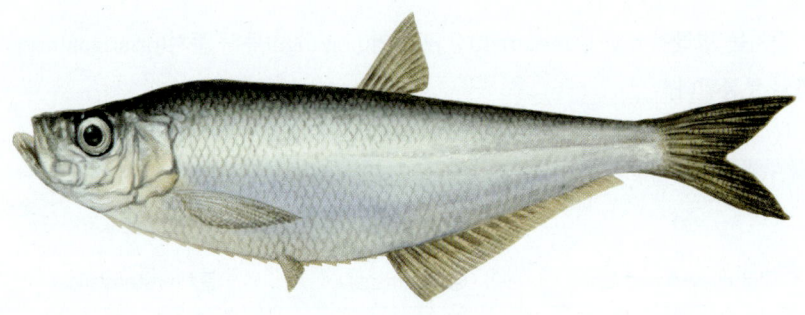

1) 학명 및 명칭

준치는 학명이 *Ilisha elongata*이고, 영명이 elongate ilisha이며, 일명이 hira이다.

우리나라에서는 준치를 지역에 따라 준어, 왕눈이 등으로 달리 부르기도 한다.

〈표 17-1〉 준치의 학명 및 각국 명칭

학명	현재	*Ilisha elongata*(Bennett, 1830)
	이전	*Alosa elongata*(Bennett, 1830) *Pellona elongata*(Bennett, 1830) *Clupea affinis*(Gray, 1830) *Ilisha abnormis*(Richardson, 1846) *Pellona vimbella*(Valenciennes, 1847) *Pellona grayana*(Valenciennes, 1847) *Pellona leschenaulti*(Valenciennes, 1847) *Pellona schlegelii*(Bleeker, 1853) *Pristigaster chinensis*(Basilewsky, 1855) *Pristigaster sinensis*(Sauvage, 1881)
명칭	영명	Elongate ilisha(FAO)
	일명	Hira
	방언	준어, 왕눈이

17. 준치

2) 분류

준치는 경골어(ray-finned fish)강 – 청어(herrings)목 – 준치(pristigasterids) 과로 분류된다.

〈표 17-2〉 준치의 분류

강	목	과
경골어(ray-finned fish)	청어(herrings)	준치(pristigasterids)

3) 형태

준치의 체형은 좌우로 측편하여 밴댕이와 유사하나, 입은 작고 아래턱이 위턱보다 길어 위쪽으로 열리며, 위턱은 돌출 가능하고, 양턱에 이빨이 없다. 살 속에는 가는 뼈가 많다. 준치의 배지느러미는 매우 작고, 뒷지느러미는 매우 길다.

준치의 성어 전장은 약 50 cm이다.

4) 생태

준치는 저녁 무렵이나 밤 사이, 이른 아침, 흐린 날에는 중상층에 머물며, 봄과 여름에 무리를 이루고 외해로부터 연안 쪽으로 회유한다. 6~7월에 바닥이 모래질인 강 입구의 얕은 곳에 산란을 하는데, 알은 부유성이며, 크기는 2.2~2.4 mm, 포란 수는 14만~16만 개 정도이다.

준치는 요각류, 두족류, 다모류, 작은 새우나 게 등을 섭이하고, MPDT는 15개월 이내여서 자원 회복력이 매우 크다.

준치의 어획량은 많은 편으로 어업상 중요하다.

5) 분포

준치는 열대(42°N~1°N) 해역에 살며, 우리나라 서남해안, 일본 남부, 중국, 대만, 필리핀, 말레이시아 반도, 인도네시아, 인도에 분포한다.

〈표 17-3〉 준치의 개략적 형태, 생태 및 분포

형태	전장	성어는 약 50 cm
	체중	–
	체색	· 등 쪽은 암청색 · 배 쪽은 은백색
	체형	· 체형은 좌우로 측편되어 밴댕이와 유사하나 몸집이 큼 · 입은 작고 아래턱이 위턱보다 길어 위쪽으로 열리며, 양턱에 이빨이 없음 · 배지느러미는 매우 작고, 뒷지느러미는 매우 깊
생태	서식	· 저녁 무렵이나 밤 사이, 이른 아침, 흐린 날에는 중상층에 서식 · 봄과 여름에 무리를 이루고 회유(외해로부터 연안 쪽)
	먹이	요각류, 두족류, 다모류, 작은 새우나 게 등
	산란	· 바닥이 모래인 강 입구의 얕은 곳에 산란(6~7월) · 알은 부유성이고, 크기는 2.2~2.4 mm, 포란 수는 14만~16만 개 정도
분포		우리나라 서남해안, 일본 남부, 중국, 대만, 필리핀, 말레이시아 반도, 인도네시아, 인도

6) IUCN Red List (※12p 주석 참고)

준치는 해당되지 않는다(NE).

7) 식품성분

(1) 열량 및 일반성분 함량

준치 육 100 g당 일반성분 조성은 수분이 73.6 g, 단백질이 19.5 g, 지방이 5.3 g, 탄수화물이 0.4 g, 회분이 1.2 g으로, 수분을 제외한다면 준치는 단백질과 지방을 주성분으로 하는 어류이다. 준치 육 100 g을 섭취하는 경우의 열량은 133 kcal이다.

17. 준치

준치 단백질 및 지질은 일반 어류 단백질 표준량(20±2 g) 및 어류 지질 표준량(3±2 g)과 거의 차이가 없다.

〈표 17-4〉 준치의 열량 및 일반성분 함량 (어육 100 g당)

열량	일반성분 함량				
	수분	단백질	지방	회분	탄수화물
133 kcal	73.6 g	19.5 g	5.3 g	1.2 g	0.4 g

(2) 아미노산 함량

준치 육 100 g당 단백질을 구성하고 있는 아미노산 함량은 유리아미노산으로 존재 시 맛에 지대한 역할을 하는 글루탐산이 3,340 mg(17.1%)으로 가장 많다. 그리고 우리나라를 위시한 동양권 국가에서 주식으로 하는 곡류의 제한 아미노

〈표 17-5〉 준치의 아미노산 함량 (어육 100 g당)

아미노산	함량	조성	아미노산	함량	조성
이소류신	951 mg	4.9%	히스티딘	453 mg	2.3%
류신	1,711 mg	8.8%	아르기닌	1,188 mg	6.1%
리신	1,929 mg	9.9%	알라닌	1,159 mg	6.0%
메티오닌	631 mg	3.2%	아스파르트산	1,606 mg	8.3%
시스틴	215 mg	1.1%	글루탐산	3,340 mg	17.2%
페닐알라닌	876 mg	4.5%	글리신	926 mg	4.8%
타이로신	702 mg	3.6%	프롤린	543 mg	2.8%
트레오닌	908 mg	4.7%	세린	746 mg	3.8%
트립토판	234 mg	1.2%	타우린	273 mg	1.4%
발린	1,046 mg	5.4%	합계	19.4 g	100.0%

17. 준치

산인 리신과 트레오닌이 각각 1,929 mg(9.9%), 908 mg(4.6%)이 함유되어 있어 영양균형적인 면에서 상당히 의미가 있다.

혈압 조절작용, 동맥경화 예방, 암시야 능력의 저하 방지 및 인슐린 분비 촉진 등에 의한 당뇨병 치료 등과 같은 건강 기능성이 인정되는 타우린이 준치 육 100 g당 273 mg(1.4%) 함유되어 있는데, 이는 일반 어류(대구: 177 mg, 가다랑어: 299 mg, 전갱이: 132 mg)와는 유사하나, 연체류(갑오징어: 791 mg, 낙지: 854 mg) 및 갑각류(꽃게: 711 mg, 보리새우: 611 mg)보다는 적은 함량이다.

(3) 지방산 조성

준치의 주요 구성 지방산은 포화지방산인 16:0, 일가불포화지방산인 18:1, 다가불포화지방산인 22:6 등을 들 수 있다.

준치의 지질을 구성하는 지방산은 포화산(33.7%)에 대하여 다가불포화산(26.0%)의 조성비가 0.77로 일본 후생성에서 건강 기능성 지질의 조건으로 제시한 조성비(1.0~1.5)보다 낮다.

〈표 17-6〉 준치의 지방산 조성 (면적 %)

포화지방산	조성	일가불포화지방산	조성	다가불포화지방산	조성
14:0	5.6%	16:1	8.4%	18:2	1.8%
16:0	20.4%	18:1	27.8%	18:3	0.8%
18:0	4.8%	20:1	1.6%	20:4	2.1%
기타	2.9%	22:1	0.3%	20:5	7.4%
		기타	10.6%	22:5	1.3%
				22:6	11.6%
				기타	1.0%
합계	33.7%	합계	40.3%	합계	26.0%

17. 준치

성인병 예방 및 뇌학습 발달 등과 같은 생리적 기능이 있는 다가불포화지방산의 대표적 구성성분인 EPA(20:5, 7.4%) 및 DHA(22:6, 11.6%)가 높은 조성비로 함유되어 있어 준치 섭취에 의한 이들의 건강 기능효과가 기대된다.

(4) 무기질 함량

준치 육 100 g당 무기질은 뼈의 주요 구성성분인 칼슘과 인이 각각 65 mg, 197 mg, 헤모글로빈을 구성하여 체내 산소 운반 및 산화적 에너지 대사에 주로 관여하는 철이 0.7 mg, 산과 염기의 평형 및 세포막 전위의 조절 등에 관여하는 나트륨이 86 mg, 세포 내외의 전위에 영향을 미치면서 세포 내 이온강도 조절에 관여하고 나트륨 배출에 기여하는 칼륨이 244 mg, 면역 기능을 하면서 성호르몬 생성에 관여하는 아연이 0.7 mg 등으로 이루어져 있다.

한국영양학회에서는 2010년 한국인 성인 남자(칼슘, 인 및 철은 19~49세, 아연은 19~29세)의 1일 무기질 권장량을 칼슘과 인의 경우 각각 750 mg과 700 mg, 철과 아연은 모두 10 mg으로 정하고 있다. 이로 미루어 볼 때 준치 100 g을 식용하면 성인 남자의 1일 무기질 권장량 기준에 있어 칼슘은 8.7%를, 인은 28.1%를, 철은 7.0%를, 아연은 7.4%를 섭취하는 효과가 있다.

준치는 어느 특정 무기질보다는 칼슘, 인, 철 및 아연 등이 골고루 함유되어 있는 수산자원이다.

〈표 17-7〉 준치의 무기질 함량   (어육 100 g당)

무기질 함량							
칼슘	인	철	나트륨	칼륨	아연	셀레늄	
65 mg	197 mg	0.7 mg	86 mg	244 mg	0.7 mg	−	

(5) 비타민 함량

준치 육 100 g당 비타민 함량은 비타민 A가 10 RE, 비타민 B_1이 0.02 mg, 비타민 B_2가 0.09 mg, 비타민 B_6가 10.45 mg, 니아신이 2.5 mg, 비타민 E가 1.5 mg 이며 비타민 C는 함유되어 있지 않다.

비타민 함량 면에서 준치는 다른 어류에 비하여 비타민 B_6가 많아, 비타민 B_6의 기능을 기대하여도 좋다.

〈표 17-8〉 준치의 비타민 함량 (어육 100 g당)

비타민 함량									
비타민 A	레티놀	β-카로틴	비타민 B_1	비타민 B_2	비타민 B_6	니아신	비타민 C	엽산	비타민 E
10 RE	10 μg	–	0.02 mg	0.09 mg	10.45 mg	2.5 mg	–	6.4 μg	1.5 mg

(6) 이용

준치의 근육은 맛이 좋아 생선으로 유통되거나 염장품으로 가공되어 소비된다.

8) 약용 위해성, 약용부위, 약성 및 약용 효능

(1) 약용 위해성, 약용부위 및 약성

준치는 해롭지 않고, 약용부위는 근육이며, 약성이 감(甘), 온(溫), 개위(開胃) 및 난중(暖中)이다.

(2) 약용 효능

① 심장 동요(動搖)

심장 동요에 대한 치료에는 말린 준치를 구워서 가루를 내어 먹으면 효험이 있다.

② 만성 설사

만성 설사에 대한 치료에는 준치를 파, 생강과 함께 달여 먹으면 효험이 있다.

17. 준치

〈표 17-9〉 준치의 약용 효능

위해성	없음
약용부위	근육
약성	근육이 감(甘), 온(溫), 개위(開胃), 난중(暖中)
효능	· 심장 동요(動搖) · 만성 설사

18. 연어 *Oncorhynchus keta*(Walbaum, 1792)

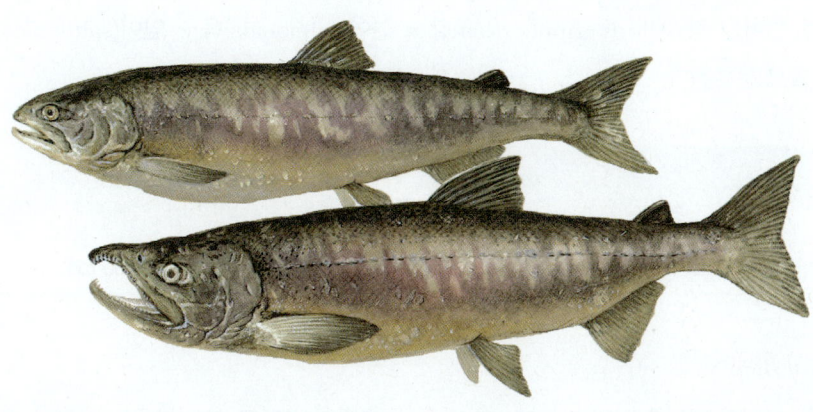

1) 학명 및 명칭

연어는 학명이 *Oncorhynchus keta*이고, 영명이 chum salmon이며, 일명이 sake이다.

우리나라에서는 연어를 지방에 따라 연어사리 등으로 달리 부르기도 한다.

〈표 18-1〉 연어의 학명 및 각국 명칭

학명	현재	*Oncorhynchus keta*(Walbaum, 1792)
	이전	*Salmo keta*(Walbaum, 1792) *Salmo consuetus*(Richardson, 1854) *Salmo dermatinus*(Richardson, 1854) *Salmo canis*(Suckley, 1859)
명칭	영명	Chum salmon(FAO)
	일명	Sake
	방언	연어사리

18. 연어

2) 분류

연어는 경골어(ray-finned fish)강 – 연어(salmonids)목 – 연어(salmonids)과로 분류된다.

〈표 18-2〉 연어의 분류

강	목	과
경골어(ray-finned fish)	연어(salmonids)	연어(salmonids)

3) 형태

연어의 체형은 약간 가늘고, 긴 편이며, 측편되어 있고, 꼬리자루는 가늘다. 원추형의 머리에 주둥이는 약간 뾰족한 편이며, 배지느러미는 배의 정중앙에 위치하고, 각 지느러미에는 가시가 없다. 연어의 비늘은 비교적 크고, 기름지느러미가 있으며, 산란기가 되면 수컷의 턱은 커지고 휘어져 갈고리 모양으로 변한다.

연어의 체색은 바다에서 생활할 때의 경우 등이 푸르고 배는 은백색을 띠나, 산란을 위하여 하천으로 돌아올 때의 경우 체측에 붉은색, 검정색의 구름형 무늬가 발달한다.

연어의 성어 전장은 약 70 cm이다.

4) 생태

연어는 냉수성 회유어이며, 가을철 친어 무리가 바다에서 강으로 거슬러 올라와 산란을 한다. 우리나라에서는 가을에 산란을 위해 남해의 섬진강, 낙동강으로부터 동해안 하천에 소상한다.

연어의 알은 지름이 4~7 mm, 마리당 포란 수는 2,800~5,360개 정도이다. 산란장은 물이 맑고 바닥이 모래와 자갈이 섞인 곳이어야 하며, 깊이는 1 m 정도, 수온은 4~12℃ 범위여야 한다.

연어의 수정란은 부화하였다가 다음 해 봄에 5 cm까지 자라면 강을 내려가 바

18. 연어

다로 간다. 바다에서 3~5년 지낸 다음 성성숙이 이루어지면 다시 강을 찾아와 산란을 한다. 어미 연어는 산란을 마치면 대부분 죽는다.

연어는 육식성이며 성질은 다소 포악하다. 어린 고기는 저서생물 등을 잡아먹고, 부유동물이나 어린 갑각류도 먹는다. 성어는 청어, 새우, 해파리 등을 먹는다.

연어의 MPDT는 1.4~4.4년으로 자원 회복력이 보통이다.

〈표 18-3〉 연어의 개략적 형태, 생태 및 분포

형태	전장	성어는 약 70 cm
	체중	–
	체색	· 바다에서 생활할 때는 등이 푸르고 배가 은백색 · 하천으로 돌아올 때는 체측이 붉은색, 검정색의 구름형 무늬
	체형	· 몸은 약간 가늘고 긴 편이며, 측편되어 있고, 꼬리자루는 가늠 · 머리는 원추형 · 주둥이는 약간 뾰족한 편 · 배지느러미는 배의 정중앙에 위치하고, 각 지느러미에는 가시가 없음 · 비늘은 비교적 크고, 기름지느러미가 있음 · 산란기가 되면 수컷의 턱은 커지고 휘어져 갈고리 모양으로 변함
생태	서식	냉수성 회유어
	먹이	· 치어는 저서생물, 부유동물, 어린 갑각류 · 성어는 청어, 새우, 해파리 등
	산란	· 가을철 친어 무리가 바다에서 강으로 올라와 산란 · 알은 지름이 4~7 mm, 마리당 포란 수는 2,800~5,360개 정도 · 산란장은 물이 맑고 바닥은 모래와 자갈이 섞인 곳 · 깊이는 1 m 정도, 수온은 4~12℃ 정도 · 산란을 마치면 어미는 대부분 죽음 · 수정란은 부화하였다가 다음 해 봄에 5 cm까지 자라면 바다로 회유 · 바다에서 3~5년 지낸 후 성성숙이 이루어지면 다시 강을 찾아와 산란
분포		우리나라 동해안 하천, 일본, 오호츠크 해, 베링 해

18. 연어

5) 분포

연어는 냉수(0~24℃)가 흐르는 극지(72°N~33°N) 해역에 분포하며 우리나라 동해안 하천(남대천), 일본, 오호츠크해, 베링해에 산다.

6) IUCN Red List (※12p 주석 참고)

연어는 해당되지 않는다(NE).

7) 식품성분

(1) 열량 및 일반성분 함량

연어 육의 100 g당 일반성분 조성은 수분이 70.1 g, 단백질이 20.6 g, 지방이 8.1 g, 탄수화물이 0.1 g 및 회분이 1.1 g으로, 수분을 제외한다면 연어는 단백질과 지방을 주성분으로 하는 어류이다.

연어 육 100 g을 섭취하는 경우의 열량은 161 kcal이다.

연어 육 100 g당 단백질은 일반 어류 단백질 표준량(20±2 g)과 거의 차이가 없으나, 지질의 경우 일반 어류 지질 표준량(3±2 g)에 비하여 높다.

〈표 18-4〉 연어의 열량 및 일반성분 함량   (어육 100 g당)

열량	일반성분 함량				
	수분	단백질	지방	회분	탄수화물
161 kcal	70.1 g	20.6 g	8.1 g	1.1 g	0.1 g

(2) 아미노산 함량

연어 육 100 g당 단백질을 구성하고 있는 아미노산 함량은 유리아미노산으로 존재 시 맛에 지대한 역할을 하는 글루탐산이 2,903 mg(15.3%)으로 가장 많다. 그리고 우리나라를 위시한 동양권 국가에서 주식으로 하는 곡류의 제한 아미노산인 리신과 트레오닌이 각각 1,760 mg(9.3%), 815 mg(4.3%)으로 함유되어 있어 영양균형적인 면에서 상당히 의미 있다.

혈압 조절작용, 동맥경화 예방, 암시야 능력의 저하 방지 및 인슐린 분비 촉진 등에 의한 당뇨병 치료 등과 같은 건강 기능성이 인정되는 타우린이 연어육 100 g당 36 mg(1.4%) 함유되어 있는데, 일반 어류(대구: 177 mg, 가다랑어: 299 mg, 전갱이: 132 mg)뿐만 아니라, 연체류(갑오징어: 791 mg, 낙지: 854 mg) 및 갑각류(꽃게: 711 mg, 보리새우: 611 mg)보다는 적게 함유되어 있어 타우린에 의한 여러 가지 건강 기능성을 기대하기는 어렵다.

〈표 18-5〉 연어의 아미노산 함량 (어육 100 g당)

아미노산	함량	조성	아미노산	함량	조성
이소류신	922 mg	4.8%	히스티딘	445 mg	2.3%
류신	1,614 mg	8.5%	아르기닌	1,491 mg	7.8%
리신	1,760 mg	9.3%	알라닌	1,140 mg	6.0%
메티오닌	609 mg	3.2%	아스파르트산	1,769 mg	9.3%
시스틴	203 mg	1.1%	글루탐산	2,903 mg	15.3%
페닐알라닌	1,225 mg	6.4%	글리신	770 mg	4.1%
타이로신	776 mg	4.0%	프롤린	623 mg	3.3%
트레오닌	815 mg	4.3%	세린	647 mg	3.4%
트립토판	226 mg	1.2%	타우린	36 mg	0.2%
발린	1,038 mg	5.5%	합계	19.0 g	100.0%

(3) 무기질 함량

연어 육 100 g당 무기질 함량은 뼈대의 주요 구성성분인 칼슘과 인이 각각 19 mg, 208 mg, 헤모글로빈을 구성하여 체내 산소 운반 및 산화적 에너지 대사

18. 연어

에 주로 관여하는 철이 1.1 mg, 산과 염기의 평형 및 세포막 전위의 조절 등에 관여하는 나트륨이 111 mg, 세포 내외의 전위에 영향을 미치면서 세포 내 이온강도 조절에 관여하고 체내 나트륨 배출에 기여하는 칼륨이 295 mg, 면역 기능을 하면서 성호르몬 생성에 관여하는 아연이 0.6 mg 등으로 이루어져 있다.

한국영양학회에서는 2010년 한국인 성인 남자(칼슘, 인 및 철은 19~49세, 아연은 19~29세)의 1일 무기질 권장량을 칼슘과 인의 경우 각각 750 mg과 700 mg, 철과 아연은 모두 10 mg으로 정하고 있다. 이로 미루어 볼 때 연어 100 g을 식용하면 성인 남자의 1일 무기질 권장량 기준에 있어 칼슘은 2.5%를, 인은 29.7%를, 철은 11.0%를, 아연은 5.9%를 섭취하는 효과가 있다.

연어는 다른 수산물에 비하여 칼슘의 함량이 낮으나 인, 철 및 아연은 유사한 함량이다.

〈표 18-6〉 연어의 무기질 함량 (어육 100 g당)

무기질 함량							
칼슘	인	철	나트륨	칼륨	아연	셀레늄
19 mg	208 mg	1.1 mg	111 mg	295 mg	0.6 mg	–

(4) 비타민 함량

연어 육 100 g당 비타민 함량은 비타민 A가 56 RE, 비타민 B_1이 0.28 mg, 비타민 B_2가 0.1 mg, 비타민 B_6가 0.34 mg, 니아신이 7.8 mg, 비타민 C가 1.0 mg, 비타민 E가 1.0 mg 함유되어 있다.

비타민 함량 면에서 연어는 다른 어류에 비하여 비타민 A 및 니아신이 많아, 이들 비타민의 기능을 기대하여도 좋다.

(5) 맛

연어는 몸이 크고 통통하며 근육의 맛도 좋은 편이다. 하지만 산란기에 하천으로 돌아오는 시기의 연어는 맛이 떨어진다.

〈표 18-7〉 연어의 비타민 함량 (어육 100 g당)

비타민 함량									
비타민 A	레티놀	β-카로틴	비타민 B_1	비타민 B_2	비타민 B_6	니아신	비타민 C	엽산	비타민 E
56 RE	56 μg	–	0.28 mg	0.1 mg	0.34 mg	7.8 mg	1.0 mg	0.5 μg	1.0 mg

(6) 이용

연어는 염장품, 통조림, 훈제품, 어장유 및 난가공품 등으로 가공되는 경우가 많다. 하지만 염장품 제조 시에는 염장을 하면 연어의 지방이 산화되어 육색이 갈변하기 쉬우므로 주의하여야 한다.

① 연어 통조림

연어는 다른 어류와 달리 자연산이 양식산에 비하여 가치가 떨어진다. 자연산 연어의 대부분이 산란 중 어획되어 맛이 떨어지기 때문이다. 이로 인해 양식산은 고급 훈제품의 원료로 이용되고, 자연산은 통조림의 원료로 이용되고 있다.

② 연어 훈제품

연어는 비린내를 싫어하는 서구에서 즐겨 식용하는 어종으로 그 중에서도 주로 훈제품의 형태로 식용하고 있다. 우리나라의 경우도 서울을 중심으로 연어 훈제품의 소비 비율은 증가하고 있다.

③ 연어 어장유

연어 어장유는 연어 내장 등을 발효시켜 비린내가 적은 제품이다.

④ 연어 난가공품

연어 난가공품의 경우 대부분이 염장의 형태로 유통되고 우리나라에서는 대형 슈퍼에서 쉽게 찾아볼 수 있다.

18. 연어

〈표 18-8〉 연어 가공품

연어 가공품	특징
연어 염장품	염장 및 유통 중 지질산화에 유의하여야 할 필요가 있음
연어 통조림	원료가 대체로 러시아 연근해에서 어획된 자연산 연어임
연어 훈제품	원료가 대체로 노르웨이 등의 양식산 연어임
연어 발효품	연어 내장을 함께 첨가하여 비린내가 다소 적음
연어 난가공품	대부분 염장 형태로 유통됨

8) 약용 위해성, 약용부위, 약성 및 약용 효능

(1) 약용 위해성, 약용부위 및 약성

연어는 해롭지 않으며, 약용부위는 근육, 간, 정소 및 머리이다.

연어의 약성은 근육이 보허로(補虛勞), 건비위(健脾胃), 난위화중(暖胃和中), 부종(浮腫) 및 소화불량에 효과적이다.

(2) 약용 효능

① 부기[浮腫]

부기 치료를 위하여 중국 동북지방에서는 연어를 두부와 함께 충분히 찐 다음에 소금을 넣지 않고 먹는다.

② 소화불량, 위산과다

소화불량, 위산과다의 치료를 위하여 중국 동북지방에서는 연어알 1대접에 사인(沙仁) 156 g을 뿌려서 바람이 잘 통하는 곳에서 말리고, 이를 가루로 만들어 1회 6.2 g, 1일 3회 식용한다.

③ 근육 수축·경련

근육 수축·경련을 치료하기 위하여 중국 동북지방에서는 약 500 g의 연어 한 마리를 불로 노란색이 될 때까지 말려서 가루로 만든 다음 3등분하여 고량주와 함께 식용한다.

④ 종창

종창의 치료에는 염장한 연어의 머리를 불로 구워 말린 다음 가루를 만들고, 굴껍질로 만든 가루와 함께 냉각시킨 비등수로 음용하면 효험이 있다.

〈표 18-9〉 연여의 약용 효능 및 약제

위해성	없음
약용부위	근육, 간, 정소, 머리
약성	근육이 보허로(補虛勞), 건비위(健脾胃), 난위화중(暖胃和中), 부기[浮腫], 소화불량
효능	· 부기[浮腫] · 소화불량, 위산과다 · 근육 수축 · 경련 · 종창
약제	정소제

19. 황매퉁이 *Trachinocephalus myops*(Forster, 1801)

1) 학명 및 명칭

황매퉁이는 학명이 *Trachinocephalus myops*이고, 영명이 snakefish이며, 일명이 oki-eso로 사용되고 있다.

우리나라에서는 황매퉁이에 대한 방언을 찾아볼 수 없다.

〈표 19-1〉 황매퉁이의 학명 및 각국 명칭

학명	현재	*Trachinocephalus myops*(Forster, 1801)
	이전	*Salmo myops*(Forster, 1801) *Saurus myops*(Forster, 1801) *Synodus myops*(Forster, 1801)
명칭	영명	Snakefish(FAO)
	일명	Oki-eso
	방언	–

19. 황매퉁이

2) 분류

황매퉁이는 경골어(ray-finned fish)강 - 샛비늘치(grinners)목 - 매퉁이(lizardfishes)과로 분류된다.

〈표 19-2〉 황매퉁이의 분류

강	목	과
경골어(ray-finned fish)	샛비늘치(grinners)	매퉁이(lizardfishes)

3) 형태

황매퉁이의 체형은 긴 원통형으로, 입이 매우 크고 양턱에는 작고 날카로운 이빨이 밀생한다. 황매퉁이는 등지느러미와 꼬리지느러미 사이에 작은 기름지느러미가 있다.

황매퉁이의 체색은 적황색을 띠며 체측에는 3~4줄의 청황색 줄무늬가 발달하는 것이 특징이다.

황매퉁이의 성어 전장은 약 40 cm이다.

4) 생태

황매퉁이는 열대나 온대의 얕은 바다의 바닥과 돌 사이에 살고, 최고 수명은 7년이며, 어업상 경제가치는 크지 않다.

황매퉁이의 MPDT는 1.4~4.4년으로 자원 회복력은 보통이다.

5) 분포

황매퉁이는 열대와 온대(40°N~40°S) 해역에 분포하며 우리나라 남부 이남, 일본 중부 이남, 중국, 한국, 일본, 인도네시아, 인도, 호주, 아프리카 남해안에 분포한다.

19. 황매퉁이

<표 19-3> 황매퉁이의 개략적 형태, 생태 및 분포

형태	전장	성어는 약 40 cm
	체중	–
	체색	체색은 적황색을 띠며 체측에는 3~4줄의 청황색 줄무늬가 발달
	체형	· 체형은 긴 원통형 · 입이 매우 크고 양턱에는 작고 날카로운 이빨이 밀생 · 등지느러미와 꼬리지느러미 사이에 작은 기름지느러미가 존재
생태	서식	· 열대나 온대의 얕은 바다의 바닥과 돌 사이
	먹이	–
	산란	–
분포		우리나라 남부 이남, 일본 중부 이남, 중국, 한국, 일본, 인도네시아, 인도, 호주, 아프리카 남해안

6) IUCN Red List (※12p 주석 참고)

황매퉁이는 해당되지 않는다(NE).

7) 식품성분

(1) 열량 및 일반성분 함량

황매퉁이 육 100 g당 일반성분 조성은 수분이 77.3 g, 단백질이 20.0 g, 지방이 1.3 g, 탄수화물이 0.1 g 및 회분이 1.3 g으로, 수분을 제외한다면 황매퉁이는 단백질을 주성분으로 하는 어류다.

황매퉁이 육 100 g을 섭취하는 경우의 열량은 97 kcal이다.

황매퉁이 육 100 g당 단백질과 지질은 일반 어류 단백질 표준량(20±2 g) 및 일반 어류 지질 표준량(3±2 g)과 유사한 수준이다.

19. 황매퉁이

⟨표 19-4⟩ 황매퉁이의 열량 및 일반성분 함량 (어육 100 g당)

열량	일반성분 함량				
	수분	단백질	지방	회분	탄수화물
97 kcal	77.3 g	20.0 g	1.3 g	1.3 g	0.1 g

(2) 무기질 함량

황매퉁이 육 100 g당 무기질 함량은 뼈대의 주요 구성성분인 칼슘과 인이 각각 54 mg 및 137 mg, 헤모글로빈을 구성하여 체내 산소 운반 및 산화적 에너지 대사에 주로 관여하는 철이 0.6 mg, 산과 염기의 평형 및 세포막 전위의 조절 등에 관여하는 나트륨이 65 mg, 세포 내외의 전위에 영향을 미치면서 세포 내 이온강도 조절에 관여하는 칼륨이 250 mg, 면역 기능을 하면서 성호르몬 생성에 관여하는 아연이 1.9 mg 등으로 이루어져 있다.

한국영양학회에서는 2010년 한국인 성인 남자(칼슘, 인 및 철은 19~49세, 아연은 19~29세)의 1일 무기질 권장량을 칼슘과 인의 경우 각각 750 mg과 700 mg, 철과 아연은 모두 10 mg으로 정하고 있다. 이로 미루어 볼 때 황매퉁이 육 100 g을 식용하면 성인 남자의 1일 무기질 권장량에 있어 칼슘은 7.2%를, 인은 19.6%를, 철은 6.0%를, 아연은 15.8%를 섭취하는 효과가 있다.

황매퉁이는 여러 가지 무기물 중 아연의 건강 기능효과를 기대할 수 있다.

⟨표 19-5⟩ 황매퉁이의 무기질 함량 (어육 100 g당)

무기질 함량							
칼슘	인	철	나트륨	칼륨	아연	셀레늄	
54 mg	137 mg	0.6 mg	65 mg	250 mg	1.9 mg	-	

(3) 비타민 함량

황매퉁이 육 100 g당 비타민 함량은 비타민 A가 5 RE, 비타민 B_1이 0.1 mg, 비

19. 황매퉁이

타민 B_2가 0.11 mg, 비타민 B_6가 0.23 mg, 니아신이 3.4 mg, 비타민 C가 1.0 mg, 엽산이 13.1 μg, 비타민 E가 3.7 mg 함유되어 있다.

비타민 함량 면에서 황매퉁이는 다른 어류에 비하여 니아신과 엽산이 많아, 이들 비타민의 기능을 기대하여도 좋다.

〈표 19-6〉 황매퉁이의 비타민 함량   (어육 100 g당)

비타민 함량									
비타민 A	레티놀	β-카로틴	비타민 B_1	비타민 B_2	비타민 B_6	니아신	비타민 C	엽산	비타민 E
5 mg	5 μg	–	0.1 mg	0.11 mg	0.23 mg	3.4 mg	1.0 mg	13.1 μg	3.7 mg

8) 약용 위해성, 약용부위, 약성 및 약용 효능

(1) 약용 위해성, 약용부위 및 약성

황매퉁이는 해롭지 않으며, 약용부위는 꼬리이고, 약성은 함(咸), 한(寒) 및 청열소염(淸熱消炎)이다.

(2) 약용 효능

소아 편도염의 치료를 위하여 중국 광동성에서는 말린 꼬리를 가열해서 재로 만들고, 캠퍼를 넣어 분말로 만든 다음 이것을 인후에 불어 넣는다.

〈표 19-7〉 황매퉁이의 약용 효능

위해성	없음
약용부위	꼬리
약성	함(咸), 한(寒) 및 청열소염(淸熱消炎)
효능	소아 편도염

20. 툼빌매퉁이 *Saurida wanieso*(Shindo et Yamada, 1972)

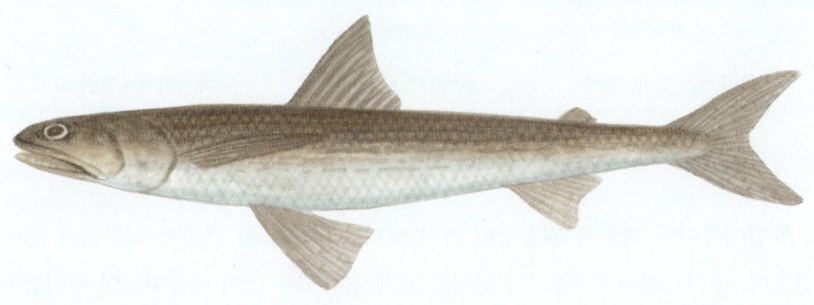

1) 학명 및 명칭

툼빌매퉁이는 학명이 *Saurida wanieso*이고, 영명이 greater lizardfish 또는 wanieso lizardfish이며, 일명이 wani-eso이다.

우리나라에서는 툼빌매퉁이에 대한 방언을 찾아볼 수 없다.

〈표 20-1〉 툼빌매퉁이의 학명 및 각국 명칭

학명	현재	*Saurida wanieso*(Shindo et Yamada, 1972)
	이전	*Salmo tumbil*(Bloch, 1795) *Saurida australis*(Castelnau, 1879) *Saurida truculenta*(Macleay, 1881)
명칭	영명	Greater lizardfish(FAO), Wanieso lizardfish
	일명	Wani-eso
	방언	–

2) 분류

툼빌매퉁이는 경골어(ray-finned fish)강 – 샛비늘치(grinners)목 – 매퉁이(lizardfishes)과로 분류된다.

20. 툼빌매퉁이

〈표 20-2〉 툼빌매퉁이의 분류

강	목	과
경골어(ray-finned fish)	샛비늘치(grinners)	매퉁이(lizardfishes)

3) 형태

툼빌매퉁이의 체형은 원통형이고, 꼬리지느러미의 위 가장자리에 검은 점이 없으며, 등지느러미 제2줄기가 실처럼 길게 연장되는 것이 매퉁이와의 차이점이다. 툼빌매퉁이는 등지느러미와 꼬리지느러미 사이에 작은 기름지느러미가 있다.

툼빌매퉁이의 체색은 등이 암갈색, 배는 흰색이다.

성어의 전장은 수컷이 약 60cm이고, 암컷이 약 30cm이다.

4) 생태

툼빌매퉁이는 우리나라 남해안에서 열대나 아열대 바다까지 널리 서식하며 수심 30~40 m의 근해 저층의 모래펄에 살고, 어업상 경제가치가 있다.

툼빌매퉁이는 어류, 오징어, 새우 등을 잡아먹는 육식성이고, 봄에 산란하며 한 마리가 가지는 알은 60여만 개이다.

툼빌매퉁이의 MPDT는 1.4~4.4년으로 자원 회복력은 보통이다.

5) 분포

툼빌매퉁이는 주로 열대 해역에 분포하며 우리나라 서해, 남일본해, 동중국해와 남중국해에 서식한다.

20. 툼빌매통이

<표 20-3> 툼빌매통이의 개략적 형태, 생태 및 분포

형태	전장	성어는 수컷이 약 60 cm, 암컷이 약 30 cm
	체중	–
	체색	체색은 등이 암갈색, 배는 흰색
	체형	· 체형은 원통형으로 꼬리지느러미의 위 가장자리에 검은 점이 없음 · 등지느러미와 꼬리지느러미 사이에 작은 기름지느러미가 존재
생태	서식	수심이 30~40 m의 근해 저층의 모래펄
	먹이	어류, 오징어, 새우
	산란	봄에 산란하며 알은 60여만 개/마리
분포		주로 열대 해역, 우리나라 서남해, 남일본해, 동중국해, 남중국해

6) IUCN Red List (※12p 주석 참고)

툼빌매통이는 해당되지 않는다(NE).

7) 식품성분 특성

툼빌매통이는 식품성분에 대한 자세한 정보가 없어 식품성분의 언급은 곤란하나, 근육은 일반적으로 식용으로 소비된다.

8) 약용 위해성, 약용부위, 약성 및 약용 효능

(1) 약용 위해성, 약용부위 및 약성

툼빌매통이는 해롭지 않으며, 약용부위는 근육 및 꼬리이고, 약성의 경우 근육은 감(甘), 평(平) 및 건비보기(健脾補氣)이며, 꼬리는 함(鹹), 한(寒) 및 청열소염(淸熱消炎)이다.

20. 툼빌매퉁이

(2) 약용 효능

중국에서는 한방약 소재로 사용한다.

① 편도염에 의한 인후통

인후통 치료를 위하여 중국 광동성에서는 꼬리를 말려서 재로 만들고 캠퍼를 넣어 분말로 만든 다음 분말을 인후에 불어 넣는다.

② 소아마비 후유증(관절마비, 행동불능)

소아마비 후유증의 치료를 위하여 중국 광동성에서는 날생선을 하룻밤 소금에 재운 후 수프를 만들거나, 쌀과 함께 죽을 만들어 먹는다.

③ 잔뇨증[遺尿症] 및 야뇨증(夜尿症)

잔뇨증 및 야뇨증의 치료에는 툼빌매퉁이와 쌀로 죽을 만들거나, 수프를 만들어 먹으면 효험이 있다.

〈표 20-4〉 툼빌매퉁이의 약용 효능

위해성	없음
약용부위	근육, 꼬리
약성	· 근육은 감(甘), 평(平), 건비보기(健脾補氣) · 꼬리는 함(鹹), 한(寒), 청열소염(淸熱消炎)
효능	· 편도염에 의한 인후통 · 소아마비 후유증(관절마비, 행동불능) · 잔뇨증[遺尿症], 야뇨증(夜尿症)

21. 날매통이 *Saurida elongata*(Temminck et Schlegel, 1846)

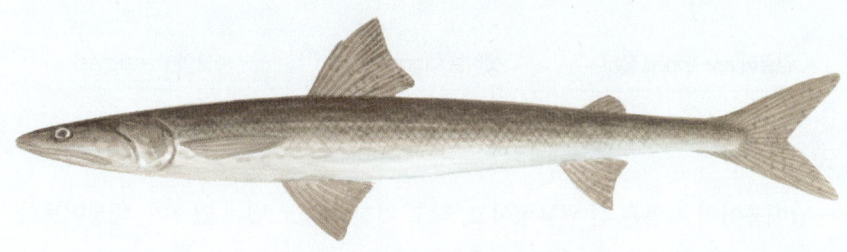

1) 학명 및 명칭

날매통이는 학명이 *Saurida elongata*이고, 영명이 slender lizardfish이며, 일명이 tokage-eso이다.

우리나라에서는 날매통이에 대한 방언을 찾아볼 수 없다.

〈표 21-1〉 날매통이의 학명 및 각국 명칭

학명	현재	*Saurida elongata*(Temminck et Schlegel, 1846)
	이전	*Aulopus elongatus*(Temminck et Schlegel, 1846)
명칭	영명	Slender lizardfish(FAO)
	일명	Tokage-eso
	방언	–

2) 분류

날매통이는 경골어(ray-finned fish)강 – 샛비늘치(grinners)목 – 매통이(lizardfishes)과로 분류된다.

21. 날매퉁이

<표 21-2> 날매퉁이의 분류

강	목	과
경골어(ray-finned fish)	샛비늘치(grinners)	매퉁이(lizardfishes)

3) 형태

날매퉁이의 체형은 긴 원통형이고, 작고 거친 비늘로 덮여 있으며, 매퉁이보다 몸이 가늘고 긴 편이다. 가슴지느러미가 짧아서 뒤끝이 배지느러미 기부에 이르지 않는 점이 특징이고, 등지느러미와 꼬리지느러미 사이에 작은 기름지느러미가 있다.

날매퉁이의 체색은 등이 옅은 황갈색, 배는 흰색이다.

날매퉁이의 성어 전장은 18~20 cm 범위이다.

<표 21-3> 날매퉁이의 개략적 형태, 생태 및 분포

형태	전장	성어는 18~20 cm 범위
	체중	-
	체색	등은 옅은 황갈색, 배는 흰색
	체형	· 체형은 긴 원통형이고, 작고 거친 비늘로 덮여 있음 · 등지느러미와 꼬리지느러미 사이에 작은 기름지느러미가 존재
생태	서식	· 유영속도가 빠르지만 활동범위는 넓지 않음 · 수심이 20~100 m의 근해 저서어이며, 저층의 모래펄에 서식
	먹이	오징어, 갯가재, 정어리, 청어, 가자미
	산란	· 산란기는 서해와 보하이해[渤海]에서는 5~6월, 동중국해 북부에서는 2~3월 · 수심 20~35 m의 모래펄에서 산란 · 알은 구형이고, 난경은 1.3 mm
분포		우리나라 서해, 남일본해, 동중국해, 남중국해

4) 생태

날매퉁이는 근해 저서어이며, 수심 20~100 m, 밑바닥이 모래펄인 곳에 산다. 성질은 난폭하고 유영속도가 빠르지만 활동범위는 넓지 않다. 날매퉁이의 산란기는 서해와 보하이해에서는 5~6월, 동중국해 북부에서는 2~3월이다. 수심 20~35 m의 모래펄에서 산란한다. 알은 구형이고, 난경은 1.3 mm이다.

날매퉁이는 육식성이고, 오징어나 갯가재, 정어리, 청어, 가자미 등을 잡아먹으며, 중국 연안에서 잡히는 중요한 어종이다.

날매퉁이의 MPDT는 15개월 이내여서 자원 회복력이 크다.

5) 분포

날매퉁이는 우리나라 서해, 남일본해, 동중국해와 남중국해에 산다.

6) IUCN Red List (※12p 주석 참고)

날매퉁이는 해당되지 않는다(NE).

7) 식품성분 특성

날매퉁이는 식품성분에 대한 자료가 없어 식품성분에 대한 언급은 곤란하다.

날매퉁이의 어획량은 매년 1만~2만 톤 정도이고, 생선으로 유통되기도 하며 염건품으로도 판매된다.

8) 약용 위해성, 약용부위, 약성 및 약용 효능

(1) 약용 위해성, 약용부위 및 약성

날매퉁이는 해롭지 않으며, 약용부위는 근육 및 꼬리이다.

약성의 경우 근육은 감(甘), 평(平), 건비보기(健脾補氣) 및 고맥축뇨(固脈縮尿)이고, 꼬리는 함(鹹), 한(寒) 및 청열소염(淸熱消炎)이다.

21. 날매퉁이

(2) 약용 효능
중국에서는 한방약 소재로 사용한다.

① 편도염에 의한 인후통
인후통의 치료를 위하여 중국 광동성에서는 꼬리를 말려서 재로 만들고 캠퍼를 넣어 분말로 만든 다음 인후에 불어 넣는다.

② 잔뇨증[遺尿症] 및 야뇨증(夜尿症)
잔뇨증 및 야뇨증의 치료에는 날매퉁이와 쌀로 넣어 죽을 만들거나, 수프를 만들어 먹으면 효험이 있다.

〈표 21-4〉 날매퉁이의 약용 효능

위해성	없음
약용부위	근육, 꼬리
약성	· 근육은 감(甘), 평(平), 건비보기(健脾補氣), 고맥축뇨(固脈縮尿) · 꼬리는 함(鹹), 한(寒), 청열소염(淸熱消炎)
효능	· 편도염에 의한 인후통 · 잔뇨증[遺尿症], 야뇨증(夜尿症)

22. 매퉁이 *Saurida undosquamis*(Richardson, 1848)

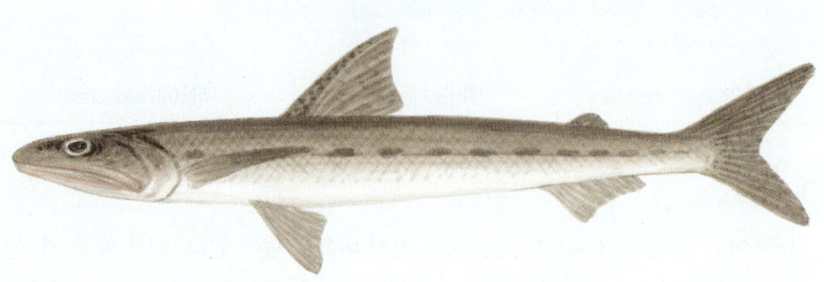

1) 학명 및 명칭

매퉁이는 학명이 *Saurida undosquamis*이고, 영명이 brushtooth lizardfish 이며, 일명이 ma-eso이다.

우리나라에서는 매퉁이가 지방에 따라 매투미, 매텡이, 애리 등으로 달리 불리기도 한다.

〈표 22-1〉 매퉁이의 학명 및 각국 명칭

학명	현재	*Saurida undosquamis*(Richardson, 1848)
	이전	*Saurus undosquamis*(Richardson, 1848)
명칭	영명	Brushtooth lizardfish(FAO)
	일명	Ma-eso
	방언	매투미, 매텡이, 애리

2) 분류

매퉁이는 경골어(ray-finned fish)강 - 샛비늘치(grinners)목 - 매퉁이(lizardfishes)과로 분류된다.

22. 매퉁이

〈표 22-2〉 매퉁이의 분류

강	목	과
경골어(ray-finned fish)	샛비늘치(grinners)	매퉁이(lizardfishes)

3) 형태

매퉁이의 체형은 긴 원통형으로 작고 거친 비늘로 덮여 있다. 입은 매우 커, 눈 뒤까지 찢어져 있고, 양턱에는 작은 이빨이 밀생해 있으며, 등지느러미와 꼬리지느러미 사이에 작은 기름지느러미가 있다.

매퉁이의 체색은 등이 회갈색, 배는 흰색을 띠며, 등 쪽에는 갈색 반점이 발달하였다.

성어의 전장은 암컷이 23 cm 정도, 수컷이 50 cm 전후이다.

4) 생태

매퉁이는 주로 바닥이 모래나 펄로 되어 있는 수심 100 m 정도의 대륙붕에 서식한다. 매퉁이의 산란기는 4~7월이며, 포란 수는 40만~50만 개이다. 주로 멸치류나 숭어를 잡아먹으며, 서로 잡아먹기도 하고, 갑각류와 무척추동물도 먹는다.

매퉁이는 어업상 경제성은 그다지 크지 않고, MPDT는 1.4~4.4년으로 자원 회복력은 보통이다.

5) 분포

매퉁이는 아열대(5°N~40°S) 해역의 우리나라 서남 연해, 일본 중부 이남, 서태평양, 인도양까지 널리 분포한다.

6) IUCN Red List (※12p 주석 참고)

매퉁이는 해당되지 않는다(NE).

22. 매통이

〈표 22-3〉 매통이의 개략적 형태, 생태 및 분포

형태	전장	성어는 암컷이 23 cm 전후, 수컷이 50 cm 전후
	체중	–
	체색	등은 회갈색, 배는 흰색, 등 쪽에는 갈색 반점, 꼬리지느러미 위 가장자리는 한 줄의 검은색 점
	체형	· 몸은 긴 원통형으로, 작고 거친 비늘이 덮여 있음 · 입은 매우 커 눈 뒤까지 찢어져 있고 양턱에는 작은 이빨이 밀생 · 등지느러미와 꼬리지느러미 사이에 작은 기름지느러미가 존재
생태	서식	바닥이 모래나 펄질인 수심 100 m인 대륙붕에 주로 서식
	먹이	멸치류, 숭어, 갑각류, 무척추동물, 매통이
	산란	· 산란 시기는 4~7월 · 포란 수는 40만~50만 개
분포		우리나라 서남해, 일본 중부 이남, 동중국해, 서태평양, 인도양

7) 식품성분

(1) 열량 및 일반성분 함량

매통이 육 100 g당 일반성분 조성은 수분이 80.8 g, 단백질이 16.9 g, 지방이 1.1 g, 회분이 1.2 g으로, 수분을 제외한다면 매통이는 단백질을 주성분으로 하는 어류이다. 매통이 육 100 g을 섭취하는 경우의 열량은 82 kcal이다.

매통이 육 100 g당 단백질은 일반 어류 단백질 표준량(20±2 g)에 비하여 다소 낮고, 지질의 경우 일반 어류 지질 표준량(3±2 g)의 범위이다.

〈표 22-4〉 매통이의 열량 및 일반성분 함량 (어육 100 g당)

열량	일반성분 함량				
	수분	단백질	지방	회분	탄수화물
82 kcal	80.8 g	16.9 g	1.1 g	1.2 g	–

22. 매통이

(2) 아미노산 함량

매통이 육 100 g당 단백질을 구성하고 있는 아미노산 함량은 유리아미노산으로 존재 시 맛에 지대한 역할을 하는 글루탐산이 3,041 mg(15.6%)으로 가장 많다. 글루탐산 이외에 주된 아미노산으로는 리신(2,029 mg, 10.4%) 및 아스파르트산(1,990 mg, 10.2%) 등이 있다.

한편, 우리나라를 위시한 동양권 국가에서 주식으로 하는 곡류의 제한 아미노산인 리신과 트레오닌은 매통이 육 100 g당 각각 2,029 mg(10.4%), 898 mg(4.6%)으로 함유되어 있어 영양균형적인 면에서 상당히 의미가 있다.

또한 혈압 조절작용, 동맥경화 예방, 암시야 능력의 저하 방지 및 인슐린 분비 촉진 등에 의한 당뇨병 치료 등과 같은 건강 기능성이 인정되는 타우린이 매통이 육 100 g당 95 mg(0.5%) 함유되어 있는데, 이는 연체류(갑오징어: 791 mg, 낙지:

〈표 22-5〉 매통이의 아미노산 함량 (어육 100 g당)

아미노산	함량	조성	아미노산	함량	조성
이소류신	974 mg	5.0%	히스티딘	495 mg	2.5%
류신	1,594 mg	8.2%	아르기닌	1,128 mg	5.8%
리신	2,029 mg	10.4%	알라닌	1,153 mg	5.9%
메티오닌	605 mg	3.1%	아스파르트산	1,990 mg	10.2%
시스틴	217 mg	1.1%	글루탐산	3,041 mg	15.6%
페닐알라닌	1,000 mg	5.1%	글리신	895 mg	4.6%
타이로신	717 mg	3.7%	프롤린	692 mg	3.5%
트레오닌	898 mg	4.6%	세린	758 mg	3.9%
트립토판	193 mg	1.0%	타우린	95 mg	0.5%
발린	1,067 mg	5.5%	합계	19.5 g	100.2%

854 mg)와 갑각류(꽃게: 711 mg, 보리새우: 611 mg)는 물론이고, 일반 어류(대구: 177 mg, 가다랑어: 299 mg, 전갱이: 132 mg)에 비하여도 낮은 수치이다.

(3) 지방산 조성

매퉁이의 주요 구성 지방산은 포화지방산인 16:0, 일가불포화지방산인 18:1, 다가불포화지방산인 20:5 및 22:6 등이다.

매퉁이의 지질을 구성하는 지방산은 포화산(28.5%)에 대하여 다가불포화산(42.5%)의 조성비가 1.49로 일본 후생성에서 건강 기능성 지질의 조건으로 제시한 조성비(1.0~1.5)의 범위이다.

성인병 예방 및 뇌학습 발달 등과 같은 생리적 기능 특성 효과가 있는 다가불포화지방산의 대표적 구성성분인 EPA(20:5, 12.7%) 및 DHA(22:6, 23.2%)로 높은 조성비로 함유되어 있어 매퉁이 섭취에 의한 이들의 건강 기능효과가 기대된다.

〈표 22-6〉 매퉁이의 지방산 조성 (면적 %)

포화지방산	조성	일가불포화지방산	조성	다가불포화지방산	조성
14:0	5.4%	16:1	7.4%	18:2	0.7%
16:0	17.9%	18:1	16.0%	18:3	0.1%
18:0	3.9%	20:1	3.0%	20:4	3.6%
기타	1.3%	22:1	0.6%	20:5	12.7%
		기타	2.0%	22:5	1.3%
				22:6	23.2%
				기타	0.9%
합계	28.5%	합계	29.0%	합계	42.5%

22. 매퉁이

(4) 무기질 함량

매퉁이 육 100 g당 무기질 함량은 뼈의 주요 구성성분인 칼슘과 인이 각각 36 mg 및 191 mg, 헤모글로빈을 구성하여 체내 산소 운반 및 산화적 에너지 대사에 주로 관여하는 철이 1.0 mg, 산과 염기의 평형 및 세포막 전위의 조절 등에 관여하는 나트륨이 120 mg, 세포 내외의 전위에 영향을 미치면서 세포 내 이온 강도 조절에 관여하고, 체내 나트륨 배출에 기여하는 칼륨이 380 mg, 면역 기능을 하면서 성호르몬 생성에 관여하는 아연이 1.9 mg 등으로 이루어져 있다.

한국영양학회에서는 2010년 한국인 성인 남자(칼슘, 인 및 철은 19~49세, 아연은 19~29세)의 1일 무기질 권장량을 칼슘과 인의 경우 각각 750 mg과 700 mg, 철과 아연은 모두 10 mg으로 정하고 있다. 이로 미루어 볼 때 매퉁이 육 100 g을 식용하면 성인 남자의 1일 무기질 권장량 기준에 있어 칼슘은 4.8%를, 인은 27.3%를, 철은 10.0%를, 아연은 19.0%를 섭취하는 효과가 있다.

무기질 면에서 매퉁이는 다른 어류에 비하여 아연 함량이 높아 성호르몬 생성 등의 기능이 기대된다.

〈표 22-7〉 매퉁이의 무기질 함량 (어육 100 g당)

무기질 함량						
칼슘	인	철	나트륨	칼륨	아연	셀레늄
36 mg	191 mg	1.0 mg	120 mg	380 mg	1.9 mg	-

(5) 비타민 함량

매퉁이 육 100 g당 비타민 함량은 비타민 A가 5 RE, 비타민 B_1이 0.05 mg, 비타민 B_2가 0.12 mg, 비타민 B_6가 0.23 mg, 니아신이 2.9 mg, 비타민 C가 1.0 mg, 엽산이 13.1 µg, 비타민 E가 3.7 mg 함유되어 있다.

비타민 함량 면에서 매퉁이는 다른 어류에 비하여 엽산과 비타민 E의 함량이 많아, 이들 비타민의 효능이 기대된다.

〈표 22-8〉 매퉁이의 비타민 함량 (어육 100 g당)

비타민 함량									
비타민 A	레티놀	β-카로틴	비타민 B$_1$	비타민 B$_2$	비타민 B$_6$	니아신	비타민 C	엽산	비타민 E
5 RE	5 μg	–	0.05 mg	0.12 mg	0.23 mg	2.9 mg	1.0 mg	13.1 μg	3.7 mg

(6) 이용

매퉁이는 일본에서 선어로 이용되기도 하고, 냉동품 또는 어묵의 원료로 이용되기도 한다.

8) 약용 위해성, 약용부위, 약성 및 약용 효능

(1) 약용 위해성, 약용부위 및 약성

매퉁이는 해롭지 않으며, 약용부위는 근육 및 꼬리이다.

매퉁이의 약성의 경우 근육은 감(甘), 평(平), 건비보기(健脾補氣) 및 고맥축뇨(固脈縮尿)이고, 꼬리는 함(咸), 한(寒) 및 청열소염(淸熱消炎)이다.

(2) 약용 효능

중국에서는 한방약 소재로 사용한다.

① 편도염에 의한 인후통

인후통의 치료를 위하여 중국 광동성에서는 꼬리를 말려 재로 만들고 캠퍼를 넣어 분말로 만든 다음 이를 인후에 불어 넣는다.

② 잔뇨증[遺尿症] 및 야뇨증(夜尿症)

잔뇨증 및 야뇨증의 치료에는 매퉁이와 쌀로 죽을 만들거나, 수프를 만들어 먹으면 효험이 있다.

22. 매퉁이

〈표 22-9〉 매퉁이의 약용 효능

위해성	없음
약용부위	근육, 꼬리
약성	· 근육은 감(甘), 평(平), 건비보기(健脾補氣), 고맥축뇨(固脈縮尿) · 꼬리는 함(咸), 한(寒), 청열소염(淸熱消炎)
효능	· 편도염에 의한 인후통 · 잔뇨증[遺尿症], 야뇨증(夜尿症)

23. 초어 *Ctenopharyngodon idella*(Valenciennes, 1844)

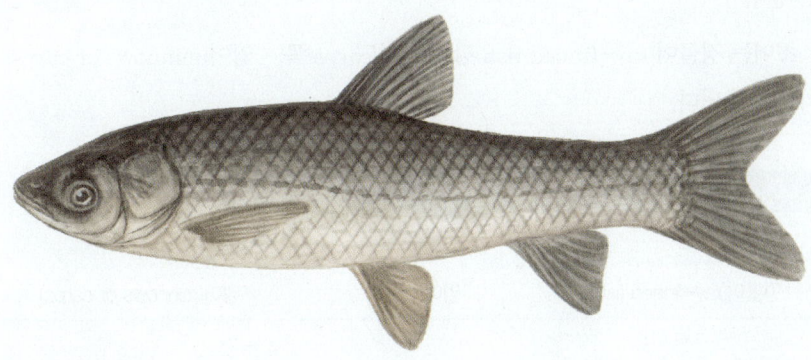

1) 학명 및 명칭

초어는 학명이 *Ctenopharyngodon idella*이고, 영명이 grass carp이며, 일명이 sou-gyo이다.

우리나라에서는 초어가 1970년대에 들어왔으나 아직 대중화되지 못함으로 인하여 방언은 없다.

〈표 23-1〉 초어의 학명 및 각국 명칭

학명	현재	*Ctenopharyngodon idella*(Valenciennes, 1844)
	이전	*Leuciscus idella*(Valenciennes, 1844) *Ctenopharyngodon idella*(Valenciennes, 1844) *Ctenopharyngodon idellus*(Valenciennes, 1844) *Leuciscus tschiliensis*(Basilewsky, 1855) *Ctenopharyngodon laticeps*(Steindachner, 1866) *Sarcocheilichthys teretiusculus*(Kner, 1867) *Pristiodon siemionovii*(Dybowski, 1877)
명칭	영명	Grass carp(FAO)
	일명	Sou-gyo
	방언	–

23. 초어

2) 분류

초어는 경골어(ray-finned fish)강 – 잉어(carps)목 – 잉어(minnows or carps) 과로 분류된다.

〈표 23-2〉 초어의 분류

강	목	과
경골어(ray-finned fish)	잉어(carps)	잉어(minnows or carps)

3) 형태

초어의 체형은 원통형이고 잉어보다 통통한 편이며 머리는 둥글고 납작한 편이다. 입은 주둥이 아래에 위치하며 수염이 없다. 초어는 얼핏 보면 잉어와 닮았으나 잉어의 등지느러미는 기부가 길지만(줄기 수 19~21개), 초어의 등지느러미는 작고 기부가 짧아(줄기 수 7~8개)으로 두 어종 간에 구분이 가능하다.

초어의 성어는 전장이 약 1.5 m이고, 체중은 약 45 kg의 대형어이다.

4) 생태

초어는 호수나 강의 중하층이나 수초가 무성한 곳에 무리를 이루어 다니며 수초를 먹는다. 또한, 초어는 강을 거슬러 오르는 회유 습성이 있으며 강에서 알을 낳는데, 부화한 새끼들은 주변 하천에서 살다가 겨울이 되면 깊은 곳에서 월동을 한다.

초어는 몸이 크고 빨리 자라며, 양식도 쉬우면서 맛도 좋아 경제성이 큰 어종이며, 최고 수명은 21년이다.

MPDT는 4.5~14년으로 자원 회복력이 낮다.

23. 초어

5) 분포

초어는 수온이 10~26℃인 온대(65°N~25°N) 지역의 하천에 분포하며, 원산지는 아시아 대륙 동부이지만 전 세계로 전파되었고, 우리나라에는 1970년에 이입되었다.

〈표 23-3〉 초어의 개략적 형태, 생태 및 분포

구분		내용
형태	전장	성어는 약 1.5 m(대형어)
	체중	성어는 45 kg 전후
	체색	· 몸 등쪽은 회갈색, 체측과 복부는 은백색 · 지느러미는 약간 검고, 비늘의 기부는 진한 갈색
	체형	· 체형은 원통형이고, 잉어보다 통통한 편 · 머리는 둥글고 납작한 편 · 입은 주둥이 아래에 위치하며 수염이 없음 · 등지느러미는 작고 기부가 짧음
생태	서식	· 호수나 강의 중하층이나 수초가 무성한 곳에 무리를 이루어 서식 · 치어들은 주변 하천에서 살다가 겨울이 되면 깊은 곳에서 월동
	먹이	수초, 육상의 부드러운 식물의 풀
	산란	강에서 산란
분포		· 수온이 10~26℃인 온대 지역의 하천 · 원산지는 아시아 대륙 동부 · 우리나라에서는 한강, 낙동강, 금강, 섬진강 등

6) IUCN Red List (※12p 주석 참고)

초어는 해당되지 않는다(NE).

23. 초어

7) 식품성분 특성

(1) 열량 및 일반성분 함량

초어 육 100 g당 일반성분 조성은 수분이 79.7 g, 단백질이 17.1 g, 지방이 1.7 g, 탄수화물이 0.2 g 및 회분이 1.3 g으로 수분을 제외한다면 초어는 단백질을 주성분으로 하는 어류이다.

초어 육 100 g을 섭취하는 경우의 열량은 89 kcal이다.

초어 육 100 g당 단백질은 일반 어류 단백질 표준량(20±2 g)에 비하여 약간 낮고, 지질은 일반 어류 지질 표준량(3±2 g)에 비하여 표준 범위이다.

〈표 23-4〉 초어의 열량 및 일반성분 함량

(어육 100 g당)

열량	일반성분 함량				
	수분	단백질	지방	회분	탄수화물
89 kcal	79.7 g	17.1 g	1.7 g	1.3 g	0.2 g

(2) 무기질 함량

초어 육 100 g당 무기질 함량은 뼈의 주요 구성성분인 칼슘과 인이 각각 66 mg 및 217 mg, 헤모글로빈을 구성하여 체내 산소 운반 및 산화적 에너지 대사에 주로 관여하는 철이 1.7 mg, 산과 염기의 평형 및 세포막 전위의 조절 등에 관여하는 나트륨이 47 mg, 세포 내외의 전위에 영향을 미치면서 세포 내 이온강도 조절에 관여하는 칼륨이 374 mg, 면역 기능을 하면서 성호르몬 생성에 관여하는 아연이 1.1 mg 등으로 이루어져 있다.

한국영양학회에서는 2010년 한국인 성인 남자(칼슘, 인 및 철은 19~49세, 아연은 19~29세)의 1일 무기질 권장량을 칼슘과 인의 경우 각각 750 mg과 700 mg, 철과 아연은 모두 10 mg으로 정하고 있다. 이로 미루어 볼 때 초어 육 100 g을 식용하면 성인 남자의 1일 무기질 권장량 기준에 있어 칼슘은 8.8%를,

인은 31.0%를, 철은 17.0%를, 아연은 11.0%를 섭취하는 효과가 있다.

무기질 면에서 초어는 다른 어류에 비하여 철과 아연의 함량이 높아 체내 산소 운반, 산화적 에너지 대사 및 성호르몬 생성 등의 기능이 기대된다.

〈표 23-5〉 초어의 무기질 함량 (어육 100 g당)

무기질 함량							
칼슘	인	철	나트륨	칼륨	아연	셀레늄
66 mg	217 mg	1.7 mg	47 mg	374 mg	1.1 mg	–

(3) 비타민 함량

초어 육 100 g당 비타민 함량은 비타민 A가 15 RE, 비타민 B_1이 0.3 mg, 비타민 B_2가 0.13 mg, 비타민 B_6가 0.19 mg, 니아신이 3.5 mg, 비타민 C가 1.0 mg, 엽산이 15.1 µg, 비타민 E가 1.4 mg 함유되어 있다.

비타민 함량 면에서 초어는 다른 어류에 비하여 엽산의 함량이 많아, 이의 효능을 기대하여도 좋다.

〈표 23-6〉 초어의 비타민 함량 (어육 100 g당)

비타민 함량									
비타민 A	레티놀	β-카로틴	비타민 B_1	비타민 B_2	비타민 B_6	니아신	비타민 C	엽산	비타민 E
15 RE	15 µg	–	0.3 mg	0.13 mg	0.19 mg	3.5 mg	1.0 mg	15.1 µg	1.4 mg

8) 약용 위해성, 약용부위, 약성 및 약용 효능

(1) 약용 위해성, 약용부위 및 약성

초어는 기생충 감염이 심하여 이식을 하면 그곳 생태계에도 전염시킬 위험성이 크고, 날로 먹어도 기생충에 감염될 수 있다. 또한 잉어과 어류의 담즙에는 독

23. 초어

성이 있으므로 이를 먹은 경우에 중독을 일으키기도 한다.
　초어의 약용부위는 근육, 내장 및 쓸개이고, 약성은 무독한 근육의 경우 감(甘), 온(溫) 및 난위화중(暖胃和中)이며, 유독한 쓸개의 경우 고(苦) 및 한(寒)이다.

(2) 약용 효능
중국에서는 한방약 소재로 사용한다.

① 시력 개선
　시력 개선을 위하여 중국 광동성에서는 내장을 잘 씻어 자르고, 유조(油條; 밀가루에 베이킹파우더와 염화암모늄을 넣어 발효시킨 다음 막대기 모양으로 잘라 기름에 튀긴 것)를 넣은 다음 후추를 뿌리고 달걀과 함께 쪄서 식용한다.

② 고혈압
　쓸개는 혈압을 내리는 작용이 강하다. 동물실험에서 개의 대퇴정맥에 담즙 0.001 mL/kg, 0.1 mL/kg, 0.15 mL/kg, 0.2 mL/kg을 투여한 결과 모두 혈압이 떨어졌고, 혈압이 떨어지는 정도는 용량과 비례하였으며, 작용이 지속되는 시간은 1~3분으로 짧았다. 대량(0.4 mL/kg)을 정맥에 주사한 결과 혈압이 많이 떨어졌고 지속시간도 길었으나 정상상태가 되기는 쉽지 않았다.
　쓸개의 혈압강하 유효량과 사람에게 중독을 일으킬 수 있는 양은 유사하므로 임상에 응용할 때에는 신중해야 하며, 특히 쓸개가 큰 경우에는 특히 주의해야 한다.

③ 기침 및 가래
　초어의 담즙에는 가래와 기침을 멈추게 하는 작용이 있어 만성기관지염 치료에 사용할 수 있다.
　쥐에게 0.02 mL/10 g을 먹였더니 1~2시간 후에 가래가 멈췄다. 고양이에게 0.05 mg/kg 또는 0.1 mL/kg을 정맥주사 하였더니 5분 후에 기침이 멈추기 시작

23. 초어

했고 1시간 동안 지속하였다.

④ 청력 개선

청력 개선을 위하여 중국 강서성에서는 쓸개 1개에 캠퍼를 소량 넣어 귀에 한 방울씩 떨어뜨린다.

⑤ 화상

화상 치료를 위하여 중국 강서성에서는 유기노(劉奇奴; 六月雪이라고도 부르며 생약의 일종임)를 가루로 만들어 담즙을 적실 정도로만 넣고 소금(뜨거운 물에 데었다면 식염을 조금 넣고, 불에 데었다면 소금 분량을 약의 절반 정도로 함)을 넣어서 잘 반죽한 후 환부에 바른다. 이렇게 하면 열이 즉시 떨어지고 통증도 가벼워지며, 4~5번 반복하면 치료 효과가 아주 우수하다. 또한 여러 개의 쓸개를 얼음물에 담갔다가 사용해도 된다. 이 진액을 환부에 바르면 심한 환자라도 며칠 내에 치료할 수 있고, 가벼운 경우라면 다음날 바로 치유된다.

〈표 23-7〉 초어의 약용 효능

위해성	· 기생충 감염이 심함 · 담즙에 독성
약용부위	근육, 내장, 쓸개
약성	· 근육은 감(甘), 온(溫), 난위화중(暖胃和中) · 쓸개는 고(苦), 한(寒)
효능	· 시력 개선 · 고혈압 · 기침, 가래 · 청력 개선 · 화상

24. 대두어 Hypophthalmichthys nobilis(Richardson, 1845)

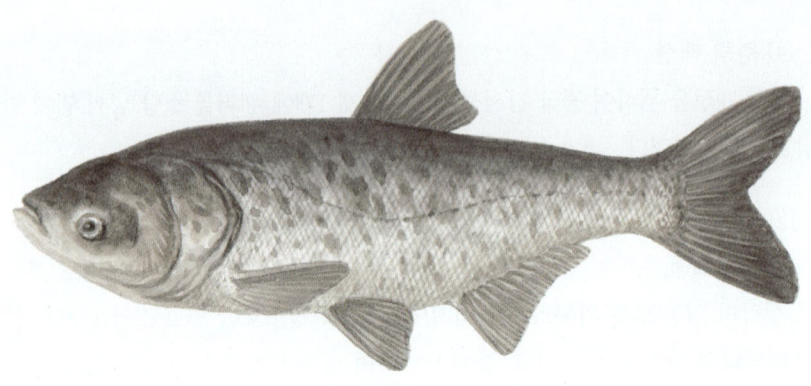

1) 학명 및 명칭

대두어는 학명이 *Hypophthalmichthys nobilis*이고, 영명이 bighead carp이며, 일명이 kokuren이다.

우리나라에서 대두어는 아직 대중화되지 못하여 방언은 없다.

〈표 24-1〉 대두어의 학명 및 각국 명칭

학명	현재	*Hypophthalmichthys nobilis*(Richardson, 1845)
	이전	*Aristichthys nobilis*(Richardson, 1845) *Leuciscus nobilis*(Richardson, 1845) *Hypophthalmichthys nobilis*(Richardson, 1845) *Hypophthalmichthys mantschuricus*(Kner, 1867)
명칭	영명	Bighead carp(FAO)
	일명	Kokuren
	방언	–

24. 대두어

2) 분류

대두어는 경골어(ray-finned fish)강 – 잉어(carps)목 – 잉어(minnows or carps)과로 분류된다.

〈표 24-2〉 대두어의 분류

강	목	과
경골어(ray-finned fish)	잉어(carps)	잉어(minnows or carps)

3) 형태

대두어의 체형은 긴 달걀형으로 좌우로 약간 측편하고, 머리가 매우 크며, 눈은 머리의 아래쪽에 위치하는 것이 특징이다. 대두어의 체색은 전체적으로 검은색을 띠며 암녹색 구름 모양의 반점을 가진다.

대두어는 성어 전장이 1 m 전후이고, 체중은 21 kg에 이르는 대형어이다.

4) 생태

대두어는 강의 중상층에 살며 강과 호수 사이를 오가는 회유 습성이 있고, 강의 상류에 알을 낳는데, 부화한 새끼들은 먹이가 많은 호수로 돌아간다. 대두어는 겨울이 되면 강이나 호수의 깊은 곳에서 월동을 한다.

대두어는 주로 원생동물, 윤충, 지각류, 요각류 등과 같은 동물성 플랑크톤을 먹고, 빨리 자라 경제성이 큰 어종이며, MPDT는 1.4~4.4년으로 자원 회복력은 보통이다.

5) 분포

대두어는 수온이 4~26℃인 온대(64°N~18°S) 지역의 하천에 분포하며, 중국 상해 부근에서 라오스, 베트남 등지에까지 널리 분포한다. 우리나라에서는 1960년대 대만에서 이식한 바가 있다.

24. 대두어

<표 24-3> 대두어의 개략적 형태, 생태 및 분포

형태	전장	성어는 1 m 전후(대형어)
	체중	성어는 21 kg 전후
	체색	체색은 검은색을 띠며 암녹색 구름 모양의 반점을 가짐
	체형	· 체형은 긴 달걀형이고, 좌우로 약간 측편 · 머리는 매우 큼 · 눈은 머리의 아래쪽에 위치
생태	서식	· 강의 중상층에 서식 · 강(알)과 먹이가 많은 호수(치어) 사이를 오가는 회유 습성 · 겨울에 강이나 호수의 깊은 곳에서 월동
	먹이	동물성 플랑크톤(원생동물, 윤충, 지각류, 요각류 등)
	산란	강의 상류
분포		· 중국 상해 부근에서 라오스, 베트남 등지에까지 널리 분포 · 우리나라에는 1960년대 대만에서 이식

6) IUCN Red List (※12p 주석 참고)

대두어는 해당되지 않는다(NE).

7) 식품성분 특성

대두어는 식품성분에 대한 자료가 없어 자세한 식품성분의 언급은 곤란하다.

8) 약용 위해성, 약용부위, 약성 및 약용 효능

(1) 약용 위해성, 약용부위 및 약성

대두어는 기생충 감염이 심하여 이식을 하면 그곳 생태계도 전염시킬 위험성이 크고, 날로 먹어도 기생충에 감염될 수 있다. 또한 잉어과 어류의 담즙에는 독성이 있으므로 이를 먹은 경우에 중독을 일으키기도 한다.

24. 대두어

대두어의 약용부위는 근육, 머리 및 쓸개이고, 약성은 근육의 경우 감(甘), 온(溫) 및 난위익근골(暖胃益筋骨)이고, 쓸개의 경우 고(苦) 및 한(寒)이다.

(2) 약용 효능
중국에서는 한방약 소재로 사용한다.

① 감기로 인한 두통
감기로 인한 두통을 개선하기 위하여 중국 광동성에서는 대두어 머리 1개에다 천궁 6.2 g, 백지 9.3 g, 생강 3조각, 물 3대접을 부어 1대접 분량까지 졸이고, 여기에 술을 부어서 따뜻할 적에 음용을 하였고, 효과가 있다고 보고되어 있다.

② 부인 현기증
부인 현기증 개선을 위하여 중국 광서성에서는 머리 1개를 푹 찌고, 여기에 소주 30 mL, 물 1대접, 긴 파 6줄기를 넣어 끓이고는 약간 짠맛이 나게 하여 식용한다.

③ 고혈압
고혈압 개선을 위하여 담즙을 실험동물에게 정맥주사 하였더니 일과성으로 혈압이 떨어졌고, 용량을 늘렸더니 이런 작용이 오래 지속되었다. 하지만 대두어의 담즙은 독성이 있고, 혈압을 낮추는 데 효과가 있는 양과 중독량이 큰 차이가 없기 때문에 임상적으로 사용할 때에는 주의해야 한다.

〈표 24-4〉 대두어의 약용 효능

위해성	기생충 감염이 심함, 담즙에 독성
약용부위	근육, 머리, 쓸개
약성	· 근육은 감(甘), 온(溫), 난위익근골(暖胃益筋骨) · 쓸개는 고(苦), 한(寒)
효능	감기로 인한 두통, 부인 현기증, 고혈압

25. 잉어 *Cyprinus carpio carpio*(Linnaeus, 1758)

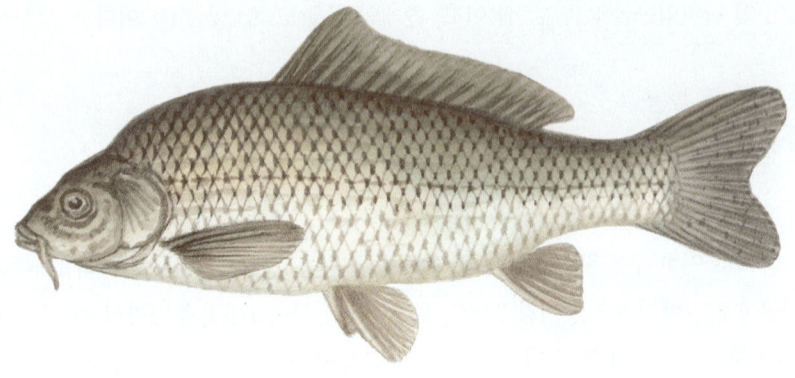

1) 학명 및 명칭

잉어는 학명이 *Cyprinus carpio carpio*이고, 영명이 common carp이며, 일명이 koi이다.

잉어는 우리나라에서 지방에 따라 따끄미, 선물치, 발갱이, 골배기, 멍짜, 주리기, 주럭이 및 닝어 등으로 달리 불리고 있다.

〈표 25-1〉 잉어의 학명 및 각국 명칭

학명	현재	*Cyprinus carpio carpio*(Linnaeus, 1758)
	이전	*Cyprinus carpiocommunis*(Linnaeus, 1758) *Cyprinus carpio*(Linnaeus, 1758)
명칭	영명	Common carp(FAO)
	일명	Koi
	방언	따끄미, 선물치, 발갱이, 골배기, 멍짜, 주리기, 주럭이, 닝어

25. 잉어

2) 분류

잉어는 경골어(ray-finned fish)강 - 잉어(carps)목 - 잉어(minnows or carps)과로 분류된다.

〈표 25-2〉 잉어의 분류

강	목	과
경골어(ray-finned fish)	잉어(carps)	잉어(minnows or carps)

3) 형태

잉어의 체형은 긴 타원형으로 좌우로 조금 측편하며 입은 주둥이의 경우 아래로 열리며 입가에 두 쌍의 수염을 가진 점으로 붕어와 구분된다.

잉어의 체색은 황갈색을 띠며 각 비늘의 앞쪽 기부는 검은색을 띤다.

성어의 전장은 1 m 전후이다.

4) 생태

잉어는 강이나 호수, 댐, 연못의 연질 저층 또는 수초가 무성한 곳에 살고, 환경적응성이 뛰어나 추위, 알칼리성 수질, 질병에도 잘 견디며, 빨리 성장하여 중요한 양식어종이다.

잉어의 MPDT는 1.4~4.4년으로 자원 회복력은 보통이다.

5) 분포

잉어는 수온이 3~35℃인 온대(60°N~40°N) 지역의 하천에 분포하며, 우리나라 전역을 비롯하여 남미나 호주 등을 제외한 나머지 지역에 널리 분포한다.

6) IUCN Red List (※12p 주석 참고)

잉어는 야생에서 위기에 처할 가능성이 높다(VU, A2ce).

<표 25-3> 잉어의 개략적 형태, 생태 및 분포

형태	전장	성어는 1 m 전후
	체중	–
	체색	· 체색은 황갈색 · 비늘의 앞쪽 기부는 검은색
	체형	· 체형은 긴 타원형으로 좌우로 조금 측편 · 주둥이는 아래로 열리며 입가에 두 쌍의 수염
생태	서식	· 강, 호수, 댐, 연못의 연질 저층 또는 수초가 무성한 곳 · 환경적응성이 뛰어나고, 추위, 알칼리성 수질 및 질병에도 잘 견딤
	먹이	잡식성
	산란	–
분포		남미나 호주 등을 제외한 지역, 우리나라 전역

7) 식품성분

(1) 열량 및 일반성분 함량

잉어 육 100 g당 일반성분 조성은 수분이 76.2 g, 단백질이 18.1 g, 지방이 4.3 g, 탄수화물이 0.2 g, 회분이 1.2 g으로, 수분을 제외한다면 잉어는 단백질을 주성분으로 하는 어류이다.

잉어 육 100 g을 섭취하는 경우의 열량은 117 kcal이다.

잉어 육 100 g당 단백질 및 지질 함량은 일반 어류 단백질 표준량(20±2 g) 및 어류 지질 표준량(3±2 g)의 범위이다.

25. 잉어

〈표 25-4〉 잉어의 열량 및 일반성분 함량

(어육 100 g당)

열량	일반성분 함량				
	수분	단백질	지방	회분	탄수화물
117 kcal	76.2 g	18.1 g	4.3 g	1.2 g	0.2 g

(2) 아미노산 함량

잉어 육 100 g당 단백질을 구성하고 있는 아미노산 함량은 유리아미노산으로 존재 시 맛에 지대한 역할을 하는 글루탐산이 2,910 mg(14.9%)으로 가장 많다. 글루탐산 이외에 주된 아미노산으로는 아스파르트산(1,912 mg, 9.8%), 리신(1,879 mg, 9.6%) 등이다. 그리고 우리나라를 위시한 동양권 국가에서 주식으로 하는 곡류의 제한 아미노산인 리신과 트레오닌은 잉어 육 100 g당 함량이 각각 1,879 mg(9.6%), 797 mg(4.1%)으로 함유되어 있어 영양균형적인 면에서 상당히

〈표 25-5〉 잉어의 아미노산 함량

(어육 100 g당)

아미노산	함량	조성	아미노산	함량	조성
이소류신	962 mg	4.9%	히스티딘	405 mg	2.1%
류신	1,674 mg	8.6%	아르기닌	1,472 mg	7.5%
리신	1,879 mg	9.6%	알라닌	1,199 mg	6.1%
메티오닌	748 mg	3.8%	아스파르트산	1,912 mg	9.8%
시스틴	241 mg	1.2%	글루탐산	2,910 mg	14.9%
페닐알라닌	861 mg	4.4%	글리신	883 mg	4.5%
타이로신	750 mg	3.8%	프롤린	625 mg	3.2%
트레오닌	797 mg	4.1%	세린	639 mg	3.3%
트립토판	212 mg	1.1%	타우린	285 mg	1.5%
발린	1,056 mg	5.4%	합계	19.5 g	99.8%

25. 잉어

의미가 있다.

혈압 조절작용, 동맥경화 예방, 암시야 능력의 저하 방지 및 인슐린 분비 촉진 등에 의한 당뇨병 치료 등과 같은 건강 기능성이 인정되는 타우린이 잉어 육 100 g당 285 mg(0.5%) 함유되어 있는데, 이는 연체류(갑오징어: 791 mg, 낙지: 854 mg) 및 갑각류(꽃게: 711 mg, 보리새우: 611 mg)보다는 낮고, 일반 어류(대구: 177 mg, 가다랑어: 299 mg, 전갱이: 132 mg)와는 유사한 함량이다.

(3) 무기질 함량

잉어 육 100 g당 무기질 함량은 뼈대의 주요 구성성분인 칼슘과 인이 각각 40 mg, 130 mg, 헤모글로빈을 구성하여 체내 산소 운반 및 산화적 에너지 대사에 주로 관여하는 철이 1.2 mg, 산과 염기의 평형 및 세포막 전위의 조절 등에 관여하는 나트륨이 47 mg, 세포 내외의 전위에 영향을 미치면서 세포 내 이온강도 조절에 관여하고 체내 나트륨 배출에 기여하는 칼륨이 374 mg, 면역 기능을 하면서 성호르몬 생성에 관여하는 아연이 1.1 mg 등으로 이루어져 있다.

한국영양학회에서는 2010년 한국인 성인 남자(칼슘, 인 및 철은 19~49세, 아연은 19~29세)의 1일 무기질 권장량을 칼슘과 인의 경우 각각 750 mg과 700 mg, 철과 아연은 모두 10 mg으로 정하고 있다. 이로 미루어 볼 때 잉어 육 100 g을 식용하면 성인 남자의 1일 무기질 권장량 기준에 있어 칼슘은 5.3%를, 인은 18.6%를, 철은 12.0%를, 아연은 11.0%를 섭취하는 효과가 있다.

무기질 면에서 잉어는 다른 어류와 유사한 정도로 함유되어 있고, 담수어인 관계로 해수어에 비하여 나트륨의 함량이 상당히 낮다.

〈표 25-6〉 잉어의 무기질 함량 (어육 100 g당)

무기질 함량							
칼슘	인	철	나트륨	칼륨	아연	셀레늄
40 mg	130 mg	1.2 mg	47 mg	374 mg	1.1 mg	13 μg

(4) 비타민 함량

잉어 육 100 g당 비타민 함량은 비타민 A가 10 RE, 비타민 B_1이 0.38 mg, 비타민 B_2가 0.11 mg, 비타민 B_6가 0.19 mg, 니아신이 4.4 mg, 비타민 C가 1.0 mg, 엽산이 15 μg, 비타민 E가 1.40 mg 함유되어 있다.

비타민 함량 면에서 잉어는 다른 어류에 비하여 비타민 B_1, 비타민 D, 비타민 E 및 엽산의 함량이 많아, 자양식품으로 인정된다.

〈표 25-7〉 잉어의 비타민 함량 (어육 100 g당)

비타민 함량									
비타민 A	레티놀	β-카로틴	비타민 B_1	비타민 B_2	비타민 B_6	니아신	비타민 C	엽산	비타민 E
10 RE	10 μg	–	0.38 mg	0.11 mg	0.19 mg	4.4 mg	1.0 mg	15 μg	1.4 mg

(5) 이용

잉어는 찜으로 많이 애용되고 있으며, 우리나라에서는 예로부터 보양식으로 애용되고 있는 어종 중의 하나이다.

8) 약용 위해성, 약용부위, 약성 및 약용 효능

(1) 약용 위해성, 약용부위 및 약성

잉어는 기생충 감염이 심하여, 이식을 하면 그곳 생태계도 전염시킬 위험성이 크고, 날로 먹어도 기생충에 감염될 수 있다. 또한 잉어과 어류의 담즙에는 독성이 있으므로 이를 먹은 경우에 중독을 일으키기도 한다. 그래서 강력한 유해 생물로 취급하기도 한다.

잉어의 약용부위는 근육, 쓸개 및 혈액이고, 약성의 경우 무독성 근육은 감(甘), 평(平), 하수기(下水氣) 및 이뇨소종(利尿消腫)이고, 유독성 쓸개는 고(苦), 한(寒), 청열(淸熱), 소염(消炎) 및 명목(明目)이다.

25. 잉어

(2) 약용 효능
중국에서는 한방약 소재로 사용한다.

① 문맥, 정맥 및 간의 악화
문맥, 정맥 및 간의 악화를 치료하기 위하여 중국 동북지방에서는 팥(31.2g)을 삶고 여기에 잉어(500g)를 넣어 익힌 다음 기름, 소금, 식초를 넣지 않고 아침 식사로 1회 먹는다. 심한 환자는 1일 2회 복용하고, 증세가 가벼우면 잉어의 양을 줄여도 효험을 볼 수 있다.

그 일례로 중국 하얼빈(哈爾濱)의 한 병원에서는 이렇게 처방하면서 7개월에 걸쳐 치료하였더니 환자의 소변량(특히 밤 소변)이 늘었고, 부기도 빠졌으며 복수도 차지 않았다고 보고한 바 있다.

② 부기
일반인의 부기 예방을 위하여 중국 강서성에서는 잉어 1마리의 배를 갈라 내장을 떼어내고 잘 씻은 다음에 마늘 5개를 배에 채워서 끓여 먹거나 1/2컵 분량의 팥과 잉어를 함께 졸여서 소금을 넣지 않고 먹는다.

임산부의 부기 예방을 위하여 중국 강서성에서는 잉어 1마리에 팥 123.8g, 진피 6.2g, 마늘 1개를 함께 넣고 졸여서 먹는다.

③ 산후 모유부족 및 전신성 허약
산후 모유부족 및 전신성 허약을 개선하기 위하여 중국 광동성에서는 잉어 124g에 파파야 250g을 달여서 먹고, 광서성에서는 잉어 1마리를 부드러워질 때까지 불에 구워서 가루를 만든 다음 식사 전에 술과 함께 1회 6.2g, 1일 2회 식용한다.

④ 부인 월경불순, 요통, 현기증, 동요 및 식욕감퇴
부인 월경불순, 요통, 현기증, 동요 및 식욕감퇴를 개선하기 위하여 중국 광동성에서는 잉어 1마리, 당귀 9.3g, 팥 3.1g, 생강 3조각의 분량에 소주를 적당히 붓고 졸여서 식용한다.

25. 잉어

⑤ 부인 월경과다

부인 월경과다의 치료를 위하여 중국 동북지방에서는 살아 있는 잉어를 소흥주(찹쌀을 발효시켜 만든 중국 사오닝 지방의 특산주)로 자숙해서 식용한다.

이 밖에 잉어 지느러미를 말려서 가루로 만들어 1일 6.2 g씩 소흥주와 함께 식용하기도 한다.

⑥ 기침 및 천식

기침 및 천식의 치료를 위하여 중국 동북지방에서는 비늘을 제거한 잉어(1마리)에 진흙을 발라 불에 굽고, 단단한 가시를 발라낸 후 가루로 만들어 찹쌀과 함께 끓인 죽을 공복 시에 1일 1회씩 식용한다.

⑦ 급성 또는 만성 중이염

급성 또는 만성 중이염의 치료에는 환자의 귀에서 고름을 빼내고 잘 닦은 다음 신선한 잉어의 담즙을 떨어뜨리고 솜으로 귀를 막아 1일 1회 치료하면 효험이 있다.

⑧ 눈의 발적, 통증 및 부기

눈의 발적, 통증 및 부기의 치료에는 잉어 쓸개 5개와 황련 분말 1.6 g, 소량의 벌꿀을 혼합해 병에 채우고, 이것을 밥솥에서 자숙할 때까지 찐 다음 1일 5~7회 눈에 떨어뜨리면 효험이 있다.

⑨ 구안괘사(口眼喎斜)

구안괘사(口眼喎斜; 입과 눈이 한쪽으로 틀어지는 증상, 얼굴 신경마비 증상)의 치료를 위하여 중국 동북지방에서는 잉어의 신선한 혈액에 백설탕을 섞어 균질화한 다음 좌측이 돌아갔을 경우에는 우측에다, 우측이 돌아갔을 경우에는 좌측에다 바르는데, 효험이 있다.

⑩ 각기(脚氣), 종기통 및 보행곤란

각기(脚氣), 종기통 및 보행곤란의 치료를 위하여 중국 광서성에서는 잉어 1마

25. 잉어

리, 마늘 2개, 팥 62.4 g, 진피 3.12 g, 생강 3.12 g에 물을 붓고 졸여서 식용한다.

⑪ 강정식품

잉어탕을 먹으면 남자는 정력이 강해지고, 정자의 수가 늘어난다고 한다. 이는 정자의 구성성분으로 가장 많은 아미노산이 아르기닌과 히스티딘인데, 잉어에 아르기닌, 히스티딘 및 리신이 풍부하게 함유되어 있기 때문이다.

⑫ 자양식품

잉어는 비타민 B_1을 다량 함유하고 있어 당질 대사를 돕고, 체력회복, 입덧 및 출산 후의 빈혈 방지 등에 아주 효과가 좋다.

(3) 약제

약제 원료로는 잉어나 검은 잉어, 대형과 소형 보구치 등의 담수어나 해산어의 쓸개, 뼈, 난소, 정소가 담즙색소 칼슘염, 담즙산염, 설사 방지제 및 소화제, 난 인지질과 뇌 인지질, DNA 및 뇌하수체 호르몬의 제조를 위한 원료로 사용된다.

① 담즙색소 칼슘염

어류 담즙에서 담즙색소 칼슘염을 추출하여 인공 우황의 원료로 사용한다.

② 담즙산염

담즙 50 kg에서 담즙산 1.5 kg을 추출할 수 있고, 항생물질이나 미생물학 연구에 필요한 배지로 쓰이기도 한다.

담즙산염은 지질분해효소가 들어 있는 췌장액이 잘 분비되도록 촉진하는 작용이 있으므로 약으로 사용되고, 더욱이 만성변비, 담즙결핍, 설사병 치료에도 사용된다.

한편, 담즙산염은 장내에서 지용성 비타민이 잘 흡수되도록 하기 때문에 이들 비타민과 함께 먹으면 약리효과가 상승된다.

담즙산염으로 데히드로담즙산 정제를 만들어 담즙산나트륨과 함께 먹으면

25. 잉어

담낭염이나 담결석을 치료하는 데에도 효과적이다. 1회당 데히드로담즙산정 0.25 g, 담즙산나트륨정 0.2 g을 하루에 3~4회 먹는다.

③ 설사방지제(지사제) 및 소화제

설사 소화불량의 치료에는 뼈만 고온(1,000℃ 이상)에서 바싹 태운 후 가루를 만들어 식용하면 효험이 있다.

④ 난 인지질과 뇌 인지질

대개 담수어의 알에는 인지질 함량이 많아 100 kg의 잉어 알(습중량 350 kg)에 난 인지질 4.25 kg, 뇌 인지질 4 kg, 콜레스테롤 1 kg이 얻어진다. 난 인지질에는 글리세린, 고급 지방산, 인산, 담즙 콜린이 들어 있다. 담즙 콜린은 분해 생성물인데, 간 중 지방대사를 촉진시켜 간에 지방이 지나치게 축적되는 것을 막으며, 간염 등의 증세를 개선하는 효과가 있다.

중국 닝보시(寧波市)의 병원에서 실시한 임상보고에 따르면, 3일간 매일 인 함량이 3%인 뇌 인지질 3~10 g을 공급하면서 다른 종류의 한방약과 서양의학을 병행하였더니 전염성 간염을 치료하였다고 보고한 바 있다.

뇌 인지질은 보조영양제로 기능을 하고, 젖먹이의 습진을 치료하는 데도 사용된다.

⑤ DNA

신선한 잉어의 정소에 추출할 수 있는 DNA 수량은 5.9~16 mg/g이며, 순도는 88~91%였다.

⑥ 뇌하수체 호르몬

잉어 뇌하수체 추출물에는 당단백질 타입의 성장 촉진인자가 들어 있다. 이것은 개구리에게는 정자 형성 촉진작용이 있지만 포유류에게는 효과가 없다. 잉어나 붕어의 뇌하수체는 어류를 양식하는 데 인공번식 시 생식선 성숙 촉진작용 호르몬으로 이용된다.

25. 잉어

〈표 25-8〉 잉어의 약용 효능 및 약제

위해성	· 기생충 감염이 심함 · 담즙에 독성
약용부위	근육, 쓸개, 혈액
약성	· 근육은 감(甘), 평(平), 하수기(下水氣), 이뇨소종(利尿消腫) · 쓸개는 고(苦), 한(寒), 청열(淸熱), 소염(消炎), 명목(明目)
효능	· 문맥, 정맥, 간 악화 · 부기 · 산후 모유부족, 전신성 허약 · 부인 월경불순, 요통, 현기증, 동요, 식욕감퇴 · 부인 월경과다 · 기침, 천식 · 급성 또는 만성 중이염 · 눈의 발적, 통증, 부기 · 구안괘사 · 각기(脚氣), 종기통, 보행곤란 · 녹내장, 백내장
약제	· 담즙색소칼슘염 · 담즙산염 · 설사 방지제 및 소화제 · 난 인지질과 뇌 인지질 · DNA · 뇌하수체 호르몬

26. 붕어 *Carassius auratus auratus*(Linnaeus, 1758)

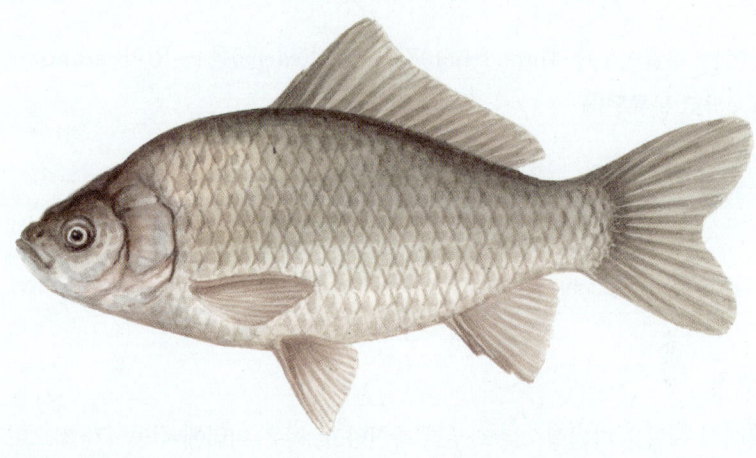

1) 학명 및 명칭

붕어는 학명이 *Carassius auratus auratus*이고, 영명이 goldfish이며, 일명이 funa이다.

붕어는 우리나라에서 지방에 따라 참붕어, 송애, 부어, 호박씨붕어, 쌀붕어, 감잎, 방잎, 뻠치, 호송어, 떡붕어, 희나리배기, 땅붕어, 휘라미 및 송어로 달리 불리기도 한다.

〈표 26-1〉 붕어의 학명 및 각국 명칭

학명	현재	*Carassius auratus auratus*(Linnaeus, 1758)
	이전	*Carassius carassius auratus*(Linnaeus, 1758) *Cyprinus auratus*(Linnaeus, 1758) *Carassius auratus*(Linnaeus, 1758)
명칭	영명	Goldfish(FAO)
	일명	Funa
	방언	참붕어, 송애, 부어, 호박씨붕어, 쌀붕어, 감잎, 방잎, 뻠치, 호송어, 떡붕어, 희나리배기, 땅붕어, 휘라미, 송어

26. 붕어

2) 분류

붕어는 경골어(ray-finned fish)강 - 잉어(carps)목 - 잉어(minnows or carps)과로 분류된다.

〈표 26-2〉 붕어의 분류

강	목	과
경골어(ray-finned fish)	잉어(carps)	잉어(minnows or carps)

3) 형태

붕어의 체형은 타원형으로 좌우로 측편하고, 작은 머리에 주둥이가 짧으며 입 가에는 수염이 없어 잉어와 구분된다. 그리고 붕어는 아가미 뒤에서 꼬리자루에 이르기까지 한 줄의 옆줄이 있다.

붕어의 체색은 황갈색, 녹갈색 등 서식 환경에 따라 다양하며 측선은 완전하다.

붕어의 성어는 20 cm 전후가 흔하지만 서식지역에 따라 40~60 cm 범위에 이르는 개체도 확인되고 있다.

4) 생태

붕어는 환경에 적응하는 힘이 강해 다른 어류가 살 수 없는 나쁜 환경에서도 살며 증식도 한다.

붕어는 잡식성이며, 수초나 어린잎, 어린 싹, 유기물과 사상조류를 주로 먹는데, 이 밖에 원생동물, 윤충, 지각류, 요각류, 수생곤충, 소형 연체동물, 새우 등을 먹기도 한다.

붕어는 1년생 어류(전장 9 cm 이상)는 생식선이 성숙되고, 산란기는 4~7월이다. 산란장은 주로 호숫가나 강가의 수초가 많은 얕은 지역이지만, 연못처럼 정지된 수역에서 산란하며, 알을 여러 번에 걸쳐 나누어 낳는다. 수정란은 점성란이어서 수초에 부착하여 있다가 부화한다. 자연계에서는 수컷보다 암컷이 더

26. 붕어

많은데 비율은 1:4 정도이다. 친어의 포란 수는 연령과 크기가 커지면서 함께 커진다.

5) 분포

붕어는 수온이 0~41℃인 온대(53°N~22°N) 지역의 하천에 분포하며, 우리나라 전역과 일본, 대만, 중국, 시베리아 및 유럽 담수역에 널리 분포하고 어획량도 많아 경제적인 가치가 높다.

〈표 26-3〉 붕어의 개략적 형태, 생태 및 분포

형태	전장	성어는 20 cm 전후가 일반적이나, 서식지역에 따라 40~60 cm에 이르는 개체도 있음
	체중	–
	체색	황갈색, 녹갈색 등으로 서식 환경에 따라 다양
	체형	· 체형은 타원형이고 좌우로 측편 · 머리는 작고 주둥이가 짧으며 입가에는 수염이 없음 · 아가미 뒤에서 꼬리자루에 이르기까지 한 줄의 옆줄이 발달
생태	서식	· 강이나 호수, 댐, 연못의 연질 저층 또는 수초가 무성한 곳 · 환경 적응성이 뛰어나고, 추위, 수질 및 질병에도 잘 견딤
	먹이	수초나 어린잎, 어린싹, 유기물과 사상조류, 원생동물, 윤충, 지각류, 요각류, 수생곤충, 소형 연체동물, 새우
	산란	· 산란어류는 1년생 이상 어류(전장 9 cm 이상) · 산란기는 4~7월 · 산란장은 주로 호숫가나 강가의 수초가 많은 얕은 지역이지만, 연못처럼 정지된 수역도 가능 · 산란 횟수는 여러 번에 걸쳐 실시 · 포란 수는 연령과 크기가 커지면서 함께 커짐 · 개체 수는 수컷과 암컷이 1:4
분포		우리나라 전역, 일본, 대만, 중국, 시베리아, 유럽의 담수역

26. 붕어

6) IUCN Red List (※12p 주석 참고)

붕어는 해당되지 않는다(NE).

7) 식품성분

(1) 열량 및 일반성분 함량

붕어 육 100 g당 일반성분 조성은 수분이 77.1 g 단백질이 19.6 g, 지방이 1.7 g, 탄수화물이 0.2 g, 회분이 1.4 g으로, 수분을 제외한다면 붕어는 단백질을 주성분으로 하는 어류이다.

붕어 육 100 g을 섭취하는 경우의 열량은 100 kcal이다.

붕어 육 100 g당 단백질 및 지질 함량은 일반 어류 단백질 표준량(20±2 g) 및 어류 지질 표준량(3±2 g)의 범위이다.

〈표 26-4〉 붕어의 열량 및 일반성분 함량 (어육 100 g당)

열량	일반성분 함량				
	수분	단백질	지방	회분	탄수화물
100 kcal	77.1 g	19.6 g	1.7 g	1.4 g	0.2 g

(2) 아미노산 함량

붕어 육 100 g당 단백질을 구성하고 있는 아미노산 함량은 유리아미노산으로 존재 시 맛에 지대한 역할을 하는 글루탐산이 2,705 mg(15.7%)으로 가장 많다. 글루탐산 이외에 주된 아미노산은 리신(1,747 mg, 10.1%) 및 아스파르트산(1,715 mg, 10.0%) 등이다.

한편, 우리나라를 위시한 동양권 국가에서 주식으로 하는 곡류의 제한 아미노산인 리신과 트레오닌이 붕어 육 100 g당 각각 1,747 mg(10.1%), 701 mg(4.1%)으로 함유되어 있어 붕어를 부식으로 섭취하는 경우 영양균형적인 면에서 상당

26. 붕어

히 의미가 있다.

혈압 조절작용, 동맥경화 예방, 암시야 능력의 저하 방지 및 인슐린 분비 촉진 등에 의한 당뇨병 치료 등과 같은 건강 기능성이 인정되는 타우린이 붕어 육 100 g당 105 mg(0.6%) 함유되어 있어 연체류(갑오징어: 791 mg, 낙지: 854 mg) 및 갑각류(꽃게: 711 mg, 보리새우: 611 mg)는 물론이고, 일반 어류(대구: 177 mg, 가다랑어: 299 mg, 전갱이: 132 mg)에 비하여도 낮은 양이므로, 붕어 섭취로 타우린에 의한 건강 기능효과를 기대하기는 어렵다.

〈표 26-5〉 붕어의 아미노산 함량 (어육 100 g당)

아미노산	함량	조성	아미노산	함량	조성
이소류신	830 mg	4.8%	히스티딘	381 mg	2.2%
류신	1,469 mg	8.5%	아르기닌	1,283 mg	7.5%
리신	1,747 mg	10.1%	알라닌	1,030 mg	6.0%
메티오닌	633 mg	3.7%	아스파르트산	1,715 mg	10.0%
시스틴	192 mg	1.1%	글루탐산	2,705 mg	15.7%
페닐알라닌	781 mg	4.5%	글리신	814 mg	4.7%
타이로신	637 mg	3.7%	프롤린	549 mg	3.2%
트레오닌	701 mg	4.1%	세린	550 mg	3.2%
트립토판	175 mg	1.0%	타우린	105 mg	0.6%
발린	921 mg	5.3%	합계	17.2 g	99.9%

(3) 지방산 조성

붕어의 주요 구성 지방산은 포화지방산인 16:0, 일가불포화지방산인 16:1 및 18:1 등이고, 다가불포화지방산에는 주요 구성 지방산이 존재하지 않는다. 붕어의 지질을 구성하는 지방산은 포화산(28.5%)에 대하여 다가불포화산(26.7%)의

26. 붕어

조성비가 0.94로 일본 후생성에서 주장하고 있는 건강 기능성 지질의 조건으로 제시한 조성비(1.0~1.5)의 범위보다 약간 낮다.

성인병 예방 및 뇌학습 발달 등과 같은 생리적 기능이 있는 다가불포화지방산의 대표적 구성성분인 EPA(20:5, 5.8%) 및 DHA(22:6, 4.7%) 등의 조성비가 일반 해수어류에 비하여 다소 낮지만 붕어 섭취에 의한 이들 EPA 및 DHA의 건강 기능효과는 무시할 수 없다.

〈표 26-6〉 붕어의 지방산 조성   (면적 %)

포화지방산	조성	일가불포화지방산	조성	다가불포화지방산	조성
14:0	3.5%	16:1	13.7%	18:2	5.3%
16:0	16.3%	18:1	19.0%	18:3	0.4%
18:0	4.0%	20:1	7.4%	20:4	3.0%
기타	4.7%	22:1	0.9%	20:5	5.8%
		기타	3.8%	22:5	1.9%
				기타	5.6%
합계	28.5%	합계	44.8%	합계	26.7%

(4) 무기질 함량

붕어 육 100 g당 무기질 함량은 뼈대의 주요 구성성분인 칼슘과 인이 각각 79 mg, 180 mg, 헤모글로빈을 구성하여 체내 산소 운반 및 산화적 에너지 대사에 주로 관여하는 철이 1.8 mg, 산과 염기의 평형 및 세포막 전위의 조절 등에 관여하는 나트륨이 35 mg, 세포 내외의 전위에 영향을 미치면서 세포 내 이온강도 조절에 관여하고, 체내 나트륨 배출에 기여하는 칼륨이 414 mg, 면역 기능을 하면서 성호르몬 생성에 관여하는 아연이 3.8 mg 등으로 이루어져 있다.

한국영양학회에서는 2010년 한국인 성인 남자(칼슘, 인 및 철은 19~49세,

26. 붕어

아연은 19~29세)의 1일 무기질 권장량을 칼슘과 인의 경우 각각 750 mg과 700 mg, 철과 아연은 모두 10 mg으로 정하고 있다. 이로 미루어 볼 때 붕어 육 100 g을 식용하면 성인 남자의 1일 무기질 권장량 기준에 있어 칼슘은 10.5%를, 인은 25.7%를, 철은 18.0%를, 아연은 38.0%를 섭취하는 효과가 있다.

무기질 면에서 붕어는 다른 어류에 비하여 아연의 함량이 높아, 아연의 건강기능성(면역 기능을 하면서 성호르몬 생성에 관여)이 기대되며, 담수어인 관계로 해수어에 비하여 나트륨의 함량은 상당히 낮다.

〈표 26-7〉 붕어의 무기질 함량 (어육 100 g당)

무기질 함량						
칼슘	인	철	나트륨	칼륨	아연	셀레늄
79 mg	180 mg	1.8 mg	35 mg	414 mg	3.8 mg	–

(5) 비타민 함량

붕어 육 100 g당 비타민 함량은 비타민 A가 15 RE, 비타민 B_1이 0.38 mg, 비타민 B_2가 0.12 mg, 비타민 B_6가 0.19 mg, 니아신이 2.8 mg, 비타민 C가 2.0 mg, 엽산이 15 µg, 비타민 E가 0.8 mg 함유되어 있다.

비타민 함량 면에서 붕어는 다른 어류에 비하여 비타민 B_1과 엽산의 함량이 많아, 붕어를 섭취하는 경우 이들 비타민의 기능이 기대된다.

〈표 26-8〉 붕어의 비타민 함량 (어육 100 g당)

비타민 함량									
비타민 A	레티놀	β-카로틴	비타민 B_1	비타민 B_2	비타민 B_6	니아신	비타민 C	엽산	비타민 E
15 RE	15 µg	–	0.38 mg	0.12 mg	0.19 mg	2.8 mg	2.0 mg	15 µg	0.8 mg

26. 붕어

(6) 이용

붕어는 붕어즙, 붕어구이, 붕어죽, 붕어매운탕, 붕어찌개, 붕어찜 및 붕어탕의 소재로 많이 애용되고 있으며, 우리나라에서는 예로부터 보양식으로 애용되고 있는 어종 중의 하나이다.

8) 약용 위해성, 약용부위, 약성 및 약용 효능

(1) 약용 위해성, 약용부위 및 약성

붕어는 기생충 감염이 심하여 이식을 하면 그곳 생태계도 전염시킬 위험성이 크고, 날로 먹어도 기생충에 감염될 수 있다. 또한 잉어과 어류의 담즙에는 독성이 있으므로 이를 먹은 경우에 중독을 일으키기도 한다.

붕어의 약용부위는 전어체이고, 약성의 경우 근육은 감(甘), 온(溫), 화중개위(和中開胃) 및 행수소종(行水消腫)이고, 알은 조중보기(調中補氣)이다.

(2) 약용 효능

중국에서는 한방약 소재로 사용한다.

① 비장과 위장 허약, 식욕부진

비장과 위장 허약, 식욕부진의 개선을 위하여 중국 동북지방에서는 붕어 1마리에서 내장과 비늘을 떼어내고 잘 씻은 다음에 자관(紫蔻)가루 6.2 g을 비롯하여 진피, 생강, 후추 등을 배에 채우고 자숙하여 식용한다.

② 부종과 복수로 인한 팽만

부종과 복수로 인한 팽만을 치료하기 위하여 중국에서는 4가지의 방법을 사용한다.

동부지방에서는 내장과 비늘을 제거한 붕어 1마리에 사인 6.2 g, 감초 3.1 g을 배에 넣고 잘 묶은 다음 쪄서 부식 대신에 식용하되 소금과 간장은 20일간 먹지

26. 붕어

않는다.

중국 광서성에서는 내장과 비늘을 제거한 붕어 1마리와 동과(冬瓜) 껍질 62.4 g을 함께 쪄서 식용한다.

비늘은 그냥 둔 채로 내장을 제거한 붕어 3마리의 배에 상륙(商陸)과 팥을 채워 꿰매고는 물 3 L를 가하여 증자한 후 어체는 버리고, 팥은 먹고 국물은 마시되 2일에 1회 복용하기도 한다.

또 붕어를 서홍시앙(西紅柿秧)과 같이 달여서 먹거나 찻잎을 달인 물에 신선한 붕어를 넣어 졸여 먹기도 한다.

③ 위장장애, 구토 및 복통

위장장애, 구토 및 복통을 치료하기 위하여 중국 사천성에서는 붕어 1마리를 사인(砂仁), 고인(叩仁), 생강, 후추와 함께 찐 다음 국물을 음용한다.

또 중국 광서성에서는 붕어 1마리에서 내장과 비늘, 뼈를 발라낸 다음에 근육을 다져서 가늘고 길게 썬 생강과 함께 먹거나 고량주(수수를 발효시켜 만든 중국 북부 지방의 특산주)와 함께 먹는다.

④ 초기 유방암

초기 유방암의 치료를 위하여 중국 소주에서는 어린 붕어 1마리를 거르지 않은 술과 함께 다져 환부에 붙이되, 매일 갈아 붙인다.

⑤ 모유 분비 불량

모유 분비 불량을 치료하기 위하여 중국 상해시에서는 붕어 1마리에 동충하초(冬蟲夏草) 9.3 g, 누호(漏芦) 15.5 g을 넣고 찐다. 고기는 먹고 국물을 달여서 마시거나 붕어 1~2마리를 뜨거운 기름으로 살짝 볶고 생강을 넣은 다음 소금간을 하여 먹는다.

⑥ 유창(乳瘡)

유창을 치료하기 위하여 중국 광서성에서는 붕어 2마리와 생민들레 6.2 g으로

26. 붕어

함께 달여서 음용한다.

이 밖에 생민들레를 잘게 다져서 환부에 붙이기도 한다.

⑦ 치창(痔瘡)

치창을 치료하기 위하여 중국 광서성에서는 붕어 1마리와 부추 124.8 g으로 함께 졸여서 먹는다.

⑧ 마진(痲疹)

마진을 치료하기 위하여 중국 광서성에서는 마진이 나타난 다음에 해열을 할 때 붕어 2마리와 두부 250 g을 함께 졸여서 국물을 음용한다.

⑨ 치통

붕어를 불에 굽고, 이를 가루로 만들어 환부에 바른다.

⑩ 폐결핵

폐결핵(기침을 하면 가슴이 아프거나, 담이 진한 색을 띠거나, 악취가 나는 경우)을 치료하기 위하여 중국 광서성에서는 내장을 제거한 큰 붕어 1마리의 복부에 은행을 채우고 마(麻)로 만든 실로 꿰맨 다음 밥 위에 올려 쪄서 식용한다.

⑪ 이하선염

이하선염의 치료를 위하여 붕어 1마리, 구기자 잎(줄기와 함께 사용) 500 g, 진피 3.1 g, 생강 2조각을 넣고 물을 붓고 달여서 1일 2회 먹는다.

⑫ 종양

종양의 치료를 위하여 큰 붕어의 담즙을 환부에 바른다. 통증이 심하면 파초(芭蕉) 뿌리를 으깨어 환부에 바른다.

26. 붕어

〈표 26-9〉 붕어의 약용 효능

위해성	· 기생충 감염이 심함 · 담즙에 독성
약용부위	전어체
약성	· 근육은 감(甘), 온(溫), 화중개위(和中開胃), 행수소종(行水消腫) · 알은 조중보기(調中補氣)
효능	· 비장과 위장 허약, 식욕부진 · 부종과 복수로 인한 팽만 · 위장장애, 구토, 복통 · 초기 유방암 · 모유 분비 불량 · 유창(乳瘡) · 치창(痔瘡) · 마진(痲疹) · 치통 · 폐결핵 · 이하선염 · 종양

27. 미꾸리 *Misgurnus anguillicaudatus*(Cantor, 1842)

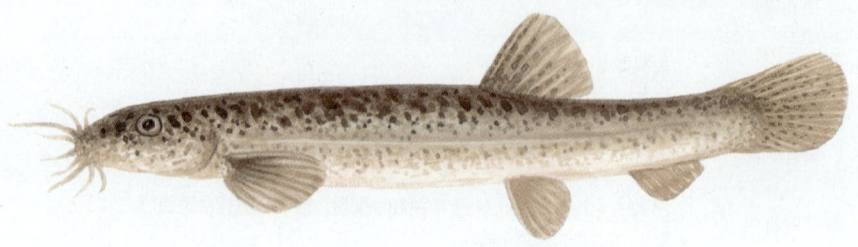

1) 학명 및 명칭

미꾸리는 학명이 *Misgurnus anguillicaudatus*이고, 영명이 oriental weatherfish 또는 pond loach이며, 일명이 dojo이다.

미꾸리는 우리나라에서 지방에 따라 진구래기, 징금치, 용구락지, 용지래기, 진구리, 미구리, 미꼬래미, 멧조리와 같이 달리 불리기도 한다.

〈표 27-1〉 미꾸리의 학명 및 각국 명칭

학명	현재	*Misgurnus anguillicaudatus*(Cantor, 1842)
	이전	*Misgurnus anguillicaudatus anguillicaudatus*(Cantor, 1842) *Misgurnus fossilis anguillicaudatus*(Cantor, 1842) *Cobitis anguillicaudata*(Cantor, 1842) *Misgurnus crossochilus*(Sauvage, 1878) *Misgurnus lividus*(Sauvage et Dabry de Thiersant, 1874) *Ussuria leptocephala*(Nikolskii, 1903) *Misgurnus mizolepis grangeri*(Nichols, 1925) *Misgurnus mohoity leopardus*(Nichols, 1925) *Misgurnus mohoity yunnan*(Nichols, 1925) *Misgurnus mizolepis punctatus*(Oshima, 1926) *Misgurnus mizolepis unicolor*(Lin, 1932) *Misgurnus mizolepis elongatus*(Kimura, 1934)
명칭	영명	Oriental weatherfish(FAO), Pond loach
	일명	Dojo
	방언	진구래기, 징금치, 용구락지, 용지래기, 진구리, 미구리, 미꼬래미, 멧조리

27. 미꾸리

2) 분류

미꾸리는 경골어(ray-finned fish)강 – 잉어(carps)목 – 미꾸리(loaches)과로 분류된다.

〈표 27-2〉 미꾸리의 분류

강	목	과
경골어(ray-finned fish)	잉어(carps)	미꾸리(loaches)

3) 형태

미꾸리의 체형은 원통형으로 가늘고 길며, 입가에는 3쌍의 수염이 발달한다.
몸은 암청갈색을 띠고, 작고 검은 점을 가진다. 유사종으로 미꾸라지가 있는데, 미꾸리는 몸이 가늘고 둥근 형인 반면, 미꾸라지는 체고가 높고 납작하다.
미꾸리의 전장은 대개 8~12 cm 정도이다.

4) 생태

미꾸리는 물 흐름이 없는 저층에 살기 좋아한다. 낮에는 펄 속에 들어가 있다가 밤이 되면 움직이기 시작한다.
미꾸리는 환경에 잘 적응하며, 아가미와 장으로 호흡을 하기 때문에 용존산소가 부족하면 물 위로 떠올라 호흡을 하고 항문을 통해 배기한다.
미꾸리는 생명력이 강하여 3급수에서도 잘 살며, 가뭄이 심하여 물이 말라도 펄 속에서 견디면서 살아남고, 겨울에는 오랫동안 동면을 한다.
미꾸리는 곤충이나 소형 갑각류, 고등식물, 조류를 먹으며 썩은 것도 먹는다.
미꾸리는 4~7월에 산란을 하여, 못 주변에 수심 30 cm 이내의 풀이 무성한 곳에 알을 낳는다. 알은 반투명하고, 지름은 1.1 mm 정도이고 풀에 붙어 있다.

27. 미꾸리

5) 분포

미꾸리는 수온이 5~26℃의 우리나라 서남부를 흐르는 하천에 널리 분포하고, 중국, 일본, 사할린, 대만에도 분포한다.

〈표 27-3〉 미꾸리의 개략적 형태, 생태 및 분포

형태	전장	성어는 8~12 cm 범위
	체중	–
	체색	암청갈색을 띠며 작고 검은 점을 가짐
	체형	· 체형은 원통형이며 가늘고 긺 · 입은 말굽 모양으로, 주둥이 끝의 아래에 열리며 입가에는 3쌍의 수염이 있음
생태	서식	· 물 흐름이 없는 저층에 살기 좋아하고, 낮에는 펄 속에 들어가 있다가 밤이 되면 움직이기 시작 · 용존산소가 부족하면 물 위로 떠올라 호흡을 하고 항문을 통해 배기 · 겨울철에 물이 말라 있는 경우에는 땅속에 구멍을 내어 들어가 있으면서 적은 양의 물로 피부를 적시며 살고, 장호흡을 하는데 다음 해 물이 차면 구멍에서 나와 생활
	먹이	곤충, 소형 갑각류, 고등식물, 조류
	산란	· 4~7월에 못 주변 수심 30 cm 이내의 풀이 무성한 곳에 산란 · 알은 반투명하고, 지름은 1.1 mm 정도이며, 풀에 붙음
분포		우리나라 서남부, 중국, 일본, 사할린, 대만

6) IUCN Red List (※12p 주석 참고)

미꾸리는 해당되지 않는다(NE).

7) 식품성분

(1) 열량 및 일반성분 함량

27. 미꾸리

미꾸리 육의 100 g당 일반성분 조성은 수분이 77.1 g, 단백질이 20.3 g, 지방이 1.0 g, 탄수화물이 0.1 g 및 회분이 1.5 g으로, 수분을 제외한다면 미꾸리는 단백질을 주성분으로 하는 어류이다.

미꾸리 육 100 g을 섭취하는 경우의 열량은 91 kcal이다.

미꾸리 육 100 g에 대한 단백질 및 지질 함량은 일반 어류 단백질 표준량(20±2 g) 및 어류 지질 표준량(3±2 g)의 범위이다.

⟨표 27-4⟩ 미꾸리의 열량 및 일반성분 함량 (어육 100 g당)

열량	일반성분 함량				
	수분	단백질	지방	회분	탄수화물
91 kcal	77.1 g	20.3 g	1.0 g	1.5 g	0.1 g

(2) 아미노산 함량

미꾸리 육 100 g에 대한 단백질을 구성하고 있는 아미노산 함량은 유리아미노산으로 존재 시 맛에 지대한 역할을 하는 글루탐산이 2,230 mg(14.2%)으로 가장 많다. 글루탐산 이외에 주된 아미노산은 아스파르트산(1,371 mg, 8.7%) 및 류신(1,342 mg, 8.5%) 등이다.

한편, 우리나라를 위시한 동양권 국가에서 주식으로 하는 곡류의 제한 아미노산인 리신과 트레오닌의 미꾸리 육 100 g당 함량은 각각 1,312 mg(8.3%) 및 661 mg(4.2%)으로, 미꾸리를 부식으로 섭취하는 경우 영양균형적인 면에서 상당히 의미가 있다.

혈압 조절작용, 동맥경화 예방, 암시야 능력의 저하 방지 및 인슐린 분비 촉진 등에 의한 당뇨병 치료 등과 같은 건강 기능성이 인정되는 타우린의 미꾸리 육 100 g당 함량은 39 mg(0.2%)에 불과한데, 이는 연체류(갑오징어: 791 mg, 낙지: 854 mg) 및 갑각류(꽃게: 711 mg, 보리새우: 611 mg)는 물론이고, 일반 어류(대구: 177 mg, 가다랑어: 299 mg, 전갱이: 132 mg)에 비하여도 낮은 양이므로, 미

27. 미꾸리

꾸리 섭취에 의한 타우린의 건강 기능효과를 기대하기는 어렵다.

〈표 27-5〉 미꾸리의 아미노산 함량 (어육 100 g당)

아미노산	함량	조성	아미노산	함량	조성
이소류신	750 mg	4.8%	히스티딘	331 mg	2.1%
류신	1,342 mg	8.5%	아르기닌	1,297 mg	8.3%
리신	1,312 mg	8.3%	알라닌	1,073 mg	6.8%
메티오닌	571 mg	3.6%	아스파르트산	1,371 mg	8.7%
시스틴	213 mg	1.4%	글루탐산	2,230 mg	14.2%
페닐알라닌	611 mg	3.9%	글리신	889 mg	5.7%
타이로신	606 mg	3.9%	프롤린	741 mg	4.7%
트레오닌	661 mg	4.2%	세린	646 mg	4.1%
트립토판	176 mg	1.1%	타우린	39 mg	0.2%
발린	854 mg	5.4%	합계	15.7 g	99.9%

(3) 지방산 조성

미꾸리의 주요 구성 지방산으로는 포화지방산인 16:0, 일가불포화지방산인 16:1 및 18:1, 다가불포화지방산인 18:2 등을 들 수 있다.

미꾸리의 지질을 구성하는 지방산은 포화산(24.9%)에 대하여 다가불포화산(28.5%)의 조성비가 1.14로 일본 후생성에서 주장하고 있는 건강 기능성 지질의 조건으로 제시한 조성비(1.0~1.5)의 범위에 있다.

성인병 예방 및 뇌학습 발달 등과 같은 생리적 기능이 있는 다가불포화지방산의 대표적 구성성분인 EPA(20:5, 3.3%) 및 DHA(22:6, 2.8%) 등의 조성비가 일반 해수어류에 비하여 다소 낮다. 하지만 미꾸리 섭취에 의한 이들 EPA 및 DHA의 건강 기능효과는 무시할 수 있는 수준은 아니다.

27. 미꾸리

〈표 27-6〉 미꾸리의 지방산 조성 (면적 %)

포화지방산	조성	일가불포화지방산	조성	다가불포화지방산	조성
14:0	1.9%	16:1	14.5%	18:2	10.3%
16:0	13.5%	18:1	18.1%	18:3	0.9%
18:0	4.6%	20:1	5.0%	20:4	5.7%
기타	4.9%	22:1	0.3%	20:5	3.3%
		기타	4.7%	22:5	2.3%
				22:6	2.8%
				기타	3.2%
합계	24.9%	합계	42.6%	합계	28.5%

(4) 무기질 함량

미꾸리 육 100 g당 무기질 함량은 뼈의 주요 구성성분인 칼슘과 인이 각각 736 mg, 437 mg, 헤모글로빈을 구성하여 체내 산소 운반 및 산화적 에너지 대사에 주로 관여하는 철이 8 mg 및 인체세포의 대사에 필수적인 희귀 미네랄 원소인 셀레늄이 41 μg 등으로 이루어져 있다.

한국영양학회에서는 2010년 한국인 성인 남자(칼슘, 인 및 철은 19~49세, 아연은 19~29세)의 1일 무기질 권장량을 칼슘과 인의 경우 각각 750 mg과 700 mg, 철과 아연은 모두 10 mg으로 정하고 있다. 이로 미루어 볼 때 미꾸리 육 100 g을 식용하면 성인 남자의 1일 무기질 권장량 기준에 있어 칼슘은 98.1%를, 인은 62.4%를, 철은 80.0%를 섭취하는 효과가 있다.

무기질 면에서 미꾸리는 다른 어류에 비하여 칼슘 및 철, 셀레늄의 함량이 높아 뼈대 구성, 효소 활성화, 체내 산소 운반 및 산화적 에너지 기능과 같은 건강 기능성이 기대된다.

27. 미꾸리

〈표 27-7〉 미꾸리의 무기질 함량   (어육 100 g당)

무기질 함량							
칼슘	인	철	나트륨	칼륨	아연	셀레늄
736 mg	437 mg	8 mg	–	–	–	41 μg

(5) 비타민 함량

미꾸리 육 100 g당 비타민 함량은 비타민 B_1이 0.1 mg, 비타민 B_2가 0.65 mg, 니아신이 7.9 mg, 비타민 C가 2.0 mg이다.

비타민 함량 면에서 미꾸리는 다른 어류에 비하여 비타민 B_2 함량이 많아, 미꾸리를 섭취하는 경우 비타민 B_2의 건강 기능성이 기대된다.

〈표 27-8〉 미꾸리의 비타민 함량   (어육 100 g당)

비타민 함량									
비타민 A	레티놀	β-카로틴	비타민 B_1	비타민 B_2	비타민 B_6	니아신	비타민 C	엽산	비타민 E
–	189 μg	–	0.1 mg	0.65 mg	–	7.9 mg	2 mg	–	–

8) 약용 위해성, 약용부위, 약성 및 약용 효능

(1) 약용 위해성, 약용부위 및 약성

미꾸리는 기생충 감염이 심하여 이식을 하면 그곳 생태계도 전염시킬 위험성이 크고, 날로 먹어도 기생충에 감염될 수 있어 약용 위해성이 있다.

미꾸리의 약용부위는 전어체 및 점액이고, 약성은 성평(性平), 미감(味甘), 조중익기(調中益氣), 해온성주(解溫腥酒)이며, 소변이 잘 나오도록 해준다. 뿐만 아니라 강장 작용이 있고 항문 수축과 이완 작용도 있다.

27. 미꾸리

(2) 약용 효능

중국에서는 한방약 소재로 사용한다.

① 간염

간염 치료를 위하여 중국 동북지방에서는 살아 있는 미꾸리를 사용한다. 미꾸리를 깨끗한 물에서 하루 정도 살려 두었다가 장 내용물이 빠지면 건조 상자에서 연해질 때까지 말린 다음(100℃가 적당함) 가루를 내고, 여기에 소량의 박하액과 교미제(矯味劑) 엑기스를 섞어 1일 3회, 1회 6.2 g씩 복용한다.

② 어린이가 자면서 식은땀 흘릴 때

어린이가 자면서 식은땀 흘리는 것에 대한 치료를 위하여 중국 광동성에서는 미꾸리를 사용한다. 미꾸리 93.6~124.4 g의 점액을 뜨거운 물로 닦고 배갈이를 하여 장 내용물을 제거한 다음, 기름에 노릇해질 때까지 볶고 물을 적당량(1.5밥그릇) 부어 절반이 되도록 졸인다. 이것을 소금으로 간을 맞추어 마시고, 건더기는 먹는다. 1개월에 1회(어린이는 나누어서 복용), 3개월 정도 계속 복용한다.

임상실험을 한 41건의 사례를 보면 복용 후에 증세가 크게 억제되었고, 37건의 사례에서는 1개월 후에도 재발하지 않았다. 이 밖에 2건의 사례에서는 복용 후 환자가 식은땀을 흘리는 횟수가 줄었고, 이런 호전반응이 1개월 이상 지속되었으며, 2건의 사례에서는 폐결핵이나 대뇌의 발육 부진에도 효과가 있었다.

③ 치창(痔瘡)

치창에 대한 치료를 위하여 중국 사천성에서는 길경(桔梗), 지유(地楡), 괴각(槐角), 가자(柯子), 밤 껍질[栗殼]을 미꾸리와 함께 약한 불로 달여서 먹는다.

④ 피부 소양

피부 소양에 대한 치료를 위하여 중국 사천성에서는 어추관[魚鰍串; 미꾸리를 국화과 식물인 마람(馬藍)으로 꿴 것], 측이근(側耳根), 민들레를 약한 불에 달여 먹는다.

27. 미꾸리

⑤ 유방암

유방암의 치료를 위하여 곱게 간 미꾸리와 흑설탕을 섞고 이것을 환부에 바르면 효험이 있다.

⑥ 타박상 및 골상

타박상 및 골상의 치료를 위하여 미꾸리 살을 발라 말린 다음에 가루를 만들고, 여기에 흑설탕과 물을 부어 갠 것을 환부에 바르면 효험이 있다.

⑦ 복수

복수에 대한 치료를 위하여 중국 동북지방에서는 달걀에 구멍을 내어 미꾸리를 집어 넣고 가열하여 구운 다음에 먹는다.

⑧ 손가락 상처

손가락 상처에 대한 치료를 위하여 중국 절강성과 복건성에서는 미꾸리 살을 갈라서 다친 곳에 붙이면 효험이 있다고 한다.

⑨ 버짐 및 페인트 중독 피부병

버짐 및 페인트 중독과 같은 피부병에 대한 치료를 위하여 미꾸리 점액을 환부에 바르면 효험이 있다고 알려져 있다.

⑩ 배뇨 곤란 및 열림(熱淋)

배뇨 곤란 및 열림에 대한 치료를 위하여 중국 사천성에서는 미꾸리에 백설탕을 바른 다음 점액에 백설탕이 녹으면 점액을 끓인 후 식힌 물 1대접과 함께 먹는다.

27. 미꾸리

〈표 27-9〉 미꾸리의 약용 효능 및 약제

위해성	기생충 감염이 심함
약용부위	전어체, 점액
약성	성평(性平), 미감(味甘), 조중익기(調中益氣), 해온성주(解溫腥酒), 소변 용이, 강장 작용, 항문 수축, 이완 작용
효능	· 간염 · 어린이가 자면서 식은땀 흘릴 때 · 치창(痔瘡) · 피부 소양 · 유방암 · 타박상, 골상 · 복수 · 손가락 상처 · 버짐, 페인트 중독과 같은 피부병 · 배뇨 곤란, 열림(熱淋)

28. 메기 *Silurus asotus*(Linnaeus, 1758)

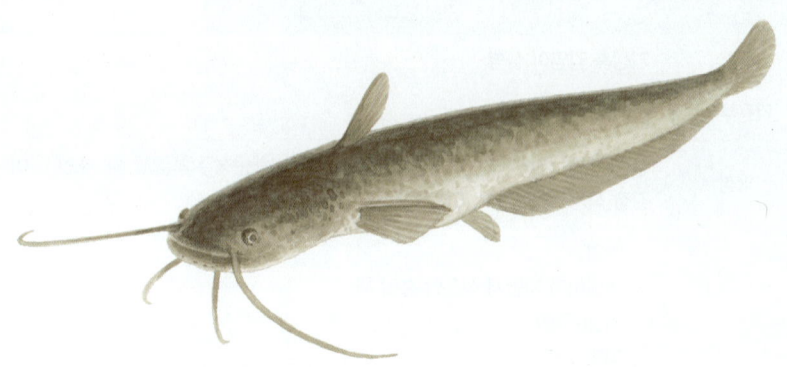

1) 학명 및 명칭

메기는 학명이 *Silurus asotus*이고, 영명이 amur catfish이며, 일명이 namazu이다.

우리나라에서는 메기를 지방에 따라 미오기, 메사귀, 메사구, 미유기 및 머억이 등으로 달리 부르기도 한다.

〈표 28-1〉 메기의 학명 및 각국 명칭

학명	현재	*Silurus asotus*(Linnaeus, 1758)
	이전	*Parasilurus asotus asotus*(Linnaeus, 1758) *Parasilurus asotus*(Linnaeus, 1758) *Silurus dahuricus*(Pallas, 1787) *Silurus punctatus*(Cantor, 1842) *Silurus japonicus*(Temminck et Schlegel, 1846) *Parasilurus japonicus*(Temminck et Schlegel, 1847) *Silurus cinereus*(Dabry de Thiersant, 1872) *Silurus bedfordi*(Regan, 1908)
명칭	영명	Amur catfish(FAO)
	일명	Namazu
	방언	미오기, 메사귀, 메사구, 미유기, 머억이

28. 메기

2) 분류

메기는 경골어(ray-finned fish)강 - 메기(catfishes)목 - 메기(sheatfishes)과로 분류된다.

〈표 28-2〉 메기의 분류

강	목	과
경골어(ray-finned fish)	메기(catfishes)	메기(sheatfishes)

3) 형태

메기의 체형은 전반부가 원통형이고 머리가 위아래로 납작하며 꼬리 쪽으로 갈수록 좌우로 측편한다. 메기의 입은 위턱이 아래턱보다 짧고, 아래턱, 위턱에 각각 1쌍의 긴 수염이 있다. 등지느러미는 매우 작으며, 가슴지느러미에는 가장자리에 톱니를 가진 가시가 있다.

메기의 몸은 검자주색, 황갈색을 띤다.

메기의 성어 전장은 50 cm 전후이다.

4) 생태

메기는 물살이 느린 곳을 좋아하며 낮에는 돌 틈이나 아래에서 지내다가 밤이 되면 먹이를 찾아서 나오는 야행성이다.

작은 동물을 잡아먹는 육식성이며, 산란기가 되면 수컷이 암컷의 배를 감아 조이면서 방란방정을 하여 알을 수초에 붙이거나 바닥에 낳는다.

메기는 경제적인 가치가 있으며 양식하기도 한다.

5) 분포

메기는 수온이 5~25℃인 온대(53°N~23°N, 95°E~143°E) 지역의 우리나라, 일

28. 메기

본, 대만의 강이나 하천, 웅덩이, 늪 등 민물수계에 널리 서식한다.

〈표 28-3〉 메기의 개략적 형태, 생태 및 분포

형태	전장	성어는 50 cm 전후
	체중	-
	체색	체색은 검자주색 또는 황갈색
	체형	· 체형의 전반부는 원통형 · 머리는 위아래로 납작 · 꼬리 쪽으로 갈수록 좌우로 측편 · 입은 위턱이 아래턱보다 짧으며, 위아래 턱에 각각 1쌍의 긴 수염이 있음 · 등지느러미는 매우 작으며, 가슴지느러미에는 가장자리에 톱니가 있는 가시가 있음
생태	서식	· 물살이 느린 곳을 좋아함 · 낮에는 돌 틈이나 아래에서 지내다가 밤이 되면 먹이를 찾는 야행성
	먹이	작은 동물
	산란	수컷이 암컷의 배를 감아 조이면서 방란방정을 하여 알을 수초에 붙이거나 바닥에 낳음
분포		우리나라, 일본, 대만의 강, 하천, 웅덩이, 늪

6) IUCN Red List (※ 12p 주석 참고)

메기는 해당되지 않는다(NE).

7) 식품성분

(1) 열량 및 일반성분 함량

메기 육 100 g당 일반성분 조성은 수분이 70.5 g, 단백질이 18.1 g, 지방이 10.2 g, 탄수화물이 0.1 g 및 회분이 1.1 g으로, 수분을 제외한다면 메기는 단백질과 지방을 주성분으로 하는 어류이다.

28. 메기

메기 육 100 g을 섭취하는 경우 열량은 170 kcal이다.

메기 육 100 g당 단백질 함량은 일반 어류 단백질 표준량(20±2 g)의 범위에 속하나, 지질은 어류 지질 표준량(3±2 g)의 범위보다 높다.

〈표 28-4〉 메기의 열량 및 일반성분 함량 (어육 100 g당)

열량	일반성분 함량				
	수분	단백질	지방	회분	탄수화물
170 kcal	70.5 g	18.1 g	10.2 g	1.1 g	0.1 g

(2) 무기질 함량

메기 육 100 g당 무기질 함량은 뼈의 주요 구성성분인 칼슘과 인이 각각 21 mg, 217 mg, 헤모글로빈을 구성하여 체내 산소 운반 및 산화적 에너지 대사에 주로 관여하는 철이 0.6 mg, 산과 염기의 평형 및 세포막 전위의 조절 등에 관여하는 나트륨이 43 mg, 세포 내외의 전위에 영향을 미치면서 세포 내 이온강도 조절에 관여하고, 체내 나트륨 배출에 기여하는 칼륨이 296 mg, 면역 기능을 하면서 성호르몬 생성에 관여하는 아연이 0.6 mg 등으로 이루어져 있다.

한국영양학회에서는 2010년 한국인 성인 남자(칼슘, 인 및 철은 19~49세, 아연은 19~29세)의 1일 무기질 권장량을 칼슘과 인의 경우 각각 750 mg과 700 mg, 철과 아연은 모두 10 mg으로 정하고 있다. 이로 미루어 볼 때 메기 육 100 g을 식용하면 성인 남자의 1일 무기질 권장량에 있어 칼슘은 2.8%를, 인은 31.0%를, 철은 6.0%를, 아연은 6.0%를 섭취하는 효과가 있다.

무기질 면에서 메기는 다른 어류에 비하여 다소 낮은 함량이어서 메기의 섭취에 의한 무기질의 건강 기능성을 크게 기대하기는 어렵다.

28. 메기

⟨표 28-5⟩ 메기의 무기질 함량 (어육 100 g당)

무기질 함량						
칼슘	인	철	나트륨	칼륨	아연	셀레늄
21 mg	217 mg	0.6 mg	43 mg	296 mg	0.6 mg	-

(3) 비타민 함량

메기 육 100 g당 비타민 함량은 비타민 A가 92 RE, 비타민 B_1이 0.32 mg, 비타민 B_2가 0.09 mg, 니아신이 2.9 mg, 엽산이 15.3 μg, 비타민 E가 1.2 mg 함유되어 있으나, 비타민 C는 함유되어 있지 않다.

비타민 함량 면에서 메기는 다른 어류에 비하여 비타민 A, 비타민 B_1 및 엽산 함량이 많아, 메기를 섭취하는 경우 이들 비타민의 건강 기능성이 기대된다.

⟨표 28-6⟩ 메기의 비타민 함량 (어육 100 g당)

비타민 함량									
비타민 A	레티놀	β-카로틴	비타민 B_1	비타민 B_2	비타민 B_6	니아신	비타민 C	엽산	비타민 E
92 RE	92 μg	-	0.32 mg	0.09 mg	0.17 mg	2.9 mg	-	15.3 μg	1.2 mg

8) 약용 위해성, 약용부위, 약성 및 약용 효능

(1) 약용 위해성, 약용부위 및 약성

메기는 무해하고, 약용부위는 근육, 점액 및 부레이다.

메기의 약성의 경우 근육은 감(甘), 온(溫), 이수(利水) 및 최유(催乳)이고, 부레는 감(甘), 함(鹹) 및 평(平)이다.

28. 메기

(2) 약용 효능

중국에서는 한방약 소재로 사용한다.

① 부종[利尿]

부종을 치료하기 위하여 중국 동북지방에서 메기 1~2마리에 내장을 제거한 메기에 향채(香菜; 중국 셀러리) 155 g을 채운 다음 기름을 두르고 물과 함께 약한 불로 자숙하여(소금을 넣지 않음) 여러 번 나누어 먹는다.

② 젖 부족[催乳]

젖 부족을 치료하기 위하여 중국 동북지방에서는 메기 1마리를 삶은 물에 달걀을 넣어 계속적으로 먹는다.

③ 황달, 폐결핵 및 심장병

황달, 폐결핵 및 심장병을 치료하기 위하여 메기를 연두부, 유부와 함께 삶아서 먹으면 효험이 있다.

④ 치질 출혈 및 홍문 통증

치질 출혈 및 홍문 통증의 치료에는 메기를 긴 파와 함께 쪄 먹으면 효험이 있다.

⑤ 토혈

토혈의 치료에는 메기 부레(길이 26 cm, 폭 6.6 cm)를 노랗게 되도록 가열하여, 이것의 6.2 g에 사탕수수 즙을 넣어 먹으면 효험이 있다.

⑥ 음창(陰瘡) 및 오랜 종기로 인한 상처[瘻瘡]

음창 및 오랜 종기로 인한 상처의 치료에는 부레로 만든 젤라틴을 태워 환부에 바르면 효험이 있다.

28. 메기

〈표 28-7〉 메기의 약용 효능

위해성	없음
약용부위	근육, 점액, 부레
약성	· 근육은 감(甘), 온(溫), 이수(利水), 최유(催乳) · 부레는 감(甘), 함(咸), 평(平)
효능	· 부종[利尿] · 젖 부족[催乳] · 황달, 폐결핵, 심장병 · 치질 출혈, 홍문 통증 · 토혈 · 음창(陰瘡), 오랜 종기로 인한 상처[瘻瘡]

29. 수염메기 *Clarias fuscus*(Lacepède, 1803)

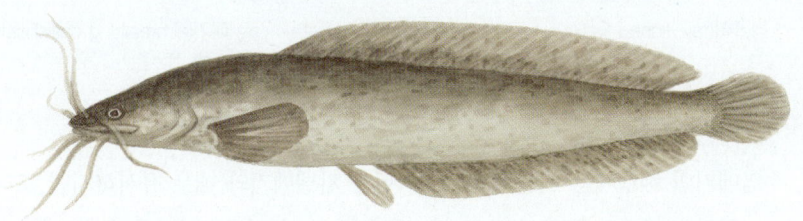

1) 학명 및 명칭

수염메기는 학명이 *Clarias fuscus*이고, 영명이 whitespotted clarias 또는 Hong Kong catfish이며, 일명이 hire-namazu이다.

우리나라에서 수염메기는 흔하지 않은 어종이어서 이에 대한 방언이 알려져 있지 않다.

〈표 29-1〉 수염메기의 학명 및 각국 명칭

학명	현재	*Clarias fuscus*(Lacepède, 1803)
	이전	*Macropteronotus fuscus*(Lacépède, 1803)
명칭	영명	Whitespotted clarias, Hong Kong catfish(FAO)
	일명	Hire-namazu
	방언	–

2) 분류

수염메기는 경골어(ray-finned fish)강 – 메기(catfishes)목 – 메기(airbreathing catfishes)과로 분류된다.

29. 수염메기

<표 29-2> 수염메기의 분류

강	목	과
경골어(ray-finned fish)	메기(catfishes)	메기(airbreathing catfishes)

3) 형태

수염메기의 체형에는 비늘이 없고, 외형은 챠넬메기와 매우 유사하지만 꼬리지느러미의 가장자리 윤곽이 둥근 점, 등지느러미와 뒷지느러미가 큰 점 등으로 구분된다.

수염메기의 체색은 황갈색 또는 회흑색을 띤다.

수염메기 성어의 전장은 대개 25 cm 정도이다.

4) 생태

수염메기는 강이나 연못의 깊은 곳을 좋아하고 수초 등에 숨어 생활한다.

수염메기는 아가미에 보조호흡기가 있어 건조에 강하며, 작은 물고기나 벌레, 갑각류, 곤충을 잡아먹는다.

수염메기는 어업상으로는 그다지 가치가 크지 않지만, 근육은 맛이 좋아 양식을 많이 한다.

5) 분포

수염메기는 아열대(26°N~17°N) 해역에 주로 분포하며, 아시아 지역인 중국, 대만, 필리핀, 베트남에 많고, 하와이에도 있다.

29. 수염메기

〈표 29-3〉 수염메기의 개략적 형태, 생태 및 분포

형태	전장	성어는 25 cm 전후
	체중	–
	체색	체색은 황갈색 또는 회흑색
	체형	· 몸에는 비늘이 없음 · 외형은 챠넬메기와 매우 유사하지만 꼬리지느러미의 가장자리 윤곽이 둥근 점, 등지느러미와 뒷지느러미가 큰 점 등이 차이 · 아가미에 보조호흡기가 있어 건조에 강함
생태	서식	강이나 연못에서 깊은 곳을 좋아하며 수초 등에 서식
	먹이	작은 물고기, 벌레, 갑각류, 곤충
	산란	–
분포		중국, 대만, 필리핀, 베트남, 하와이

6) IUCN Red List (※12p 주석 참고)

수염메기는 해당되지 않는다(NE).

7) 식품성분 특성

수염메기는 식품성분에 자료가 없어 식품성분의 언급은 곤란하다.

8) 약용 위해성, 약용부위, 약성 및 약용 효능

(1) 약용 위해성, 약용부위 및 약성

수염메기는 중국에서 한방약 소재로도 이용하지만, 자독을 가지고 있어 위험하며, 가슴지느러미에 독을 가지고 있으므로 찔리면 매우 아프나 빨갛게 부어오르지는 않는다.

수염메기의 약용부위는 전어체이고, 효능은 양혈보허(養血補虛)이다.

29. 수염메기

(2) 약용 효능

중국에서는 한방약 소재로 사용한다.

① 말라리아로 인한 체력 저하로 장기간 요양 시

말라리아로 인한 체력 저하를 개선하기 위하여 중국 광서성에서는 메기 86.6 g, 검정콩 62.4 g, 붉은 대추[紅棗] 10개, 진피 1개를 함께 달여서 즙과 내용물을 모두 먹는다.

② 황달 및 만성간염

황달 및 만성간염을 치료하기 위하여 중국 광서성에서는 메기 250 g, 녹두 93.6 g, 진피 3.12 g에 물을 부어 약한 불로 달인 후 일주일에 3번 먹는다.

③ 소아 감적(疳癪)

소아 감적을 치료하기 위하여 중국 광서성에서는 메기 1마리에 연꽃 열매 93.3 g, 적당량의 쌀을 더하여 죽을 만들어 먹는다.

④ 코피 지혈과 만성 코피 증세

코피 지혈과 만성 코피 증세를 치료하기 위하여 중국 광서성에서는 찹쌀 93.6 g으로 밥을 짓다가 뜸이 들 무렵에 내장을 제거한 메기 3마리를 올려 쪄 먹는다.

⑤ 허화증(虛火症)

허화증(현기증, 심장의 두근거림, 일반적인 출혈, 목마름, 손·발바닥의 발열, 안절부절하지 못함, 불면)을 치료하기 위하여 중국 광서성에서는 메기 62.6 g과 검정콩 62.6 g에 물을 부어 달여서 먹는다.

⑥ 상처 회복을 촉진

외과 수술을 한 다음에 상처 회복 촉진을 위하여 메기를 상식하면 수술 부위가 빨리 치료된다.

29. 수염메기

⟨표 29-4⟩ 수염메기의 약용 효능

위해성	자독을 가지고 있어 위험하고, 가슴지느러미에 독을 가지고 있으므로 찔리면 매우 아프지만 빨갛게 부어오르지는 않음
약용부위	전어체
약성	양혈보허(養血補虛)
효능	· 말라리아로 인한 체력 저하로 장기간 요양 시 · 황달, 만성간염 · 소아 감적(疳癪) · 코피 지혈과 만성 코피 증세 · 허화증(虛火症 ; 현기증, 심장의 두근거림, 일반적인 출혈, 목마름, 손발바닥의 발열, 안절부절하지 못함, 불면) · 상처 회복 촉진

30. 동자개 *Tachysurus fulvidraco*(Richardson, 1846)

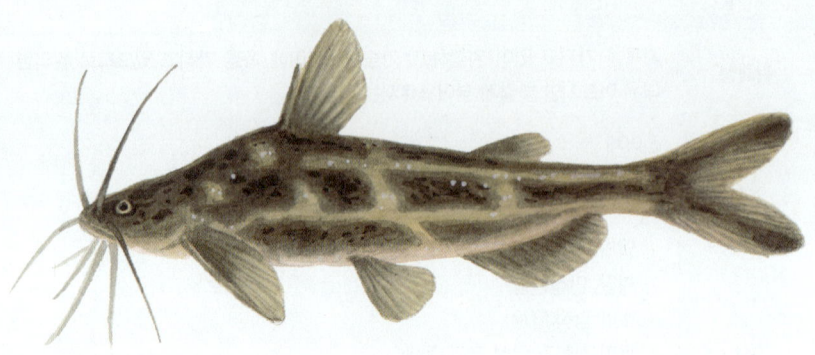

1) 학명 및 명칭

동자개는 학명이 *Tachysurus fulvidraco*이고, 영명이 yellow catfish이며, 일명이 korai-gigi이다.

동자개는 우리나라에서 지방에 따라 여어동자개, 농갱이, 황자개, 자개, 재가리, 빼가사리, 자가사리, 밀자개, 빠가사리 및 황상어 등으로 달리 불리기도 한다.

〈표 30-1〉 동자개의 학명 및 각국 명칭

학명	현재	*Tachysurus fulvidraco*(Richardson, 1846)
	이전	*Pseudobagrus fulvidraco*(Richardson, 1846) *Pimelodus fulvidraco*(Richardson, 1846) *Macrones fulvidraco*(Richardson, 1846) *Silurus calvarius*(Basilewsky, 1855) *Bagrus calvarius*(Basilewsky, 1855)
명칭	영명	Yellow catfish(FAO)
	일명	Korai-gigi
	방언	여어동자개, 농갱이, 황자개, 자개, 재가리, 빼가사리, 자가사리, 밀자개, 빠가사리, 황상어

30. 동자개

2) 분류

동자개는 경골어(ray-finned fish)강 – 메기(catfishes)목 – 동자개(bagrid catfishes)과로 분류된다.

〈표 30-2〉 동자개의 분류

강	목	과
경골어(ray-finned fish)	메기(catfishes)	동자개(bagrid catfishes)

3) 형태

동자개의 체형은 약간 좌우로 측편되어 있다. 동자개의 입가에 4쌍의 수염을 가지며, 체고는 등지느러미 부분이 가장 높고 등지느러미와 가슴지느러미의 가장자리에 톱니를 가진 강한 가시가 있다.

동자개의 체색은 전체적으로 녹황색을 띠며, 암갈색의 커다란 무늬가 있다.

동자개 성어의 전장은 대개 25 cm 정도이다.

4) 생태

동자개는 물 흐름이 완만한 곳의 모래 진흙 바닥에 서식하고, 낮에는 숨어 있다가 밤이 되면 먹이를 찾는 야행성 어류이다.

동자개는 물고기 알, 새우, 곤충류, 유충을 잡아먹는다.

5) 분포

동자개는 수온이 16~25℃인 온대(55°N~15°N, 100°E~143°E) 지역의 하천에 서식한다.

우리나라의 낙동강으로부터 압록강까지의 남·서해안으로 흐르는 하천과 중국의 양자강, 황하, 중국 남부의 모든 하천에 분포한다.

30. 동자개

〈표 30-3〉 동자개의 개략적 형태, 생태 및 분포

형태	전장	성어는 약 25 cm
	체중	−
	체색	체색은 녹황색을 띠며 암갈색의 커다란 무늬가 있음
	체형	· 체형은 약간 좌우로 측편 · 입가에는 4쌍의 수염이 있음 · 체고는 등지느러미 부분이 가장 높음 · 등지느러미와 가슴지느러미 가장자리에 톱니를 가진 강한 가시가 있음
생태	서식	· 물 흐름이 완만한 곳의 모래 진흙 바닥에 서식 · 야행성 어류
	먹이	물고기 알, 새우, 곤충류, 유충
	산란	−
분포		우리나라(낙동강 이서로부터 압록강까지의 남·서해안으로 흐르는 하천), 중국의 양자강, 황하, 남부 중국의 모든 하천에 분포

6) IUCN Red List (※12p 주석 참고)

동자개는 해당되지 않는다(NE).

7) 식품성분 특성

동자개는 식품성분에 대한 자료가 없어 식품성분에 대한 언급은 곤란하다.

8) 약용 위해성, 약용부위, 약성 및 약용 효능

(1) 약용 위해성, 약용부위 및 약성

동자개는 무해하며, 약용부위는 전어체이고, 약성은 근육이 감(甘), 평(平), 거풍(去風), 이뇨(利尿)이다.

30. 동자개

(2) 약용 효능

① 종기

종기를 치료하기 위하여 중국 길림성에서는 동자개 3마리에 녹두 31.2 g, 마늘 3개와 물을 넣고, 달여서 두 번에 나누어 먹는다.

② 인후가 붓거나 아플 때

인후가 붓거나 아플 때에는 가슴지느러미 부근의 뼈를 푹 고아서 가루를 내어 차와 함께 1회 19.4 g을 먹는다.

〈표 30-4〉 동자개의 약용 효능

위해성	없음
약용부위	전어체
약성	근육은 감(甘), 평(平), 거풍(去風), 이뇨(利尿)
효능	· 종기 · 인후가 붓거나 아플 때

31. 뱀장어 *Anguilla japonica*(Temminck et Schlegel, 1846)

1) 학명 및 명칭

뱀장어는 학명이 *Anguilla japonica*이고, 영명이 Japanese eel이며, 일명이 unagi이다.

뱀장어를 우리나라에서는 지방에 따라 드물장어, 배미장어, 배암장어, 꾸무장어, 참장어, 곤장어, 장치, 비암치, 먹장어, 민물장어 및 뻘두적 등으로 달리 부르기도 한다.

〈표 31-1〉 뱀장어의 학명 및 각국 명칭

학명	현재	*Anguilla japonica*(Temminck et Schlegel, 1846)
	이전	-
명칭	영명	Japanese eel(FAO)
	일명	Unagi
	방언	드물장어, 배미장어, 배암장어, 꾸무장어, 참장어, 곤장어, 장치, 비암치, 먹장어, 민물장어, 뻘두적

2) 분류

뱀장어는 경골어(ray-finned fish)강 – 뱀장어(eels and morays)목 – 뱀장어(freshwater eels)과로 분류된다.

〈표 31-2〉 뱀장어의 분류

강	목	과
경골어(ray-finned fish)	뱀장어(eels and morays)	뱀장어(freshwater eels)

31. 뱀장어

3) 형태

뱀장어의 체형은 전형적인 장어형으로 배지느러미는 없고, 주둥이는 뾰족한 형이며 입이 크고 아래턱이 위턱보다 길다. 그리고 뱀장어는 잔 비늘이 피부 아래에 묻혀 있어 몸이 매끈거린다.

뱀장어의 체색은 녹색, 청록색, 녹흑색 등 다양하다.

뱀장어 성어의 전장은 60 cm 정도이다.

4) 생태

뱀장어는 담수에서 5~12년 살다가 8~10월경에 산란을 하러 바다로 가서 심해에서 알을 낳고, 알에서 부화한 새끼들은 대륙 연안의 하구를 통해 강을 거슬러 올라가 서식하며, 수명은 10~15년 정도이다.

뱀장어는 매우 경제성이 큰 어종이며, 주요 양식 대상종이다.

〈표 31-3〉 뱀장어의 개략적 형태, 생태 및 분포

형태	전장	성어는 60 cm 전후
	체중	–
	체색	녹색, 청록색, 녹흑색 등
	체형	· 체형은 전형적인 장어형으로 배지느러미는 없음 · 주둥이는 뾰족한 모양이며 입이 크고 아래턱이 위턱보다 긺 · 잔 비늘이 피부 아래에 묻혀 있어 몸이 매끈거림
생태	서식	담수에서 5~12년 서식하다 산란을 위하여 바다로 회유
	먹이	–
	산란	8~10월경에 바다에서 산란
분포		우리나라 서남해, 일본, 동중국해, 대만, 필리핀 북부

31. 뱀장어

5) 분포

뱀장어는 수온이 4~27℃의 아열대(42°N~22°N) 해역의 우리나라 서남해, 일본, 동중국해, 대만, 필리핀 북부에 분포한다.

6) IUCN Red List (※ 12p 주석 참고)

뱀장어는 해당되지 않는다(NE).

7) 식품성분 특성

(1) 열량 및 일반성분 함량

뱀장어 육 100 g당 일반성분 조성은 수분이 67.1 g, 단백질이 14.4 g, 지방이 17.1 g, 탄수화물이 0.3 g 및 회분이 1.1 g으로, 수분을 제외한다면 뱀장어는 단백질 및 지방을 주성분으로 하는 어류이다.

뱀장어 육 100 g을 섭취하는 경우의 열량은 223 kcal이다.

뱀장어 육 100 g당 단백질은 일반 어류 단백질 표준량(20±2 g)보다 낮고, 지질은 어류 지질 표준량(3±2 g)보다 높다.

〈표 31-4〉 뱀장어의 열량 및 일반성분 함량   (어육 100 g당)

열량	일반성분 함량				
	수분	단백질	지방	회분	탄수화물
223 kcal	67.1 g	14.4 g	17.1 g	1.1 g	0.3 g

(2) 아미노산 함량

뱀장어 육 100 g당 단백질을 구성하고 있는 아미노산 함량은 유리아미노산으로 존재 시 맛에 지대한 역할을 하는 글루탐산이 2,119 mg(15.4%)으로 가장 많다. 글루탐산 이외에 주된 아미노산은 리신(1,305 mg, 9.5%), 아스파르트산

31. 뱀장어

(1,300 mg, 9.4%) 등이다.

한편, 우리나라를 위시한 동양권 국가에서 주식으로 하는 곡류의 제한 아미노산인 리신과 트레오닌이 100 g당 각각 1,305 mg(9.5%), 577 mg(4.2%) 함유되어 있어 뱀장어를 부식으로 섭취하는 경우 영양균형적인 면에서 상당히 의미가 있다.

혈압 조절작용, 동맥경화 예방, 암시야 능력의 저하 방지 및 인슐린 분비 촉진 등에 의한 당뇨병 치료 등과 같은 건강 기능성이 인정되는 타우린이 뱀장어 육 100 g당 31 mg(0.2%)에 불과하여 연체류(갑오징어: 791 mg, 낙지: 854 mg) 및 갑각류(꽃게: 711 mg, 보리새우: 611 mg)는 물론이고, 일반 어류(대구: 177 mg, 가다랑어: 299 mg, 전갱이: 132 mg)에 비하여도 낮기 때문에 뱀장어 섭취에 의한 타우린의 건강 기능효과를 기대하기는 어렵다.

〈표 31-5〉 뱀장어의 아미노산 함량 (어육 100 g당)

아미노산	함량	조성	아미노산	함량	조성
이소류신	671 mg	4.9%	히스티딘	316 mg	2.3%
류신	1,140 mg	8.3%	아르기닌	1,074 mg	7.8%
리신	1,305 mg	9.5%	알라닌	808 mg	5.9%
메티오닌	506 mg	3.7%	아스파르트산	1,300 mg	9.4%
시스틴	195 mg	1.4%	글루탐산	2,119 mg	15.4%
페닐알라닌	715 mg	5.2%	글리신	662 mg	4.8%
타이로신	510 mg	3.7%	프롤린	510 mg	3.7%
트레오닌	577 mg	4.2%	세린	427 mg	3.1%
트립토판	185 mg	1.3%	타우린	31 mg	0.2%
발린	735 mg	5.3%	합계	13.8 g	100.1%

31. 뱀장어

(3) 지방산 조성

뱀장어의 주요 구성 지방산은 포화지방산인 16:0, 일가불포화지방산인 18:1 등이고, 다가불포화지방산은 없다.

뱀장어의 지질을 구성하는 지방산은 포화산(26.9%)에 대하여 다가불포화산(15.3%)의 조성비가 0.57로 일본 후생성에서 주장하고 있는 건강 기능성 지질의 조건으로 제시한 조성비(1.0~1.5)의 범위 밖에 있다.

성인병 예방, 뇌학습 발달 등과 같은 생리적 기능이 있는 다가불포화지방산의 대표적 구성성분인 EPA(20:5, 2.7%), DHA(22:6, 4.9%) 등의 조성비가 일반 해수어류에 비하여 다소 낮다. 하지만 뱀장어 섭취에 의한 이들 EPA 및 DHA의 건강 기능효과는 무시할 수 없는 수준이다.

〈표 31-6〉 뱀장어의 지방산 조성 (면적 %)

포화지방산	조성	일가불포화지방산	조성	다가불포화지방산	조성
14:0	3.5%	16:1	8.0%	18:2	1.0%
16:0	19.6%	18:1	41.5%	18:3	0.1%
18:0	3.2%	20:1	7.6%	20:4	4.0%
기타	0.6%	22:1	0.5%	20:5	2.7%
		기타	0.2%	22:5	2.2%
				22:6	4.9%
				기타	0.4%
합계	26.9%	합계	57.8%	합계	15.3%

(4) 무기질 함량

뱀장어 육 100 g당 무기질은 뼈의 주요 구성성분인 칼슘과 인이 각각 157 mg, 193 mg, 헤모글로빈을 구성하여 체내 산소 운반 및 산화적 에너지 대사에 주로

31. 뱀장어

관여하는 철이 1.6 mg, 산과 염기의 평형 및 세포막 전위의 조절 등에 관여하는 나트륨이 65 mg, 세포 내외의 전위에 영향을 미치면서 세포 내 이온강도 조절에 관여하고, 체내 나트륨 배출에 기여하는 칼륨이 250 mg, 면역 기능을 하면서 성 호르몬 생성에 관여하는 아연이 1.90 mg 및 인체 세포의 대사에 필수적인 희귀 미네랄 원소인 셀레늄이 14 µg 등으로 이루어져 있다.

한국영양학회에서는 2010년 한국인 성인 남자(칼슘, 인 및 철은 19~49세, 아연은 19~29세)의 1일 무기질 권장량을 칼슘과 인의 경우 각각 750 mg과 700 mg, 철과 아연은 모두 10 mg으로 정하고 있다. 이로 미루어 볼 때 뱀장어 육 100 g을 식용하면 성인 남자의 1일 무기질 권장량 기준에 있어 칼슘은 20.9%를, 인은 27.6%를, 철은 16.0%를, 아연은 15.8%를 섭취하는 효과가 있다.

무기질 면에서 뱀장어는 다른 어류에 비하여 상당히 높은 함량이어서 뱀장어의 섭취에 의한 칼슘, 철 및 아연과 같은 무기질의 건강 기능성을 크게 기대할 수 있다.

〈표 31-7〉 뱀장어의 무기질 함량 (어육 100 g당)

무기질 함량							
칼슘	인	철	나트륨	칼륨	아연	셀레늄	
157 mg	193 mg	1.6 mg	65 mg	250 mg	1.9 mg	14 µg	

(5) 비타민 함량

뱀장어 육 100 g당 비타민은 비타민 A가 1.05 RE, 비타민 B_1이 0.66 mg, 비타민 B_2가 0.48 mg, 니아신이 4.5 mg, 비타민 C가 1.0 mg, 엽산이 13.1 µg, 비타민 E가 3.7 mg 함유되어 있다.

비타민 함량 면에서 뱀장어는 다른 어류에 비하여 흡수력이 높으면서 소화기, 호흡기, 눈의 점막, 위장병, 감기예방, 야맹증 등에 효과적인 비타민 A를 위시하여 탄수화물 대사에 관여하는 비타민 B_1, 탄수화물뿐만이 아니라 단백질, 지방대

31. 뱀장어

사에도 관여하는 비타민 B_2, 빈혈방지에 관여하는 엽산과 노화방지에 탁월한 효과가 있는 비타민 E의 함량이 많아, 뱀장어를 섭취하는 경우 이들 비타민의 건강 기능성이 기대된다.

〈표 31-8〉 뱀장어의 비타민 함량 (어육 100 g당)

비타민 함량									
비타민 A	레티놀	β-카로틴	비타민 B_1	비타민 B_2	비타민 B_6	니아신	비타민 C	엽산	비타민 E
1.05 RE	1.05 μg	–	0.66 mg	0.48 mg	0.23 mg	4.5 mg	1.0 mg	13.1 μg	3.7 mg

(6) 맛과 이용

뱀장어의 근육은 부드럽고 맛이 좋아, 주로 조미구이, 통조림 및 훈제품 등으로 각광을 받고 있다.

8) 약용 위해성, 약용부위, 약성 및 약용 효능

(1) 약용 위해성, 약용부위 및 약성

뱀장어는 혈청에 독이 있어, 가열하면 독소가 사라지지만 피를 그대로 마시면 중독을 일으킬 수 있다. 독은 점막을 크게 자극하므로 상처가 난 점막에 닿으면 염증, 화농, 괴저가 일어난다.

뱀장어의 약용부위는 근육이고, 근육의 약성은 감(甘), 평(平), 자보강장(滋補强壯) 및 거풍살충(去風殺蟲)이다.

(2) 약용 효능

중국에서는 한방약 소재로 사용하기도 한다.

① 장기요양 중인 폐결핵 환자 등 허약체질

장기요양 중인 폐결핵 환자 등과 같은 허약체질의 치료를 위하여 중국 광서성

31. 뱀장어

에서는 내장을 제거한 뱀장어 1kg을 술 2잔, 물 1잔과 함께 삶은 다음 식초와 소금으로 조미해서 먹는다.

② 임파결핵이나 항문임파결핵, 폐질환

임파결핵이나 항문임파결핵, 폐질환의 치료를 위하여 큰 뱀장어 3~5마리를 흙으로 만든 약탕기에 넣고 그 입구를 소금과 진흙을 이겨 만든 것으로 막은 후 불에 구워 가루를 만들고, 이 가루를 1회 2g, 1일 3회 끓였다가 식힌 물로 먹으면 효험이 있다.

③ 결핵성 발열

결핵성 발열 환자 등의 치료를 위하여 중국 동북지방에서는 뱀장어 1마리를 패모(貝母) 9.3g, 백합 9.3g, 백부(百部) 6.2g, 모근(茅根) 9.3g과 함께 끓여 1일 2회 먹는다.

④ 부인병인 적백대하(赤白帶下)

부인병인 적백대하(赤白帶下) 등의 치료를 위하여 중국 동북지방에서는 뱀장어 1마리를 오니바스 열매 15.5g, 연육(蓮肉) 15.5g, 백과(百果) 9.3g, 당귀 6.2g과 함께 물에 달여서 1일 2회 마신다.

〈표 31-9〉 뱀장어의 약용 효능

위해성	혈청에 독이 있어 유해함
약용부위	근육
약성	감(甘), 평(平), 자보강장(滋補强壯), 거풍살충(去風殺蟲)
효능	· 허약체질 · 임파결핵이나 항문임파결핵, 폐질환 · 결핵성 발열 · 부인병인 적백대하(赤白帶下) · 통풍(痛風), 골병(骨病), 허약체질

31. 뱀장어

⑤ 통풍(痛風), 골병(骨病) 및 허약체질

통풍(痛風), 골병(骨病) 및 허약체질의 치료를 위하여 중국 복건성에서는 뱀장어를 쪄서 총채(惣菜)로 먹는다.

9) 기타

껍질은 콜라겐 추출 소재로 아주 우수하며, 가죽과 같은 공예품으로 이용하여도 좋다.

32. 무태장어 *Anguilla marmorata*(Quoy et Gaimard, 1824)

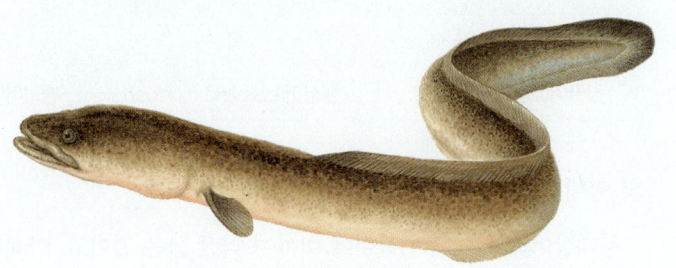

1) 학명 및 명칭

무태장어는 학명이 *Anguilla marmorata*이고, 영명이 giant mottled eel이며, 일명이 oo-unagi이다.

우리나라에서는 무태장어가 지방에 따라 깨붕장어, 깨붕어 및 꾀붕어 등으로 달리 불리기도 한다.

〈표 32-1〉 무태장어의 학명 및 각국 명칭

학명	현재	*Anguilla marmorata*(Quoy et Gaimard, 1824)
	이전	*Anguilla mauritiana*(Bennett, 1831) *Anguilla johannae*(Günther, 1867) *Anguilla hildebrandti*(Peters, 1881)
명칭	영명	Giant mottled eel(FAO)
	일명	Oo-unagi
	방언	깨붕장어, 깨붕어, 꾀붕어

2) 분류

무태장어는 경골어(ray-finned fish)강 – 뱀장어(eels and morays)목 – 뱀장어(freshwater eels)과로 분류된다.

32. 무태장어

<표 32-2> 무태장어의 분류

강	목	과
경골어(ray-finned fish)	뱀장어(eels and morays)	뱀장어(freshwater eels)

3) 형태

무태장어의 체형은 뱀장어에 비하여 약간 굵은 편이고, 아래턱이 위턱보다 길게 돌출되어 있다.

체색은 황녹갈색 바탕에 흑갈색 반문이 얼룩덜룩 산재하여 있는 것이 특징이다.

무태장어 성어의 전장은 2 m 전후이다.

4) 생태

무태장어는 열대성 어종이며 담수에서 살다가 성어가 되면 깊은 바다로 돌아가 산란하며 부화한 치어는 다시 난류를 따라 하천에 소상한다.

무태장어는 성질이 난폭한 데다가 야행성이고, 작은 물고기나 새우, 게, 지렁이, 수생곤충, 쥐, 야생 조류를 잡아먹는다. 성어의 체중은 5 kg 전후이고, 난소도 1 kg이나 되는데 심지어 몸무게가 20 kg인 경우도 있으며, 최고 수명은 40년이다.

무태장어의 MPDT는 14년 이상이어서 자원 회복력이 매우 낮다.

5) 분포

무태장어는 우리나라에서 제주도 천지연 폭포에서 발견되는 천연기념물(258호)이다.

무태장어는 열대(24°N~33°S) 해역에 주로 서식하며, 아프리카 동부에서 인도양 동쪽 연안, 태평양 동북부인 우리나라를 비롯하여 일본, 대만, 중국, 필리핀, 뉴기니 등 남태평양까지 널리 분포한다.

32. 무태장어

<표 32-3> 무태장어의 개략적 형태, 생태 및 분포

형태	전장	성어는 2 m 전후
	체중	성어는 5 kg 전후
	체색	황녹갈색 바탕에 흑갈색 반문이 얼룩덜룩 산재
	체형	· 체형은 뱀장어에 비하여 약간 굵은 편 · 아래턱이 위턱보다 길게 돌출
생태	서식	· 열대성 어종 · 성질은 난폭, 야행성 어종
	먹이	작은 물고기, 새우, 게, 지렁이, 수생곤충, 쥐, 야생 조류
	산란	담수에서 생활하고 바다에서 산란
분포		우리나라, 일본, 대만, 중국, 필리핀, 뉴기니 등

6) IUCN Red List (※12p 주석 참고)

무태장어는 해당되지 않는다(NE).

7) 식품성분 특성

무태장어는 우리나라에서 천연기념물이므로 이에 대한 자세한 식품성분의 언급은 곤란하다.

무태장어는 지질이 풍부하여 구워 먹으면 구토증을 일으킨다고도 하지만 고급 식용어류로 취급되기도 하여 영양보급이나 강장을 목적으로 먹기도 한다.

8) 약용 위해성, 약용부위, 약성 및 약용 효능

(1) 약용 위해성, 약용부위 및 약성

무태장어는 무해하지는 않으면서 위험하지도 않고, 약용부위는 근육 및 머리이며, 근육의 약성은 감(甘), 평(平) 및 자보강장(滋補强壯)이다.

32. 무태장어

(2) 약용 효능

① 두통 및 현기증

두통 및 현기증 치료를 위하여 중국 복건성에서는 무태장어를 천궁(川芎)과 함께 장시간 달여서 국물을 마신다.

② 임산부의 허약체질

임산부의 허약체질의 치료를 위하여 중국 복건성에서는 무태장어를 달이거나 수프로 만들어 먹는다.

〈표 32-4〉 무태장어의 약용 효능

위해성	무해하며, 위험하지 않음
약용부위	근육, 머리
약성	근육의 약성은 감(甘), 평(平), 자보강장(滋補强壯)
효능	· 두통, 현기증 · 임산부의 허약체질

33. 나망곰치 *Gymnothorax reticularis*(Bloch, 1795)

1) 학명 및 명칭

나망곰치는 학명이 *Gymnothorax reticularis*이고, 영명이 없으며, 일명이 ami-utsubo이다.

우리나라에서 나망곰치는 방언이 없다.

〈표 33-1〉 나망곰치의 학명 및 각국 명칭

학명	현재	*Gymnothorax reticularis*(Bloch, 1795)
	이전	*Muraena reticularis*(Bloch, 1795)
명칭	영명	–
	일명	Ami-utsubo
	방언	–

2) 분류

나망곰치는 경골어(ray-finned fish)강 - 뱀장어(eels and morays)목 - 곰치(moray eels)과로 분류된다.

〈표 33-2〉 나망곰치의 분류

강	목	과
경골어(ray-finned fish)	뱀장어(eels and morays)	곰치(moray eels)

33. 나망곰치

3) 형태

나망곰치의 체형은 곰치와 유사하나 아래턱이 위턱보다 길게 돌출되어 있다. 나망곰치의 체색은 회색 바탕에 점으로 이루어진 10여 개의 갈색 띠를 갖는 것이 특징인데 성장하면서 희미해진다. 나망곰치 성어의 전장은 60 cm 정도이다.

4) 생태

나망곰치는 수심 100 m 정도의 바닥에서 서식하고, 성질은 난폭하여 물기도 하며, 적극적인 어획 대상종은 아니다.

5) 분포

나망곰치는 우리나라, 호주, 인도, 인도네시아, 이스라엘, 일본, 마우리 제도, 파푸아뉴기니, 베트남에 분포한다.

〈표 33-3〉 나망곰치의 개략적 형태, 생태 및 분포

형태	전장	성어는 60 cm 전후
	체중	–
	체색	체색은 회색 바탕에 점으로 이루어진 10여 개의 갈색 띠를 가지나 성장하면서 희미해짐
	체형	· 체형은 곰치와 유사함 · 아래턱이 위턱보다 길게 돌출
생태	서식	· 수심 100 m 정도의 바닥에서 서식 · 성질은 난폭하여 물기도 함
	먹이	–
	산란	–
분포		우리나라, 호주, 인도, 인도네시아, 이스라엘, 일본, 마우리 제도, 파푸아뉴기니, 베트남

33. 나망곰치

6) IUCN Red List (※12p 주석 참고)
나맘곰치는 해당되지 않는다(NE).

7) 식품성분 특성
나망곰치는 식품성분에 대한 자료가 없어 식품성분의 언급은 곤란하다. 하지만 일본에서는 나망곰치를 식용 대상으로 하고 있다.

8) 약용 위해성, 약용부위, 약성 및 약용 효능

(1) 약용 위해성, 약용부위 및 약성
나망곰치는 중국에서는 한방약 소재로 이용한다.

나망곰치는 물 수도 있으므로 건드리지 않는 것이 좋고, 약용부위는 전어체 및 혈액이며, 약성은 감(甘), 온(溫), 지혈, 소염 및 수렴(收斂)이다.

(2) 약용 효능

① 치질 및 흉통
치질 및 흉통의 치료에는 나망곰치를 통째로 흙으로 만든 탕기에 넣고 부드러워질 때까지 오랜 시간 열을 가하고, 가루를 만들어 소흥주(찹쌀을 발효시켜 만든 중국 사오닝 지방의 특산주)와 함께 마시면 효험이 있다.

② 종양
종양의 치료에는 나망곰치를 통째로 흙으로 만든 탕기에 넣고 부드러워질 때까지 오랜 시간 열을 가한 다음, 가루를 만들어 참기름으로 개어 환부에 붙이면 효험이 있다.

③ 외상 출혈
외상 출혈의 치료에는 나망곰치의 피를 건조하여 가루를 내었다가 상처에 발

33. 나망곰치

라 지혈하고, 나망곰치의 피를 부드러운 종이에 적셨다가 말려서 구급용으로 사용하기도 한다. 피가 나는 곳에 부드러운 종이를 대면 피가 멈춘다.

〈표 33-4〉 나망곰치의 약용 효능

위해성	없음
약용부위	전어체, 혈액
약성	감(甘), 온(溫), 지혈, 소염, 수렴(收斂)
효능	· 치질, 흉통 · 종양 · 외상 출혈

34. 독곰치 *Gymnothorax meleagris*(Shaw, 1795)

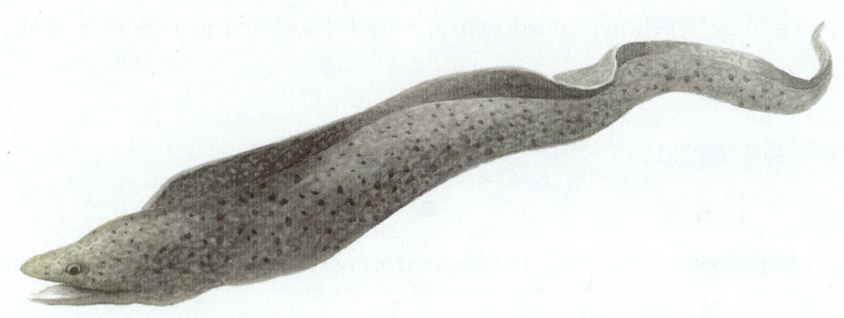

1) 학명 및 명칭

독곰치는 학명이 *Gymnothorax meleagris*이고, 영명이 turkey moray이며, 일명이 shiromon-dokuutsubo이다.

독곰치는 우리나라에서 방언이 없다.

〈표 34-1〉 독곰치의 학명 및 각국 명칭

학명	현재	*Gymnothorax meleagris*(Shaw, 1795)
	이전	*Lycodontis meleagris*(Shaw, 1795) *Muraena meleagris*(Shaw, 1795)
명칭	영명	Turkey moray(FAO)
	일명	Shiromon-dokuutsubo
	방언	–

34. 독곰치

2) 분류

독곰치는 경골어(ray-finned fish)강 - 뱀장어(eels and morays)목 - 곰치(moray eels)과로 분류된다.

〈표 34-2〉 독곰치의 분류

강	목	과
경골어(ray-finned fish)	뱀장어(eels and morays)	곰치(moray eels)

3) 형태

독곰치의 체색은 검은색 바탕에 전체적으로 작은 흰점이 밀집하고, 꼬리 끝과 구강은 흰색을 띤다.

독곰치 성어의 전장은 대개 0.8~1.2 m 정도이다.

4) 생태

독곰치는 대형종이고 수심 40 m 정도의 산호초가 있는 곳에서 살며, 성질은 난폭하여 물기도 한다.

독곰치는 적극적인 어획 대상종은 아니다.

5) 분포

독곰치는 열대(32°N~32°S) 해역의 일본 남부(류큐 열도), 필리핀, 호주, 인도양, 하와이 등지에 분포한다.

34. 독곰치

〈표 34-3〉 독곰치의 개략적 형태, 생태 및 분포

구분		내용
형태	전장	성어는 0.8~1.2 m 범위
	체중	-
	체색	· 체색은 검은색 바탕에 작은 흰점이 밀집함 · 꼬리 끝은 흰색 · 구강은 흰색
	체형	-
생태	서식	· 수심 40 m 정도의 산호초에 서식 · 성질이 난폭하여 물기도 함
	먹이	-
	산란	-
분포		일본 남부(류큐 열도), 필리핀, 호주, 인도양, 하와이 등

6) IUCN Red List (※12p 주석 참고)

독곰치는 해당되지 않는다(NE).

7) 식품성분 특성

독곰치는 식품성분의 정보가 없어, 이에 대한 언급은 곤란하다.

8) 약용 위해성, 약용부위, 약성 및 약용 효능

(1) 약용 위해성, 약용부위 및 약성

독곰치는 중국에서 한방약 소재로 이용한다.

독곰치는 물 수도 있으므로 건드리지 않는 것이 좋고, 근육에는 맹독성 성분이 있어 시가테라 중독(ciguatera)을 일으킬 수 있으며, 심하면 죽기도 한다.

독곰치의 약성은 감(甘), 온(溫), 지혈, 소염 및 수렴(收斂)이다.

34. 독곰치

(2) 약용 효능

① 치질 및 흉통

치질 및 흉통의 치료에는 독곰치를 통째로 흙으로 만든 탕기에 넣고 부드러워질 때까지 오랜 시간 열을 가한 다음, 가루를 만들어 소흥주(찹쌀을 발효시켜 만든 중국 사오닝 지방의 특산주)와 함께 마시면 효험이 있다.

② 종양

종양의 치료에는 독곰치를 통째로 흙으로 만든 탕기에 넣고 오랜 시간 부드러워질 때까지 열을 가한 다음, 가루를 만들어 참기름으로 혼합하여 환부에 붙이면 효험이 있다.

〈표 34-4〉 독곰치의 약용 효능

위해성	근육에는 맹독 성분이 있어 시가테라(ciguatera) 중독을 일으킬 수 있어 위험함
약용부위	전어체, 혈액
약성	감(甘), 온(溫), 지혈, 소염, 수렴(收斂)
효능	· 치질, 흉통 · 종양

35. 갯장어 *Muraenesox cinereus*(Forsskål, 1775)

1) 학명 및 명칭

갯장어는 학명이 *Muraenesox cinereus*이고, 영명이 daggertooth pike conger 또는 conger pike이며, 일명이 hamo이다.

갯장어가 우리나라에서는 지방에 따라 해장어, 개장어, 놋장어, 녹장어, 갯붕장어, 이장어, 참장어, 노장 등으로 달리 불리기도 한다.

〈표 35-1〉 갯장어의 학명 및 각국 명칭

학명	현재	*Muraenesox cinereus*(Forsskål, 1775)
	이전	*Muraena cinerea*(Forsskål, 1775) *Muraenesox arabicus*(Schneider, 1801)
명칭	영명	Daggertooth pike conger(FAO), Conger pike
	일명	Hamo
	방언	해장어, 개장어, 놋장어, 녹장어, 갯붕장어, 이장어, 참장어, 노장

2) 분류

갯장어는 경골어(ray-finned fish)강 – 뱀장어(eels and morays)목 – 갯장어(pike congers)과로 분류된다.

〈표 35-2〉 갯장어의 분류

강	목	과
경골어(ray-finned fish)	뱀장어(eels and morays)	갯장어(pike congers)

35. 갯장어

3) 형태

　갯장어의 체형은 전형적인 장어형으로 비늘이 없고, 긴 주둥이에 날카로운 송곳니를 가진 양턱은 길고 끝이 구부러져 있다.
　체색은 등 쪽이 회백색, 배 쪽이 은백색, 등지느러미가 연한 검은빛이며, 붕장어와는 달리 체측 옆줄의 흰점을 갖지 않는 것으로 두 종이 구분된다.
　갯장어 성어의 전장은 2 m에 이른다.

4) 생태

　갯장어는 성질이 매우 포악하고, 저서성이며 육식성이다. 유영속도가 빠르고 수심 20~50 m 범위의 모래펄 해역에 사는 저서성 어류이면서 야행성이지만 간혹 심해로 내려가기도 한다.
　탐식성인 뱀장어는 새우나 게류, 어류, 오징어 등을 잡아먹으며, 산란기가 5~7월이고, 한 마리가 포란하는 알 수는 약 18만~120만 개 정도이다. 부화한 자어는 뱀장어와 같은 변태를 한다.
　갯장어는 경제성이 있는 어종이며, MPDT는 4.5~14년으로 자원 회복력이 낮다.

5) 분포

　갯장어는 아열대(47°N~4°S, 32°E~143°E) 해역의 우리나라 서남부 연해, 일본 중부 이남 연해, 대만, 중국, 필리핀, 호주, 보르네오를 비롯하여 동인도 제도, 인도양과 홍해에 이르는 지역에 분포한다.

35. 갯장어

〈표 35-3〉 갯장어의 개략적 형태, 생태 및 분포

형태	전장	성어는 2 m에 이르기도 함
	체중	–
	체색	· 등 쪽은 회백색, 배 쪽은 은백색, 등지느러미는 연한 검은빛 · 체측 옆줄의 흰점이 없음
	체형	· 체형은 전형적인 장어형으로 비늘이 없음 · 양턱은 긴 주둥이에 위턱이 아래턱보다 다소 앞쪽으로 튀어 나와 있으며, 날카로운 송곳니는 길고 끝이 구부러짐
생태	서식	· 수심 20~50 m의 모래펄 해역에 서식하나 간혹 심해로 내려가기도 함 · 저서성이면서 야행성이며 유영속도가 빠름
	먹이	새우, 게류, 어류, 오징어 등
	산란	· 5~7월이 산란기 · 포란 수는 약 18만~120만 개/마리 정도 · 부화한 자어는 뱀장어와 같은 변태를 함
분포		우리나라 서남해, 일본 중부 이남 연해, 대만, 중국, 필리핀, 호주, 동인도 제도, 인도양, 홍해

6) IUCN Red List (※12p 주석 참고)

갯장어는 해당되지 않는다(NE).

7) 식품성분

(1) 열량 및 일반성분 함량

갯장어 육 100 g당 일반성분 조성은 수분이 66.5 g, 단백질이 19.6 g, 지방이 11.9 g, 탄수화물이 0.1 g 및 회분이 1.9 g으로, 수분을 제외한다면 갯장어는 단백질 및 지방을 주성분으로 하는 어류이다.

갯장어 100 g을 섭취하는 경우 열량은 195 kcal이다.

35. 갯장어

갯장어 육 100 g당 단백질 함량은 일반 어류 단백질 표준량(20±2 g)의 범위이고, 지질 함량은 어류 지질 표준량(3±2 g)보다 높다.

〈표 35-4〉 갯장어의 열량 및 일반성분 함량 (어육 100 g당)

열량	일반성분 함량				
	수분	단백질	지방	회분	탄수화물
195 kcal	66.5 g	19.6 g	11.9 g	1.9 g	0.1 g

(2) 아미노산 함량

갯장어 육 100 g당 아미노산 함량은 유리아미노산으로 존재 시 맛에 지대한 역할을 하는 글루탐산이 3,132 mg(16.9%)으로 가장 많다. 글루탐산 이외의 주된

〈표 35-5〉 갯장어의 아미노산 함량 (어육 100 g당)

아미노산	함량	조성	아미노산	함량	조성
이소류신	908 mg	4.9%	히스티딘	582 mg	3.1%
류신	1,617 mg	8.7%	아르기닌	1,273 mg	6.9%
리신	2,188 mg	11.8%	알라닌	1,096 mg	5.9%
메티오닌	407 mg	2.2%	아스파르트산	2,201 mg	11.9%
시스틴	–	–	글루탐산	3,132 mg	16.9%
페닐알라닌	797 mg	4.3%	글리신	994 mg	5.4%
타이로신	470 mg	2.5%	프롤린	43 mg	0.2%
트레오닌	902 mg	4.9%	세린	874 mg	4.7%
트립토판	–	–	타우린	–	–
발린	1,044 mg	5.6%	합계	18.5 g	99.9%

35. 갯장어

아미노산은 아스파르트산(2,201 mg, 11.9%), 리신(2,188 mg, 11.8%) 등이다.
한편, 우리나라를 위시한 동양권 국가에서 주식으로 하는 곡류의 제한 아미노산인 리신과 트레오닌이 100 g당 각각 2,188 mg(11.8%) 및 902 mg(4.9%) 함유되어 있어 갯장어를 부식으로 섭취하는 경우 영양균형적인 면에서 상당히 의미가 있다.

(3) 무기질 함량

갯장어 육 100 g당 무기질 함량은 뼈의 주요 구성성분인 칼슘과 인이 각각 84 mg, 247 mg, 헤모글로빈을 구성하여 체내 산소 운반 및 산화적 에너지 대사에 주로 관여하는 철이 1.9 mg, 산과 염기의 평형 및 세포막 전위의 조절 등에 관여하는 나트륨이 65 mg, 세포 내외의 전위에 영향을 미치면서 세포 내 이온강도 조절에 관여하고, 체내 나트륨 배출에 기여하는 칼륨이 490 mg 및 면역 기능을 하면서 성호르몬 생성에 관여하는 아연이 1.68 mg 등으로 이루어져 있다.

한국영양학회에서는 2010년 한국인 성인 남자(칼슘, 인 및 철은 19~49세, 아연은 19~29세)의 1일 무기질 권장량은 칼슘과 인의 경우 각각 750 mg과 700 mg, 철과 아연의 경우 모두 10 mg으로 정하고 있다. 이로 미루어 볼 때 갯장어 육 100 g을 식용하면 성인 남자의 1일 무기질 권장량 기준에 있어 칼슘은 11.2%를, 인은 35.3%를, 철은 19.0%를, 아연은 16.8%를 섭취하는 효과가 있다.

무기질 면에서 갯장어는 다른 어류에 비하여 칼슘, 인, 철 및 아연이 고루 함유되어 있다.

〈표 35-6〉 갯장어의 무기질 함량 (어육 100 g당)

무기질 함량							
칼슘	인	철	나트륨	칼륨	아연	셀레늄	
84 mg	247 mg	1.9 mg	65 mg	490 mg	1.68 mg	–	

35. 갯장어

(4) 비타민 함량

갯장어 육 100 g당 비타민 함량은 비타민 A가 540 RE, 비타민 B_1이 0.01 mg, 비타민 B_2가 0.11 mg, 비타민 B_6가 0.06 mg, 니아신이 2.9 mg, 엽산이 15 μg, 비타민 E가 1.1 mg 함유되어 있다.

비타민 함량 면에서 갯장어는 다른 어류에 비하여 비타민 A 및 엽산의 함량이 많아, 갯장어를 섭취하는 경우 이들 비타민의 건강 기능이 기대된다.

〈표 35-7〉 갯장어의 비타민 함량 (어육 100 g당)

비타민 함량									
비타민 A	레티놀	β-카로틴	비타민 B_1	비타민 B_2	비타민 B_6	니아신	비타민 C	엽산	비타민 E
540 RE	540 μg	–	0.01 mg	0.11 mg	0.06 mg	2.9 mg	–	1.5 μg	1.1 mg

(5) 이용

갯장어의 근육이 부드럽고 맛이 있어 대량 일본으로 수출되고 있다. 갯장어가 우리나라에서는 횟감으로 많이 이용되고, 일부 갯장어탕, 조미 갯장어구이로 먹기도 하며, 일본에서는 통조림으로도 생산되고 있다. 특히 근년 호남지방에 샤브샤브 형태의 갯장어 요리가 유행하고 있고, 그 맛은 최고이다.

갯장어의 부레는 어두(魚肚; 중화요리용 말린 부레)로 가공된다.

8) 약용 위해성, 약용부위, 약성 및 약용 효능

(1) 약용 위해성, 약용부위 및 약성

갯장어는 위험하지 않고, 약용부위는 부레, 머리(뇌), 난소, 혈액 및 쓸개 등이다.

갯장어는 부레가 단백질, 지질 및 젤라틴으로 구성되어 있고, 뇌와 난소가 케파린, 난 인지질, 신경 인지질 및 콜레스테롤 등으로 구성되어 있으며, 담즙이 담즙산인 글리코콜산, 타우로콜산으로 구성되어 있다.

35. 갯장어

갯장어의 약성은 부레의 경우 감(甘), 한(寒) 및 평(平)이고, 혈액은 감(甘), 온(溫)이며, 쓸개는 고(苦), 한(寒), 보허손(補虛損), 거풍명목(去風明目), 해독소염(解毒消炎) 및 보위윤폐(補胃潤肺)이다.

(2) 약용 효능

① 위장병

위장병 치료를 위하여 중국 광동성에서는 말린 부레에 설탕을 넣고 졸여서 먹는다.

② 통풍, 요골통(腰骨痛) 및 기관지염

통풍, 요골통 및 기관지염의 치료를 위하여 중국 광동성에서는 말린 부레를 위장병 증상의 한방약과 함께 달여 먹거나, 해마, 닭고기와 함께 조려 먹는다.

③ 산후 두통

산후 두통의 치료를 위하여 중국 광동성에서는 신선한 머리 1~2개를 말린 쑥(머리 1개당 쑥 3.1~6.2 g)과 함께 달여 먹는다. 증상이 가벼운 경우 다량 마시면 치유할 수 있다.

④ 통풍 및 두통

통풍 및 두통 치료를 위하여 중국 광동성에서는 머리를 화초(禾草) 뿌리와 함께 졸여 먹는데, 먹기 전에 술 한잔을 마시면 효험이 있다.

⑤ 유정(遺精)

유정의 치료를 위하여 부레를 불에 구워서 가루를 먹으면 효험이 있다.

⑥ 종기, 통창(痛瘡) 및 종양

종기, 통창 및 종양의 치료를 위하여 부레를 구워 가루로 만들어 소흥주(찹쌀을 발효시켜 만든 중국 사오닝 지방의 특산주)와 함께 먹거나, 기름에 튀겨 먹으면 효험이 있다.

35. 갯장어

⑦ 급성결막염

급성결막염의 치료를 위하여 쓸개(물에 닿지 않은 것) 1개를 삼키면 효험이 있다.

⑧ 위장병 및 위장 불순

위장병 및 위장 불순의 치료를 위하여 배를 갈라 소화되지 않은 내용물을 말린 다음 부드러워지도록 구워서 가루를 만들어 먹으면 효험이 있다.

⑨ 관절이 붓거나 아플 때

관절이 붓거나 아플 때 내장을 제거한 다음 잘 씻어 냄비에서 노랗게 될 때까지 졸이고, 설탕과 술을 부어 다시 중불에서 졸여 먹으면 효험이 있다.

⑩ 안면신경마비(뇌졸중 후유증)

신경마비가 있는 경우 치료를 위하여 산 채로 칼로 잘라 피, 또는 피가 묻은 근육을 얼굴에 문지른다. 이때 좌측 마비라면 우측에, 우측 마비라면 좌측에 문지르고, 1일 1회 실시한다. 침구치료와 함께 해도 좋다.

(3) 약제

① 연질 캡슐

부레 젤라틴은 연질 캡슐로 만들거나 접착제로 사용한다.

② 간유 제제

간에서는 간유를 얻을 수 있다.

③ 케파린 및 난 인지질 제제

뇌와 난소는 케파린, 난 인지질 제제로 만들어 간경화, 지방간, 신경쇠약, 빈혈에 보조약으로 사용하고, 이때 비타민 B_6를 배합하기도 한다.

35. 갯장어

〈표 35-8〉 갯장어의 약용 효능 및 약제

위해성	없음
약용부위	부레, 머리(뇌), 난소, 혈액, 쓸개
성분	· 부레는 단백질, 지질, 젤라틴으로 구성 · 뇌와 난소에는 케파린, 난 인지질, 신경 인지질, 콜레스테롤로 구성 · 담즙에는 담즙산인 글리코콜산, 타우로콜산으로 구성
약성	· 부레는 감(甘), 한(寒), 평(平) · 혈액은 감(甘), 온(溫) · 쓸개는 고(苦), 한(寒), 보허손(補虛損), 거풍명목(去風明目), 해독소염(解毒消炎), 보위윤폐(補胃潤肺)
효능	· 위장병 · 통풍, 요골통(腰骨痛), 기관지염 · 산후 두통 · 통풍, 두통 · 유정(遺精) · 종기, 통창(痛瘡), 종양 · 급성결막염 · 위장병, 위장 불순 · 관절이 붓거나 아플 때 · 안면신경마비(뇌졸중 후유증)
약제	· 연질 캡슐 · 간유 제제 · 케파린 제제 · 난 인지질 제제

36. 바다뱀 *Ophisurus macrorhynchos*(Bleeker, 1853)

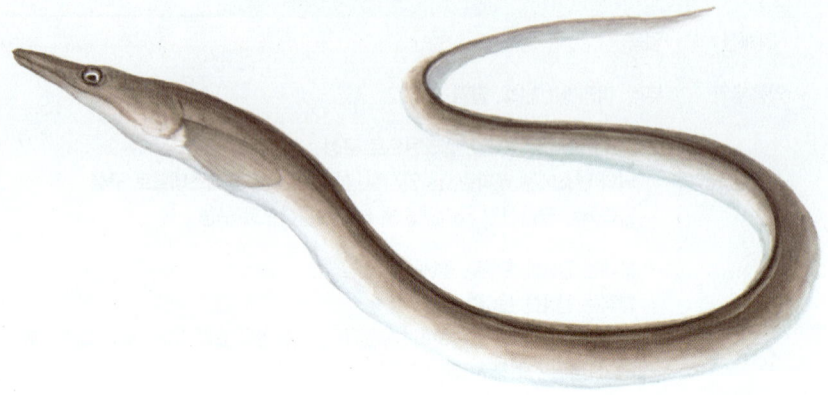

1) 학명 및 명칭

바다뱀은 학명이 *Ophisurus macrorhynchos*이고, 영명이 crocodile snake eel이며, 일명이 dainan-umihebi이다.

우리나라에서는 바다뱀에 대한 방언을 찾아볼 수 없다.

〈표 36-1〉 바다뱀의 학명 및 각국 명칭

학명	현재	*Ophisurus macrorhynchos*(Bleeker, 1853)
	이전	*Ophichthys crocodilinus*(Bennett, 1833) *Ophisurus crocodilinus*(Bennett, 1833) *Brachysomophis horridus*(Kaup, 1856) *Achirophichthys typus*(Bleeker, 1864) *Brachysomophis sauropsis*(Schultz, 1943)
명칭	영명	Crocodile snake eel
	일명	Dainan-umihebi
	방언	–

2) 분류

바다뱀은 경골어(ray-finned fish)강 – 뱀장어(eels and morays)목 – 바다뱀(snake eels)과로 분류된다.

〈표 36-2〉 바다뱀의 분류

강	목	과
경골어(ray-finned fish)	뱀장어(eels and morays)	바다뱀(snake eels)

3) 형태

바다뱀의 체형은 가늘고 길며, 다수의 골절 융기선이 세로 또는 가로로 발달하여 있고, 주둥이는 새 주둥이처럼 매우 뽀족하다.

체색은 회갈색을 띠며 배는 은백색이다.

바다뱀은 성어는 전장이 1.2 m에 달하고, 체중은 1.0~1.5 kg 범위이지만 3 kg이 넘기도 한다.

4) 생태

바다뱀은 성질이 난폭한 저서어이고, 유영속도가 빠르며 탐식성이다. 꼬리로 바닥에 구멍을 내고, 모래펄이나 저질이 모래펄인 연안역에 서식한다.

바다뱀은 새우나 가재, 게, 저서어류(예를 들면 바다뱀) 등을 잡아먹는다.

바다뱀은 경제성이 있는 어종이다.

5) 분포

바다뱀은 동중국해, 남중국해, 일본 남부, 아라비아 해, 몰리셔스 제도, 호주 북부, 아프리카 동해안에 분포한다.

36. 바다뱀

<표 36-3> 바다뱀의 개략적 형태, 생태 및 분포

형태	전장	성어는 1.2 m 전후
	체중	성어는 1.0~1.5 kg
	체색	체색은 회갈색을 띠며, 배는 은백색
	체형	· 체형은 가늘고 길며, 다수의 골절 융기선이 세로 또는 가로로 발달 · 주둥이는 새 주둥이처럼 매우 뾰족 · 우리나라의 바다뱀류 중에서는 가장 큰 종
생태	서식	저서어이며 모래펄이나 저질이 모래펄인 연안역에 서식
	먹이	새우, 가재, 게, 저서어류
	산란	–
분포		동중국해, 남중국해, 일본 남부, 아라비아 해, 몰리셔스 제도, 호주 북부, 아프리카 동해안

6) IUCN Red List (※12p 주석 참고)

바다뱀은 해당되지 않는다(NE).

7) 식품성분 특성

바다뱀은 식품성분에 대한 자료가 없어 이에 대하여 언급하기가 곤란하다.

8) 약용 위해성, 약용부위, 약성 및 약용 효능

(1) 약용 위해성, 약용부위 및 약성

바다뱀은 중국에서 한방약 소재로 이용하고, 위험하지 않으며, 약용부위는 근육이다.

(2) 약용 효능

① 통풍성 관절염

통풍성 관절염의 치료를 위하여 중국 복건성에서는 살아 있는 바다뱀을 고량주(수수를 발효시켜 만든 중국 북부 지방의 특산주)와 함께 약한 불에 구워 먹는다.

② 영양 강화

바다뱀의 근육은 지질이 많아 맛이 있고, 체력을 보조하는 영양식품이기도 하다.

〈표 36-4〉 바다뱀의 약용 효능

위해성	없음
약용부위	근육
약성	-
효능	· 통풍성 관절염 · 영양 강화

37. 날치 *Cheilopogon agoo*(Temminck et Schlegel, 1846)

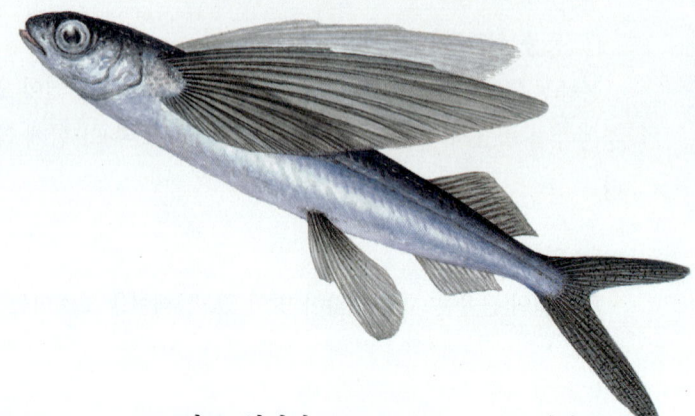

1) 학명 및 명칭

날치는 학명이 *Cheilopogon agoo*이고, 영명이 Japanese flyingfish이며, 일명이 tobiuo이다.

날치를 우리나라에서는 지방에 따라 날치어, 날치고기로 달리 부르기도 한다.

〈표 37-1〉 날치의 학명 및 각국 명칭

학명	현재	*Cheilopogon agoo*(Temminck et Schlegel, 1846)
	이전	*Exocoetus agoo*(Temminck et Schlegel, 1846) *Cheilopogon agoo agoo*(Temminck et Schlegel, 1846) *Cypselurus agoo*(Temminck et Schlegel, 1846) *Cypselurus agoo agoo*(Temminck et Schlegel, 1846)
명칭	영명	Japanese flyingfish
	일명	Tobiuo
	방언	날치어, 날치고기

2) 분류

날치는 경골어(ray-finned fish)강 – 동갈치(needle fishes)목 – 날치(flyingfishes)과로 분류된다.

37. 날치

⟨표 37-2⟩ 날치의 분류

강	목	과
경골어(ray-finned fish)	동갈치(needle fishes)	날치(flyingfishes)

3) 형태

날치는 체형이 가늘고 길면서, 가슴지느러미가 새의 날개처럼 매우 크고, 배지느러미도 큰 것이 특징이다. 꼬리지느러미는 반달형이다. 주둥이는 짧으며, 눈이 크다.

등은 청흑색, 배는 은백색을 띤다.

날치의 성어 전장은 35 cm 전후이다.

4) 생태

날치는 온수성 어종이며 상층부에 살고, 보통 무리를 이루며 회유한다. 유영속도가 빨라 수면 위 1 m까지 튀어 올라 수십 초간 체공하는데 거리는 10~100 m나 된다.

날치의 먹이는 주로 온수성의 대형 부유동물, 예를 들면 단족류, 오징어, 가재 등이다.

날치는 봄철에 바다 바깥쪽에서 안쪽으로 생식 회유를 하고, 산란이 끝나면 먹이를 찾기 위해 서로 나뉘어 바깥쪽으로 나간다. 주로 4~10월이 산란기이며, 알은 공 모양이고 직경은 2 mm 정도이다.

5) 분포

날치는 우리나라 중·남부해와 일본 동경 이남에서 대만에 이르기까지 분포한다.

37. 날치

〈표 37-3〉 날치의 개략적 형태, 생태 및 분포

형태	전장	성어는 35 cm 전후
	체중	–
	체색	· 등은 청흑색 · 배는 은백색
	체형	· 체형은 가늘고 김 · 가슴지느러미와 배지느러미는 크고, 꼬리지느러미는 반달형 · 주둥이는 짧고 눈이 큼
생태	서식	· 온수성 어종 · 상층부에 살고, 보통 무리를 이루며 회유 · 유영속도는 빠름
	먹이	단족류, 오징어, 가재 등
	산란	· 주로 4~10월이 산란기 · 알은 공 모양이고 직경은 2 mm 정도
분포		우리나라 중·남부해, 일본 동경 이남에서 대만

6) IUCN Red List (※12p 주석 참고)

날치는 해당되지 않는다(NE).

7) 식품성분

(1) 열량 및 일반성분 함량

날치 육 100 g당 일반성분 조성은 수분이 76.4 g, 단백질이 21.0 g, 지방이 1.0 g, 탄수화물이 0.1 g 및 회분이 1.5 g으로, 수분을 제외한다면 날치는 단백질을 주성분으로 하는 어류이다.

날치 육 100 g을 섭취하는 경우의 열량은 98 kcal이다.

날치 육 100 g당 단백질 및 지질 함량은 일반 어류 단백질 표준량(20±2 g) 및

37. 날치

어류 지질 표준량(3±2 g)의 범위이다.

〈표 37-4〉 날치의 열량 및 일반성분 함량 (어육 100 g당)

열량	일반성분 함량				
	수분	단백질	지방	회분	탄수화물
98 kcal	76.4 g	21.0 g	1.0 g	1.5 g	0.1 g

(2) 무기질 함량

날치 육 100 g당 무기질 함량은 뼈의 주요 구성성분인 칼슘과 인이 각각 24 mg, 261 mg, 헤모글로빈을 구성하여 체내 산소 운반 및 산화적 에너지 대사에 주로 관여하는 철이 1.5 mg, 산과 염기의 평형 및 세포막 전위의 조절 등에 관여하는 나트륨이 65 mg, 세포 내외의 전위에 영향을 미치면서 세포 내 이온강도 조절에 관여하고, 체내 나트륨 배출에 기여하는 칼륨이 320 mg, 면역 기능을 하면서 성호르몬 생성에 관여하는 아연이 0.52 mg 등으로 이루어져 있다.

한국영양학회에서는 2010년 한국인 성인 남자(칼슘, 인 및 철은 19~49세, 아연은 19~29세)의 1일 무기질 권장량을 칼슘과 인의 경우 각각 750 mg과 700 mg, 철과 아연은 모두 10 mg으로 정하고 있다. 이로 미루어 볼 때 날치 육 100 g을 식용하면 성인 남자의 1일 무기질 권장량 기준에 있어 칼슘은 3.2%를, 인은 37.3%를, 철은 15.0%를, 아연은 5.2%를 섭취하는 효과가 있다.

무기질 면에서 날치는 다른 어류에 비하여 칼슘과 아연이 상당히 낮아 날치의 섭취에 의한 칼슘과 아연의 보강 효과는 낮으리라 판단된다.

〈표 37-5〉 날치의 무기질 함량 (어육 100 g당)

무기질 함량							
칼슘	인	철	나트륨	칼륨	아연	셀레늄
24 mg	261 mg	1.5 mg	65 mg	320 mg	0.52 mg	-

37. 날치

(3) 비타민 함량

날치 육 100 g당 비타민은 비타민 A가 5 RE, 비타민 B_1이 0.02 mg, 비타민 B_2가 0.11 mg, 비타민 B_6가 0.19 mg, 니아신이 4.2 mg, 엽산이 3.1 μg, 비타민 E가 2.4 mg 함유되어 있다.

비타민 함량 면에서 날치는 다른 어류에 비하여 비타민 E 함량이 약간 많아, 날치를 섭취하는 경우 비타민 E의 건강 기능이 기대된다.

〈표 37-6〉 날치의 비타민 함량 (어육 100 g당)

비타민 함량									
비타민 A	레티놀	β-카로틴	비타민 B_1	비타민 B_2	비타민 B_6	니아신	비타민 C	엽산	비타민 E
5 RE	5 μg	–	0.02 mg	0.11 mg	0.19 mg	4.2 mg	–	3.1 μg	2.4 mg

(4) 이용

날치는 생선이나 염건품으로 많이 이용되고 있고, 알이 다량 이용되고 있으나 어체는 경제적으로 크게 중요한 어종은 아니다.

8) 약용 위해성, 약용부위, 약성 및 약용 효능

(1) 약용 위해성, 약용부위 및 약성

날치는 해롭지 않으며, 약용부위는 근육이다.
약성은 감(甘), 온(溫), 미산(微酸) 및 최생치질(催生治疾)이다.

(2) 약용 효능

① 임산부의 산기 유도, 위장통, 치질, 선기(仙氣)

임산부의 산기 유도, 위장통, 치질, 선기(仙氣)를 치료하기 위하여 살을 재로 만들어 가루를 내고 1일 3.12 g을 고량주(수수를 발효시켜 만든 중국 북부 지방의

37. 날치

특산주)와 함께 먹으면 효험이 있다.

② 유방 상처

유방 상처를 치유하기 위하여 살을 재로 만들어 물로 갠 다음에 환부에 붙이면 효험이 있다.

〈표 37-7〉 날치의 약용 효능

위해성	없음
약용부위	근육
약성	감(甘), 온(溫), 미산(微酸), 최생치질(催生治疾)
효능	· 임산부의 산기 유도, 위장통, 치질, 선기(仙氣) · 유방 상처

38. 대구 *Gadus macrocephalus*(Tilesius, 1810)

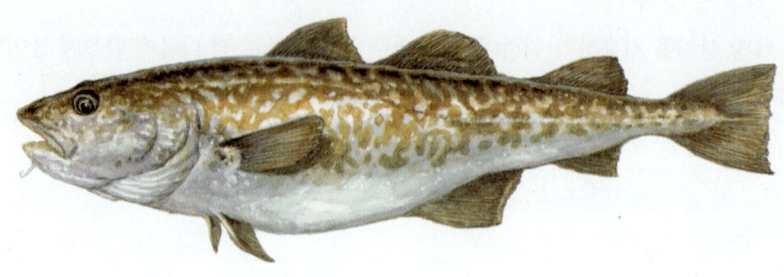

1) 학명 및 명칭

대구는 학명이 *Gadus macrocephalus*이고, 영명이 Pacific cod이며, 일명이 madara이다.

대구는 우리나라에서 지방에 따라 대기, 대두어로 달리 부르기도 한다.

〈표 38-1〉 대구의 학명 및 각국 명칭

학명	현재	*Gadus macrocephalus*(Tilesius, 1810)
	이전	*Gadus pygmaeus*(Pallas, 1814) *Gadus auratus*(Cope, 1873) *Gadus brandti*(Hilgendorf, 1875) *Gadus callarias macrocephalus*(Schmidt, 1904) *Gadus morhua macrocephalus*(Berg, 1933)
명칭	영명	Pacific cod(FAO)
	일명	Madara
	방언	대기, 대두어

38. 대구

2) 분류

대구는 경골어(ray-finned fish)강 – 대구(cods)목 – 대구(cods and haddocks)과로 분류된다.

〈표 38-2〉 대구의 분류

강	목	과
경골어(ray-finned fish)	대구(cods)	대구(cods and haddocks)

3) 형태

대구는 머리와 몸통이 크고 원통형이며 꼬리는 가늘고 길면서 약간 측편하다. 대구는 아래턱 아래에 한 개의 수염을 가지며 위턱이 아래턱보다 길어 명태와는 차이가 있다.

등은 회갈색에 적갈색 반점을 가지며 배는 흰색을 띤다.

대구의 성어는 전장이 1 m 전후이다.

4) 생태

대구는 냉수성의 저서어이고, 무리를 이루어 생활하며, 전장과 체중이 각각 최고 120 cm와 22.7 kg에 이르고 최고수명 18년이라는 기록이 있다.

대구는 소형 어류나 갑각류, 연체동물을 즐겨 먹으며, 여름과 가을에는 냉수역에서 살다가 산란기인 겨울철에는 연안역으로 회유하여 월동한다.

대구는 침하성 알을 낳으며, 알의 지름은 1.25~1.30 mm이고, 포란 수는 200만~300만 개 정도이다.

5) 분포

대구는 수온이 6~9℃인 북태평양(64°N~30°N)에 속하는 우리나라 동해와 서

38. 대구

해, 일본의 북부 해역, 오호츠크해, 베링해에서 많이 어획된다.

〈표 38-3〉 대구의 개략적 형태, 생태 및 분포

형태	전장	성어는 1 m 전후
	체중	–
	체색	· 등은 회갈색에 적갈색 반점 · 배는 흰색
	체형	· 머리와 몸통은 크고 원통형 · 꼬리는 가늘고 길며 약간 측편 · 아래턱 아래에 한 개의 수염 · 위턱이 아래턱보다 김
생태	서식	· 냉수성의 저서어이며 무리를 이룸 · 여름과 가을에는 냉수역에서 살다가 산란기인 겨울철에는 연안역으로 회유하여 월동
	먹이	소형 어류나 갑각류, 연체동물
	산란	· 산란기는 겨울 · 침하성으로 산란 · 알의 지름이 1.25~1.30 mm, 포란 수는 200만~300만 개
분포		우리나라 동해와 서해, 일본의 북부 해역, 오호츠크해, 베링해

6) IUCN Red List (※12p 주석 참고)

대구는 해당되지 않는다(NE).

7) 식품성분 특성

(1) 열량 및 일반성분 함량

대구 육 100 g당 일반성분 조성은 수분이 79 g, 단백질이 18.5 g, 지방이 1.1 g, 탄수화물이 0.2 g 및 회분이 1.2 g으로, 수분을 제외한다면 대구는 단백질을 주성

38. 대구

분으로 하는 어류이다. 대구 육 100 g을 섭취하는 경우의 열량은 90 kcal이다.

대구의 단백질 및 지질은 일반 어류 단백질 표준량(20±2 g) 및 어류 지질 표준량(3±2 g)의 범위이다.

〈표 38-4〉 대구의 열량 및 일반성분 함량 (어육 100 g당)

열량	일반성분 함량				
	수분	단백질	지방	회분	탄수화물
90 kcal	79.0 g	18.5 g	1.1 g	1.2 g	0.2 g

(2) 아미노산 함량

대구 육 100 g당 아미노산 함량은 유리아미노산으로 존재 시 맛에 지대한 역할을 하는 글루탐산이 2,582 mg(16.3%)으로 가장 많다. 글루탐산 이외의 주된 아미노산은 아스파르트산(1,545 mg, 9.8%), 리신(1,421 mg, 9.0%) 등이다.

한편, 우리나라를 위시한 동양권 국가에서 주식으로 하는 곡류의 제한 아미노산인 리신과 트레오닌이 대구 육 100 g당 각각 1,421 mg(9.0%), 669 mg(4.2%) 함유되어 있어 대구를 부식으로 섭취하는 경우 영양균형적인 면에서 상당히 의미가 있다.

혈압 조절작용, 동맥경화 예방, 암시야 능력의 저하 방지 및 인슐린 분비 촉진 등에 의한 당뇨병 치료 등과 같은 건강 기능성이 인정되는 타우린의 함량은 대구 100 g당 177 mg(1.1%)으로 연체류(갑오징어: 791 mg, 낙지: 854 mg) 및 갑각류(꽃게: 711 mg, 보리새우: 611 mg)의 함량보다는 월등히 낮고, 일반 어류(대구: 177 mg, 가다랑어: 299 mg, 전갱이: 132 mg)에 비하여는 큰 차이가 없어, 대구의 섭취에 의한 타우린의 건강 기능효과도 무시할 수는 없다.

38. 대구

<표 38-5> 대구의 아미노산 함량 (어육 100 g당)

아미노산	함량	조성	아미노산	함량	조성
이소류신	744 mg	4.7%	히스티딘	331 mg	2.1%
류신	1,381 mg	8.7%	아르기닌	1,293 mg	8.2%
리신	1,421 mg	9.0%	알라닌	955 mg	6.0%
메티오닌	457 mg	2.9%	아스파르트산	1,545 mg	9.8%
시스틴	176 mg	1.1%	글루탐산	2,582 mg	16.3%
페닐알라닌	715 mg	4.5%	글리신	605 mg	3.8%
타이로신	608 mg	3.8%	프롤린	530 mg	3.4%
트레오닌	669 mg	4.2%	세린	614 mg	3.9%
트립토판	175 mg	1.1%	타우린	177 mg	1.1%
발린	841 mg	5.3%	합계	15.8 g	99.9%

(3) 지방산 조성

대구의 주요 구성 지방산으로는 포화지방산인 16:0, 일가불포화지방산인 18:1 및 다가불포화지방산인 20:5(EPA) 및 22:6(DHA) 등이다.

대구의 지질을 구성하는 지방산은 포화산(22.5%)에 대하여 다가불포화산(53.6%)의 조성비가 2.38로 일본 후생성에서 주장하고 있는 건강 기능성 지질의 조건으로 제시한 조성비(1~1.5)의 범위 밖에 있다.

성인병 예방, 뇌학습 발달 등과 같은 생리적 기능이 있는 다가불포화지방산의 대표적 구성성분인 EPA(14.4%) 및 DHA(31.0%) 등의 조성비가 45.4%에 달하여 이들에 의한 건강 기능성이 아주 기대되나 실제 이들의 지질 함량은 1.1%에 불과하므로 그 효과는 조성비에 비하여는 다소 미미할 것이다.

38. 대구

〈표 38-6〉 대구의 지방산 (면적 %)

포화지방산	조성	일가불포화지방산	조성	다가불포화지방산	조성
14:0	1.5%	16:1	3.9%	18:2	1.2%
16:0	14.5%	18:1	16.4%	18:3	0.1%
18:0	5.1%	20:1	2.0%	20:4	4.3%
기타	1.4%	22:1	0.3%	20:5	14.4%
		기타	1.3%	22:5	1.0%
				22:6	31.0%
				기타	1.6%
합계	22.5%	합계	23.9%	합계	53.6%

(4) 무기질 함량

대구 육 100 g당 무기질 함량은 뼈의 주요 구성성분인 칼슘과 인이 각각 17 mg, 195 mg, 헤모글로빈을 구성하여 체내 산소 운반 및 산화적 에너지 대사에 주로 관여하는 철이 0.4 mg, 산과 염기의 평형 및 세포막 전위의 조절 등에 관여하는 나트륨이 152 mg, 세포 내외의 전위에 영향을 미치면서 세포 내 이온강도 조절에 관여하는 칼륨이 331 mg, 면역 기능을 하면서 성호르몬 생성에 관여하는 아연이 0.53 mg, 인체 세포의 대사에 필수적인 희귀 미네랄 원소인 셀레늄이 23 μg 등으로 이루어져 있다.

한국영양학회에서는 2010년 한국인 성인 남자(칼슘, 인 및 철은 19~49세, 아연은 19~29세)의 1일 무기질 권장량을 칼슘과 인의 경우 각각 750 mg과 700 mg, 철과 아연은 모두 10 mg으로 정하고 있다. 이로 미루어 볼 때 대구 육 100 g을 식용하면 성인 남자의 1일 무기질 권장량 기준에 있어 칼슘은 2.3%를, 인은 27.9%를, 철은 4.0%를, 아연은 5.3%를 섭취하는 효과가 있다.

무기질 면에서 대구는 다른 어류에 비하여 상당히 낮은 함량이어서 대구의 섭

38. 대구

취에 의한 칼슘, 철 및 아연과 같은 무기질의 건강 기능성을 크게 기대할 수 없다.

⟨표 38-7⟩ 대구의 무기질 함량 (어육 100 g당)

무기질 함량							
칼슘	인	철	나트륨	칼륨	아연	셀레늄	
17 mg	195 mg	0.4 mg	152 mg	331 mg	0.53 mg	0.23 μg	

(5) 비타민 함량

대구 육 100 g당 비타민 함량은 비타민 A가 12 RE, 비타민 B_1이 0.1 mg, 비타민 B_2가 0.15 mg, 니아신이 1.6 mg, 비타민 C가 2.0 mg, 엽산이 6.7 μg, 비타민 E가 1.0 mg 함유되어 있다.

비타민 함량 면에서 대구는 다른 어류에 비하여 비타민 A, 비타민 B_1, 비타민 B_2, 엽산 및 비타민 E의 함량이 낮아, 대구를 섭취하는 경우 다른 어류들에 비하여 이들 비타민의 건강 기능성은 다소 낮다.

⟨표 38-8⟩ 대구의 비타민 함량 (어육 100 g당)

비타민 함량									
비타민 A	레티놀	β-카로틴	비타민 B_1	비타민 B_2	비타민 B_6	니아신	비타민 C	엽산	비타민 E
12 RE	12 μg	–	0.1 mg	0.15 mg	0.2 mg	1.6 mg	2.0 mg	6.7 μg	1.0 mg

(6) 핵산 함량

대구 육 100 g당 핵산 함량은 RNA가 128 mg, DNA가 44.5 mg, 냉수가용성물질이 221.1 mg이다. 일반적으로 핵산은 세포를 활성화하고 노화를 방지할 수 있다고 알려져 있는데, 대구의 핵산 함량은 다른 어종에 비하여 다소 높은 편이어서 이들에 의한 건강 기능의 향상을 어느 정도 기대할 수 있다.

38. 대구

(7) 맛과 이용

대구는 엑스분의 함량이 많아 대구탕, 대구포, 반염건품 및 염장품 등으로 많이 이용되고 있다.

대구 부산물 중 간은 지질이 많아 간유의 원료로, 아가미는 아가미젓의 원료로, 알은 염장품의 원료로 사용된다.

8) 약용 위해성, 약용부위, 약성 및 약용 효능

(1) 약용 위해성, 약용부위 및 약성

중국에서는 대구를 한방약 소재로도 이용한다.

대구는 해롭지 않으며, 약용부위는 근육, 뼈, 부레 및 간이다.

(2) 약용 효능

① **타박상 및 어혈(瘀血)**

타박상 및 어혈의 치료를 위하여 대구를 말려서 분말로 만든 다음 적당량의 물을 붓고 반죽을 하여 환부에 붙이면 효험이 있다.

② **각기(脚氣)**

각기의 치료를 위하여 대구 뼈의 분말을 물과 섞어 반죽을 만들고 발에 붙이면 효험이 뛰어나다.

③ **토혈**

부레에서 젤라틴을 뽑아서 먹는다. 이것은 외용약이지만 연고제 베이스물질로도 사용된다.

④ **욕창(褥瘡), 화상, 외상, 궤양, 음경과 자궁경부염증**

대구 간유를 욕창(褥瘡), 화상, 외상, 궤양, 음경과 자궁경부염증의 치료를 위하여 사용하면 상피세포의 형성을 촉진하고, 국소적으로 바르면 치료효과가 있

38. 대구

으며, 환자의 통증을 줄여 준다.
 그리고 대구 간유로 욕창, 화상, 외상, 궤양, 음경과 자궁경부염증을 치료하면 상처가 남지 않는다.

⑤ 변비

변비의 치료를 위하여 대구를 쪄서 먹으면 효험이 있다.

(3) 약제

① 어간유

간의 어유 함유량은 20~40%이고, 비타민 A와 D가 많아 어간유 추출 소재로 우수하다. 대구 간유는 결핵균에 대해 증식을 억제하는 작용이 있으며, 불포화지방산 10 μg/mL에서 세균의 증식을 억제한다. 간유는 상처 부위에서 증식하는 전염성 세균을 사멸시키는 데도 사용되며, 대구 간유에 함유되어 있는 요오드와 요양산(療養酸, therapic acid)이 간유의 본체라고 하는 연구자도 있다. 간유로 만든 연고는 괴저 조직을 신속하게 액화시킨다.

② 인슐린

대구의 랑게르한스섬은 장원형이며 쓸개 상부나 측부에 있고 진한 적색을 띤다. 이 랑게르한스섬에는 인슐린이 많아 1 kg의 랑게르한스섬에서 12,000 IU의 인슐린을 얻을 수가 있다.

〈표 38-9〉 대구의 약용 효능 및 약제

위해성	없음
약용부위	근육, 뼈, 부레, 간
약성	-
효능	타박상 및 어혈(瘀血), 각기(脚氣), 토혈, 상피세포의 형성 촉진, 변비
약제	어간유, 인슐린

39. 청대치 *Fistularia petimba*(Lacepède, 1803)

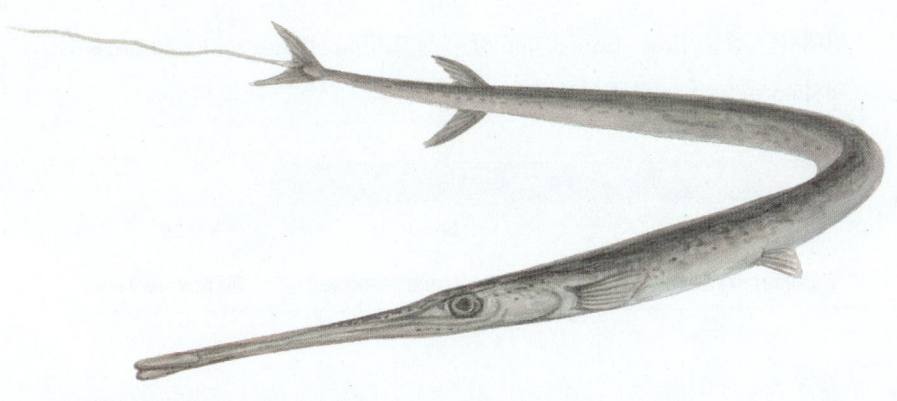

1) 학명 및 명칭

청대치는 학명이 *Fistularia petimba*이고, 영명이 red cornetfish이며, 일명이 ao-yagara이다.

청대치는 우리나라에서 흔하지 않아 이에 대한 방언이 없다.

〈표 39-1〉 청대치의 학명 및 각국 명칭

학명	현재	*Fistularia petimba*(Lacepède, 1803)
	이전	*Fistularia immaculata*(Cuvier, 1816) *Fistularia serrata*(Cuvier, 1816) *Fistularia villosa*(Klunzinger, 1871) *Fistularia starksi*(Jordan et Seale, 1905) *Fistularia rubra*(Miranda Ribiero, 1915)
명칭	영명	Red cornetfish
	일명	Ao-yagara
	방언	-

39. 청대치

2) 분류

청대치는 경골어(ray-finned fish)강 – 실고기(pipefishes and seahorses)목 – 대치(cornetfishes)과로 분류된다.

〈표 39-2〉 청대치의 분류

강	목	과
경골어(ray-finned fish)	실고기(pipefishes and seahorses)	대치(cornetfishes)

3) 형태

청대치의 체형은 긴 원통형으로 비늘을 갖지 않으며, 꼬리지느러미의 중앙 2줄기는 실처럼 길게 연장되어 있다.

청대치의 체색은 청색을 띤 올리브색으로 살아 있을 때에는 갈색 반점이 나타난다.

청대치의 성어 전장은 100 cm 이내이며, 체중은 500 g 전후이다.

4) 생태

청대치는 열대와 아열대 해역의 중하층에서 살고, 약간 깊은 해역에도 분포하며, 무리를 크게 이루지 않는다.

청대치는 육식성이고 어린 고기나 작은 새우를 먹는다.

청대치의 근육은 맛이 있지만 어획량이 많지 않아 경제적인 가치는 그다지 크지 않다.

5) 분포

청대치는 열대 및 아열대(44°N~39°S)에 주로 분포하며 우리나라 남부 연해, 일본 중부 이남, 중국 연안이나 하와이, 뉴기니, 동인도 제도, 아프리카 해역에 서식한다.

39. 청대치

〈표 39-3〉 청대치의 개략적 형태, 생태 및 분포

형태	전장	성어는 100 cm 전후
	체중	성어는 500 g 전후
	체색	체색은 청색을 띤 올리브색으로 살아 있을 때는 갈색 반점이 나타남
	체형	· 체형은 긴 원통형 · 주둥이는 긴 관 모양으로 입은 작음 · 비늘을 갖지 않음
생태	서식	· 열대와 아열대 해역의 중하층에 서식 · 무리를 크게 이루지 않음
	먹이	어린 고기, 작은 새우
	산란	–
분포		우리나라 남부 연해, 일본 중부 이남, 중국 연안, 하와이, 뉴기니, 동인도 제도, 아프리카

6) IUCN Red List (※12p 주석 참고)

청대치는 해당되지 않는다(NE).

7) 식품성분 특성

청대치는 식품성분에 대한 자료가 없어 이에 대한 언급이 곤란하다.

8) 약용 위해성, 약용부위, 약성 및 약용 효능

(1) 약용 위해성, 약용부위 및 약성

청대치는 중국에서 한방약 소재로 이용하며, 위해성이 없고, 약용부위는 전어체이다.

39. 청대치

(2) 약용 효능

① 식도암

식도암의 치료를 위하여 청대치 어체를 검게 될 때까지 건조시킨 다음 가루를 내어 먹으면 효험이 있다.

② 신장염

신장염의 치료를 위하여 청대치 말린 고기를 잘게 썰어 물에 달여 마시면 효험이 있다.

〈표 39-4〉 청대치의 약용 효능

위해성	없음
약용부위	전어체
약성	–
효능	· 식도암 · 신장염

40. 점해마 *Hippocampus trimaculatus*(Leach, 1814)

1) 학명 및 명칭

점해마는 학명이 *Hippocampus trimaculatus*이고, 영명이 longnose seahorse이며, 일명은 takakura-tatsu이다.

점해마는 우리나라에서 흔하지 않아 이에 대한 방언이 없다.

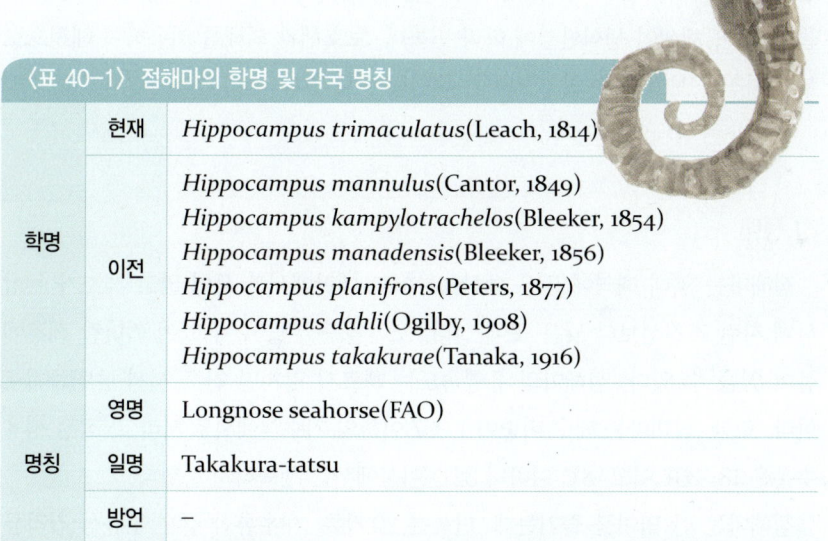

〈표 40-1〉 점해마의 학명 및 각국 명칭

학명	현재	*Hippocampus trimaculatus*(Leach, 1814)
	이전	*Hippocampus mannulus*(Cantor, 1849) *Hippocampus kampylotrachelos*(Bleeker, 1854) *Hippocampus manadensis*(Bleeker, 1856) *Hippocampus planifrons*(Peters, 1877) *Hippocampus dahli*(Ogilby, 1908) *Hippocampus takakurae*(Tanaka, 1916)
명칭	영명	Longnose seahorse(FAO)
	일명	Takakura-tatsu
	방언	–

2) 분류

점해마는 경골어(ray-finned fish)강 – 실고기(pipefishes and seahorses)목 – 실고기(pipefishes and seahorses)과로 분류된다.

40. 점해마

〈표 40-2〉 점해마의 분류

강	목	과
경골어 (ray-finned fish)	실고기 (pipefishes and seahorses)	실고기 (pipefishes and seahorses)

3) 형태

점해마의 체형은 골판으로 덮여 있으며 주둥이와 꼬리가 가늘고 길어 해조를 감아 몸을 고정시킬 수 있다. 점해마는 등 쪽 가장자리를 따라 깨알 같은 검은 점들이 있다. 체색이 생식환경에 따라 변하며, 보호색과 의태를 이용하여 해적으로부터 자신을 보호할 수 있고 먹이를 유인할 수도 있다.

점해마는 성체의 크기가 20 cm 전후이다.

4) 생태

점해마는 열대 해역에 많은 해산어류이고 내만에서도 물이 맑고 해조가 무성하게 자란 조간선보다 낮은 곳에 산다. 꼬리를 구부릴 수가 있어 커다란 해조에 붙어 있을 수 있다. 점해마의 유영속도는 빠르지 않지만 간혹 서서 유영하기도 한다. 또한, 점해마는 해수 비중이 1.007 이하의 기수역에서도 자라고, 적정 생육 수온은 18~30℃이고, 8℃ 이하나 32℃ 이상에서는 생육하지 못한다.

점해마는 산 먹이를 즐기는데, 단족류, 요각류, 새우류와 같은 부유성 갑각류를 잘 먹는다. 양식장에서는 사료로 빙장한 작은 새우 또는 마쇄한 어육을 사용한다.

점해마는 5~8월이 산란기이지만 6월에 많고, 교배 시에는 암수가 서로 배를 접촉시켜 암컷이 알을 수컷의 육아주머니에 낳는다. 알은 주머니 속에서 수정, 부화하고 15~20개월이 지나면 성어가 된다. 한 배에서는 400~500마리를 낳지만 1,200마리 이상을 낳는 경우도 있다. 환경이 좋으면 일 년에 수십 번 번식한다.

40. 점해마

　점해마는 온도적응성이 그다지 넓지 않지만, 몸 크기가 크고 성장이 빠르며 여러 마리를 낳기 때문에 인공종묘생산에 적합하다고 여겨져서 중국에서는 양식을 한다. 점해마의 성장은 매우 빠르며, 부화 1개월 후에는 체장이 6 cm나 되고, 2개월 후에는 9 cm, 3개월 후에는 11 cm나 된다. 수명은 3년 이상이고 18 cm까지 자란다. 먹이만 충분하게 준다면 치어를 5개월 정도 사육하면 약재로 사용할 수 있는 크기가 된다.
　점해마의 자연산은 매우 적어 수출이나 국내 수요를 감당하지 못한다.

〈표 40-3〉 점해마의 개략적 형태, 생태 및 분포

형태	전장	성체는 20 cm 전후
	체중	–
	체색	· 등 쪽 가장자리를 따라 깨알 같은 검은 점이 분포 · 체색은 생식환경에 따라 변색 · 보호색과 의태를 이용하여 해적으로부터 자신을 보호할 수 있고 또한 먹이를 유인할 수도 있음
	체형	· 몸은 골판으로 덮여 있음 · 주둥이와 꼬리는 가늘고 긺
생태	서식	· 열대 해역에 많이 서식 · 내만에서도 물이 맑고 해조가 무성하게 자란 조간선 이하에 서식 · 꼬리를 구부릴 수가 있어 커다란 해조에 붙어 있을 수 있음 · 해수 비중이 1.007 이하의 기수역에도 서식 · 적정 생육 수온은 18~30℃
	먹이	부유성 갑각류(단족류, 요각류, 새우류 등)
	산란	· 산란기는 5~8월 · 한 배에서 400~500마리 낳음 · 환경이 좋으면 일 년에 수십 번이나 번식
분포		우리나라 제주도 남부 연안, 인도 남부에서 일본, 호주, 타히티에 이르는 해역

40. 점해마

5) 분포

점해마는 우리나라 제주도 남부 연안에서 확인된 적이 있고, 열대 해역에 주로 분포하며, 인도 남부에서 일본, 호주, 타히티에 이르는 해역에 산다.

6) IUCN Red List (※12p 주석 참고)

점해마는 국제 무역에 면허가 필요한 종이며, 자원량이 감소할 위험성이 있다 (VU, A4cd).

7) 식품성분 특성

점해마는 자료가 부족하여 식품성분에 대한 언급은 곤란하다.

8) 약용 위해성, 약용부위, 약성 및 약용 효능

(1) 약용 위해성, 약용부위 및 약성

점해마는 중국에서 한방약 소재로 이용하며, 해롭지 않고, 약용부위는 내장을 제외한 전어체이다.

점해마의 약성은 성온(性溫), 미감(味甘) 및 무독이다.

약용 효능은 몸의 상태를 정돈해 주며 맥박을 정상적이게 하고, 모든 내장을 편하게 해 주며 신장의 기능을 도와주고 강장작용이 있다. 또한 정신을 진정시키고, 혹[瘤]을 없애 주며, 근육을 풀어 주어 신경맥락을 좋게 한다. 기침을 멈추게 하고 천식 증세를 가라앉힌다. '북쪽에는 고려 인삼, 남쪽에는 해마'라는 말도 있다.

(2) 약용 효능

① 노인성 허약증, 노인성 치매 및 신경쇠약

노인성 허약증, 노인성 치매, 신경쇠약의 치료를 위하여 점해마를 말렸다가 가루를 내어 3.12~9.3 g을 먹으면 효험이 있다.

② 임산부 난산 및 빈혈

임산부 난산 및 빈혈의 치료에는 점해마의 가루를 내고, 이것을 끓였다가 식힌 것을 먹이면 효험이 있는데, 그 효과는 3.12~9.3 g이면 된다.

③ 유선암(乳腺癌)

유선암의 치료를 위하여 점해마 1마리, 지네 6마리, 산갑(山甲) 4.7 g을 분말로 만든 다음 소흥주(찹쌀을 발효시켜 만든 중국 사오닝 지방의 특산주)와 함께 삼키되, 1회 0.3 g, 1일 2회 먹으면 효험이 있다.

④ 전도(顚倒) 타박상, 복통, 요통 및 대퇴부 통증

전도(顚倒) 타박상(내상에 의한 통증), 복통, 요통 및 대퇴부 통증의 치료를 위하여 점해마를 물로 달여서 마시거나 31.2 g을 불에 말려 가루를 만들어 40℃로 덥힌 백주(白酒, 고량주)에 24시간 이상 재웠다가 매일 10 mL씩 15일간 연속하여 마시면 효험이 있다.

⑤ 천식 및 기관지염

천식 및 기관지염의 치료에는 점해마를 노랗게 될 때까지 건조한 후 가루를 내어 먹거나 점해마 3.12 g과 당귀 6.27 g에 물을 부어 달여 마시면 효험이 있다.

⑥ 양위(陽萎), 부인 냉증 및 불임증

양위(陽萎), 부인 냉증 및 불임증 치료에는 점해마 1마리를 물렁해지도록 말려서 가루로 만든 후 0.3~3.12 g을 소흥주와 함께 1일 3회 복용하면 효험이 있다.

⑦ 상처 지혈

지혈을 위하여 점해마를 재로 만들어서 상처 부위에 바르면 효험이 있다.

⑧ 악창(惡瘡) 및 종창(腫瘡)

악창 및 종창의 치료에는 점해마를 가루로 만들어 적당량을 환부에 바르면 효험이 있다.

40. 점해마

⑨ 결핵성 누관(瘻管)

결핵성 누관의 치료에는 해마발독성기산[海馬拔毒性肌散; 대형 점해마 3.12 g, 대형 지네 20마리, 원촌(元寸) 3.12 g, 전갈(全蝎) 15.6 g, 포갑편(炮甲片) 31.2 g, 웅황(雄黃) 218.9 g, 강우(姜雨) 47.1 g, 천백말(川柏末) 21.2 g, 캠퍼(장뇌) 4.75 g, 광단(廣丹) 31.2 g, 감초 28.1 g, 생군(生軍) 15.6 g을 모아 가루로 만든 것]을 홍승(紅昇)과 함께 2~3일 투여하면 1~3개월 이후에 치유된다.

중국의 강소성에 있는 시립한방병원에서는 이 약제로 35건의 증례를 치료한 결과 치유율은 100%이었다고 보고(1959년)한 바 있다. 치료하면서 증상을 조사하였고, 누관의 깊이, 분지관의 유무를 파악하여 누관을 충분히 노출시켰고 분비물은 철저하게 배제하였다고 보고한 바 있다.

〈표 40-4〉 점해마의 약용 효능 및 약제

위해성	없음
약용부위	내장을 제외한 전어체
약성	성온(性溫), 미감(味甘), 무독
효능	· 노인성 허약증, 노인성 치매, 신경쇠약 · 임산부 난산 및 빈혈 · 유선암(乳腺癌) · 전도(顚倒) 타박상(내상에 의한 통증), 복통, 요통, 대퇴부 통증 · 천식, 기관지염 · 양위(陽萎), 부인 냉증, 불임증 · 상처 지혈 · 악창(惡瘡), 종창(腫瘡) · 결핵성 누관(瘻管)

41. 복해마 *Hippocampus kuda*(Bleeker, 1852)

1) 학명 및 명칭

복해마는 학명이 *Hippocampus kuda*이고, 영명이 spotted seahorse이며, 일명은 oo-umiuma이다.

복해마는 우리나라에서 흔하지 않아 이에 대한 방언이 없다.

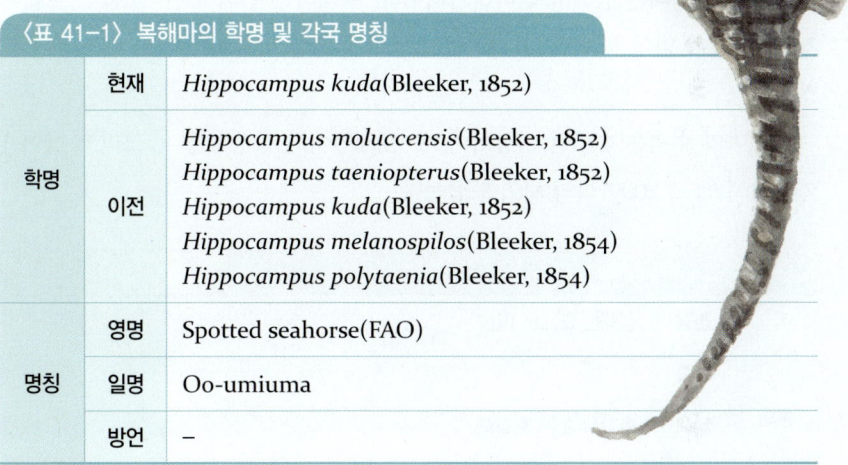

〈표 41-1〉 복해마의 학명 및 각국 명칭

학명	현재	*Hippocampus kuda*(Bleeker, 1852)
	이전	*Hippocampus moluccensis*(Bleeker, 1852) *Hippocampus taeniopterus*(Bleeker, 1852) *Hippocampus kuda*(Bleeker, 1852) *Hippocampus melanospilos*(Bleeker, 1854) *Hippocampus polytaenia*(Bleeker, 1854)
명칭	영명	Spotted seahorse(FAO)
	일명	Oo-umiuma
	방언	–

2) 분류

복해마는 경골어(ray-finned fish)강 – 실고기(pipefishes and seahorses)목 – 실고기(pipefishes and seahorses)과로 분류된다.

〈표 41-2〉 복해마의 분류

강	목	과
경골어 (ray-finned fish)	실고기 (pipefishes and seahorses)	실고기 (pipefishes and seahorses)

41. 복해마

3) 형태

복해마의 체형은 점해마와 유사하고, 체색은 황갈색 또는 흑갈색을 띤다. 복해마의 체륜은 몸통에 11개, 꼬리에 39개이며 체륜을 따라 암색의 점과 띠무늬를 가진다. 복해마의 성체는 20 cm 이상이어서 해마 중 체장이 가장 길다.

4) 생태

복해마의 생태는 점해마와 마찬가지이다. 복해마는 연해나 만내, 담수 유입이 적고, 바람이 없어 파도도 그다지 없는 물이 투명한 바닥의 돌이나 해조장에 서식한다.

복해마의 수명은 4~5년 이상이며, 9~12개월이면 성성숙한다. 그리고 성어 1개체당 수백~1,200마리의 치어를 낳는다.

〈표 41-3〉 복해마의 개략적 형태, 생태 및 분포

형태	전장	성체는 20 cm 이상
	체중	–
	체색	황갈색 또는 흑갈색
	체형	· 몸은 골판으로 덮여 있음 · 주둥이와 꼬리는 가늘고 긺
생태	서식	· 열대 해역에 많이 서식 · 내만에서도 물이 맑고 해조가 무성하게 자란 조간선보다 낮은 곳에 서식 · 꼬리를 구부려 커다란 해조에 붙어 있을 수 있음 · 적정 생육 수온은 18~30℃ · 수명은 4~5년 이상
	먹이	–
	산란	· 9~12개월이면 성성숙 · 한 번에 수백~1,200마리
분포		우리나라 남부해, 일본 중부 이남, 대만, 중국, 동인도 제도, 하와이, 아프리카

41. 복해마

복해마의 MPDT는 1.4~4.4년으로 자원 회복력은 보통이다.

5) 분포

복해마는 우리나라 남부해, 일본 중부 이남, 대만, 중국, 동인도 제도 등과 같이 동쪽으로는 하와이, 서쪽으로는 아프리카까지 분포(39°N~28°S, 32°E~154°W)한다.

6) IUCN Red List (※12p 주석 참고)

복해마는 국제 무역에는 면허가 필요한 종이며, 자원량이 감소할 위험성이 있다(VU, A4cd).

7) 식품성분 특성

복해마는 식품성분에 대한 자료가 부족하여 이에 대한 특성을 언급하기 곤란하다.

8) 약용 위해성, 약용부위, 약성 및 약용 효능

(1) 약용 위해성, 약용부위 및 약성

복해마는 중국에서 한방약 소재로 이용되며, 해롭지 않고, 약용부위는 전어체(건조품)이다.

복해마의 약성은 성온(性溫), 미감(味甘) 및 무독이다.

복해마는 몸의 상태를 정돈해 주며 맥박을 정상적이게 하고, 모든 내장을 편하게 해 주며 신장의 기능을 도와주고 강장작용을 한다. 또한 정신을 진정시키고, 혹[瘤]을 없애 주며, 근육을 풀어 주어 신경맥락을 좋게 한다. 기침을 멈추게 하고 천식 증세를 가라앉힌다. '북쪽에는 고려 인삼, 남쪽에는 해마류'라는 말도 있다.

41. 복해마

(2) 약용 효능

① 노인성 허약증, 노인성 치매 및 신경쇠약

노인성 허약증, 노인성 치매 및 신경쇠약의 치료에는 복해마를 말렸다가 가루를 내어 3.12~9.3 g을 먹으면 효험이 있다.

② 임산부 난산 및 빈혈

임산부 난산 및 빈혈의 치료에는 가루를 낸 다음 끓였다가 식힌 물로 먹으면 효험이 있고, 3.12~9.3 g이면 분만을 유도하는 효과가 있다.

③ 유선암(乳腺癌)

유선암의 치료에는 복해마 1마리, 지네 6마리, 산갑(山甲) 4.7 g을 분말로 만들어 소흥주(찹쌀을 발효시켜 만든 중국 사오닝 지방의 특산주)와 함께 삼키면 효험이 있고, 1회 0.3 g, 1일 2회 먹는다.

④ 전도(顚倒) 타박상, 복통, 요통 및 대퇴부 통증

전도(顚倒) 타박상(내상에 의한 통증), 복통, 요통 및 대퇴부 통증의 치료에는 복해마를 달여 마시거나 31.2 g을 가루로 만들어 40℃로 덥힌 백주(白酒, 고량주)에 24시간 이상 재웠다가 매일 10 mL씩 15일간 연속하여 마시면 효험이 있다.

⑤ 천식 및 기관지염

천식 및 기관지염과 같은 질병의 치료에는 복해마를 노랗게 될 때까지 건조한 다음 가루를 만들어 먹거나 분말 3.12 g과 당귀 6.27 g에 물을 붓고 달여 마시면 효험이 있다.

⑥ 양위(陽萎), 부인 냉증 및 불임증

양위(陽萎), 부인 냉증 및 불임증의 치료에는 복해마 1마리를 물렁해지도록 말려서 가루로 만들고, 이것(0.3~3.12 g)을 소흥주와 함께 1일 3회 복용하면 효험이 있다.

⑦ 상처 지혈

41. 복해마

지혈을 위하여 복해마를 재로 만들어서 상처 부위에 바르면 금방 효험이 있다.

⑧ 악창(惡瘡) 및 종창(腫瘡)

악창 및 종창의 치료에는 복해마를 가루로 만들어 적당량을 환부에 바르면 효험이 있다.

⑨ 결핵성 누관(瘻管)

결핵성 누관의 치료에는 해마발독성기산(海馬拔毒性肌散, 대형 복해마 3.12 g, 대형 지네 20마리, 원촌(元寸) 3.12 g, 전갈(全蝎) 15.6 g, 포갑편(炮甲片) 31.2 g, 웅황(雄黃) 218.9 g, 강우(姜雨) 47.1 g, 천백말(川柏末) 21.2 g, 캠퍼(장뇌) 4.75 g, 광단(廣丹) 31.2 g, 감초 28.1 g, 생군(生軍) 15.6 g을 모아 가루로 만든 것)을 홍승(紅昇)과 함께 2~3일 투여하면 1~3개월 후에 치유된다.

중국의 강소성에 있는 시립한방병원의 보고(1959년)에 의하면, 이 약제로 35건의 증례를 치료하였더니 치유율은 100%이었다고 한다. 이때 치료하면서 증상을 조사하였고, 누관의 깊이, 분지관의 유무를 파악하여 누관을 충분히 노출시켰고 분비물은 철저하게 배제하였다고 보고하였다.

〈표 41-4〉 복해마의 약용 효능

위해성	없음
약용부위	전어체(건조품)
약성	성온(性溫), 미감(味甘), 무독
효능	· 노인성 허약증, 노인성 치매, 신경쇠약 · 임산부 난산, 빈혈 · 유선암(乳腺癌) · 전도(顚倒) 타박상(내상에 의한 통증), 복통, 요통, 대퇴부 통증 · 천식, 기관지염 · 양위(陽萎), 부인 냉증, 불임증 · 상처 지혈 · 악창(惡瘡), 종창(腫瘡) · 결핵성 누관(瘻管)

42. 산호해마 *Hippocampus mohnikei*(Bleeker, 1853)

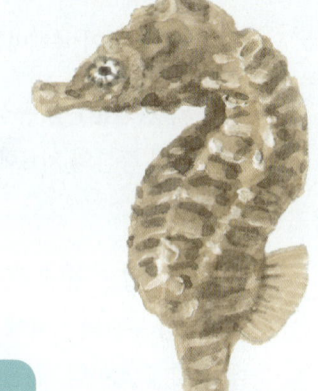

1) 학명 및 명칭

산호해마는 학명이 *Hippocampus mohnikei*이고, 영명이 Japanese seahorse이며, 일명은 sango-tatsu이다.

산호해마는 우리나라에서 방언이 없다.

〈표 42-1〉 산호해마의 학명 및 각국 명칭

학명	현재	*Hippocampus mohnikei*(Bleeker, 1853)
	이전	*Hippocampus japonicus*(Kaup, 1856)
명칭	영명	Japanese seahorse
	일명	Sango-tatsu
	방언	–

2) 분류

산호해마는 경골어(ray-finned fish)강 – 실고기(pipefishes and seahorses)목 – 실고기(pipefishes and seahorses)과로 분류된다.

〈표 42-2〉 산호해마의 분류

강	목	과
경골어 (ray-finned fish)	실고기 (pipefishes and seahorses)	실고기 (pipefishes and seahorses)

42. 산호해마

3) 형태

산호해마의 체형은 작고, 체색은 갈색으로 무늬가 없거나 불규칙한 띠무늬가 있다. 주둥이가 머리 길이의 1/3 정도로 짧은 편이며, 각 가시는 작고 끝이 둔하다.

산호해마는 소형으로 성체의 전장이 4.5~9.0 cm이다.

4) 생태

산호해마의 생태는 점해마와 같아 산호해마는 연안이나 만내의 낮은 조위선(潮位線)의 해조장 또는 바닥의 모래나 모래펄에 서식하고, 성장은 늦으며, 성숙은 3~8개월로 빠른 편이다. 산호해마의 수명은 짧아 2~3년 정도이고, 한 배에서 수십~400마리의 새끼를 낳으며, 크기가 작고 성장도 늦은 편이라 약용가치는 다소 떨어지지만 온도 적응력이 좋아 양식하는 곳도 있다.

산호해마의 MPDT는 15개월 이내로 자원 회복력이 크다.

〈표 42-3〉 산호해마의 개략적 형태, 생태 및 분포

형태	전장	성체는 4.5~9.0 cm 전후
	체중	–
	체색	갈색으로 무늬가 없거나 불규칙한 띠무늬가 있음
	체형	· 해마 중에 소형 · 주둥이가 머리 길이의 1/3 · 각 가시는 작고 끝이 둔함
생태	서식	· 연안이나 만내의 낮은 조위선(潮位線)의 해조장, 모래나 모래펄에 서식 · 성장은 늦으나 성숙은 3~8개월로 빠름
	먹이	–
	산란	· 성어 1개체당 수십~400마리 · 환경이 좋으면 일 년에 수십 번 번식
분포		우리나라 남해, 일본 연해, 중국 연안

42. 산호해마

5) 분포

산호해마는 우리나라 남부해, 일본 연해, 중국 연안에 분포한다.

6) IUCN Red List (※12p 주석 참고)

산호해마는 국제 무역에 면허가 필요한 종이며, 평가할 자료가 부족한 종이다 (DD).

7) 식품성분 특성

산호해마는 자료가 부족하여 식품성분에 대하여 언급하기 곤란하다.

8) 약용 위해성, 약용부위, 약성 및 약용 효능

(1) 약용 위해성, 약용부위 및 약성

산호해마는 중국에서 한방약 소재로 이용하며, 위해성이 없고, 약용부위는 전어체(건조품)이다.

산호해마의 약성은 성온(性溫), 미감(味甘) 및 무독이다.

산호해마는 몸의 상태를 정돈해 주며 맥박을 정상적이게 하고, 모든 내장을 편하게 해 주며 신장의 기능을 도와주고 강장작용이 있다. 또한 정신을 진정시키고, 혹[瘤]을 없애 주며, 근육을 풀어 주어 신경맥락을 좋게 한다. 기침을 멈추게 하고 천식 증세를 가라앉힌다. '북쪽에는 고려 인삼, 남쪽에는 해마류'라는 말도 있다.

(2) 약용 효능

① 노인성 허약증, 노인성 치매 및 신경쇠약

노인성 허약증, 노인성 치매 및 신경쇠약의 치료를 위하여 산호해마를 말린 다음 가루를 내어 3.12~9.3 g을 먹으면 효험이 있다.

② 임산부 난산 및 빈혈

임산부 난산 및 빈혈의 치료를 위하여 가루를 내어 끓인 다음 식힌 물을 먹으면 효험이 있고, 3.12~9.3 g이면 분만을 유도하는 작용을 보인다.

③ 유선암(乳腺癌)

유선암의 치료를 위하여 산호해마 1마리, 지네 6마리, 산갑(山甲) 4.7 g을 분말로 만들어 소흥주(찹쌀을 발효시켜 만든 중국 사오닝 지방의 특산주)와 함께 마시면 효험이 있고, 1일 2회(0.3 g/회) 복용한다.

④ 전도(顚倒) 타박상, 복통, 요통 및 대퇴부 통증

전도(顚倒) 타박상(내상에 의한 통증), 복통, 요통 및 대퇴부 통증의 치료를 위하여 산호해마를 물로 달여서 마시거나 불에 말린 산호해마 31.2 g을 가루로 만들어 40℃로 덥힌 백주(白酒, 고량주)에 24시간 이상 재웠다가 이것을 매일 10 mL씩 15일간 연속하여 마시면 효험이 있다.

⑤ 천식 및 기관지염

천식 및 기관지염을 치료하기 위하여 산호해마를 노랗게 될 때까지 건조한 다음 가루로 만들어 먹거나 이 분말 3.12 g과 당귀 6.27 g에 물을 붓고 달여서 마시면 효험이 있다.

⑥ 양위(陽萎), 부인 냉증 및 불임증

양위(陽萎), 부인 냉증 및 불임증을 치료하기 위하여 산호해마 1마리를 물렁해지도록 말려서 가루로 만든 다음 0.3~3.12 g을 소흥주와 함께 1일 3회 복용하면 효험이 있다.

⑦ 상처 지혈

지혈을 위하여 산호해마를 재로 만들어서 상처 부위에 바르면 효험이 있다.

42. 산호해마

⑧ 악창(惡瘡) 및 종창(腫瘡)

악창 및 종창을 치료하기 위하여 산호해마를 가루를 내서 적당량을 환부에 바르면 효험이 있다.

⑨ 결핵성 누관(瘻管)

결핵성 누관은 해마발독성기산(海馬拔毒性肌散, 대형 산호해마 3.12g, 대형 지네 20마리, 원촌(元寸) 3.12g, 전갈(全蝎) 15.6g, 포갑편(炮甲片) 31.2g, 웅황(雄黃) 218.9g, 강우(姜雨) 47.1g, 천백말(川柏末) 21.2g, 캠퍼(장뇌) 4.75g, 광단(廣丹) 31.2g, 감초 28.1g, 생군(生軍) 15.6g을 모아 가루로 만든 것)을 홍승(紅昇)과 함께 2~3일 투여하면 1~3개월 내에 치유되고, 치유율은 상당히 높다.

중국의 강소성에 있는 시립한방병원의 보고(1959년)에 의하면, 이 약제로 치료(35건)하였더니 치유율이 100%이었다고 보고한 바 있다.

치료하면서 결핵성 누관의 증상을 조사하였고, 누관의 깊이, 분지관의 유무를 파악하여 누관을 충분히 노출시켰고 분비물은 철저하게 배제하였다고 보고하였다.

〈표 42-4〉 산호해마의 약용 효능

위해성	없음
약용부위	전어체(건조품)
약성	성온(性溫), 미감(味甘), 무독
효능	• 노인성 허약증, 노인성 치매, 신경쇠약 • 임산부 난산, 빈혈 • 유선암(乳腺癌) • 전도(顚倒) 타박상(내상에 의한 통증), 복통, 요통, 대퇴부 통증 • 천식, 기관지염 • 양위(陽萎), 부인 냉증, 불임증 • 상처 지혈 • 악창(惡瘡), 종창(腫瘡) • 결핵성 누관(瘻管)

43. 켈로그해마 *Hippocampus kelloggi*(Jordan et Snyder, 1901)

1) 학명 및 명칭

켈로그해마는 학명이 *Hippocampus kelloggi*이고, 영명이 great seahorse이며, 일명은 아직 알려져 있지 않다.

켈로그해마는 우리나라에서 방언이 없다.

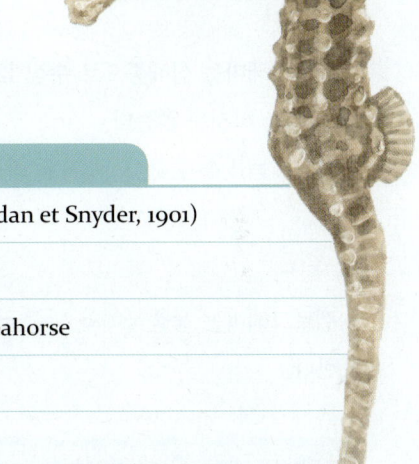

〈표 43-1〉 켈로그해마의 학명 및 각국 명칭

학명	현재	*Hippocampus kelloggi*(Jordan et Snyder, 1901)
	이전	–
명칭	영명	Great seahorse, Kellog's seahorse
	일명	–
	방언	–

2) 분류

켈로그해마는 경골어(ray-finned fish)강 – 실고기(pipefishes and seahorses)목 – 실고기(pipefishes and seahorses)과로 분류된다.

〈표 43-2〉 켈로그해마의 분류

강	목	과
경골어 (ray-finned fish)	실고기 (pipefishes and seahorses)	실고기 (pipefishes and seahorses)

3) 형태

켈로그해마는 눈 위에 작은 극(가시)을 가지고, 주둥이는 굵으며 머리 길이의

43. 켈로그해마

약 50%를 차지한다. 그리고 꼬리 체륜은 39~40개이다.

켈로그해마는 성체 크기가 약 28 cm이다.

4) 생태

켈로그해마는 심해종으로 수심 120 m까지 분포하고, 주로 바닥에 정착하여 살며 회유를 하지는 않는다.

MPDT는 1.4~4.4년으로 자원 회복력이 보통이다.

5) 분포

켈로그해마는 동중국해와 남중국해에서 어획되고, 한국, 일본, 필리핀에도 분포한다.

〈표 43-3〉 켈로그해마의 개략적 형태, 생태 및 분포

형태	전장	성체는 28 cm 전후
	체중	–
	체색	–
	체형	• 눈 위에 작은 극(가시)을 가짐 • 주둥이는 굵으며 머리 길이의 약 50%
생태	서식	• 심해종으로 수심 120 m까지 분포 • 주로 바닥에 정착하여 서식 • 회유를 하지 않음
	먹이	–
	산란	–
분포		동중국해, 남중국해, 한국, 일본, 필리핀

43. 켈로그해마

6) IUCN Red List (※12p 주석 참고)

켈로그해마는 국제 무역에 면허가 필요한 종이며, 자원량이 감소할 위험성이 있다(VU, A2d+4d).

7) 식품성분 특성

켈로그해마는 자료가 부족하여 식품성분을 자세히 언급하기는 곤란하다.

8) 약용 위해성, 약용부위, 약성 및 약용 효능

(1) 약용 위해성, 약용부위 및 약성

켈로그해마는 중국에서 한방약 소재로 이용된다.

켈로그해마는 위해성이 없고, 약용부위는 전어체(내장을 빼 낸 건조품)이며, 약성은 성온(性溫), 미감(味甘) 및 무독이다. 켈로그해마의 맛, 약성 및 효능은 점해마(longnose seahorse)와 같지만, 약효는 다소 떨어진다.

켈로그해마는 몸의 상태를 정돈해 주며 맥박을 정상적이게 하고, 모든 내장을 편하게 해 주며 신장의 기능을 도와주고 강장작용이 있다. 또한 정신을 진정시키고, 혹[瘤]을 없애 주며, 근육을 풀어 주어 신경맥락을 좋게 한다. 기침을 멈추게 하고 천식 증세를 가라앉힌다.

'북쪽에는 고려 인삼, 남쪽에는 해마류'라는 말도 있다.

(2) 약용 효능

① 노인성 허약증, 노인성 치매 및 신경쇠약

노인성 허약증, 노인성 치매, 신경쇠약의 치료를 위하여 켈로그해마를 말린 다음 가루를 내어 3.12~9.3 g을 먹으면 효험이 있다.

② 임산부 난산 및 빈혈

임산부 난산 및 빈혈의 치료를 위하여 가루를 내고 끓인 다음 식힌 물을 먹으

43. 켈로그해마

면 경우 효험이 있고, 3.12~9.3 g이면 분만을 유도하는 작용을 보인다.

③ 유선암(乳腺癌)

유선암의 치료를 위하여 켈로그해마 1마리, 지네 6마리, 산갑(山甲) 4.7 g을 건조 분말로 만들어 소흥주(찹쌀을 발효시켜 만든 중국 사오닝지방의 특산주)와 함께 삼키면 효험이 있고, 1일 2회(0.3 g/회) 먹는다.

④ 전도(顚倒) 타박상, 복통, 요통 및 대퇴부 통증

전도(顚倒) 타박상(내상에 의한 통증), 복통, 요통 및 대퇴부 통증의 치료를 위하여 켈로그해마를 물에 달여서 마시거나 불에 말린 켈로그해마 31.2 g을 가루를 만들어 40℃로 덥힌 백주(白酒, 고량주)에 분말을 24시간 이상 재웠다가 이것을 매일 10 mL씩 15일간 연속하여 마시면 효험이 있다.

⑤ 천식 및 기관지염 등

천식 및 기관지염 등을 치료하기 위하여 켈로그해마를 노랗게 될 때까지 건조한 다음 가루로 만들어 먹거나 이 분말 3.12 g과 당귀 6.27 g에 물을 붓고 달여서 마시면 효험이 있다.

⑥ 양위(陽萎), 부인 냉증 및 불임증

양위(陽萎), 부인 냉증 및 불임증의 치료에는 켈로그해마 1마리를 물렁해지도록 말려서 가루로 만든 다음 0.3~3.12 g을 소흥주와 함께 1일 3회 복용하면 효험이 있다.

⑦ 상처 지혈

지혈을 위하여 켈로그해마를 재로 만들어서 상처 부위에 바르면 효험이 있다.

⑧ 악창(惡瘡) 및 종창(腫瘡)

악창 및 종창을 치료하기 위하여 켈로그해마를 가루로 만들어 적당량을 환부에 바르면 효험이 있다.

43. 켈로그해마

⑨ 결핵성 누관(瘻管)

결핵성 누관은 해마발독성기산(海馬拔毒性肌散, 대형 켈로그해마 3.12 g, 대형 지네 20마리, 원촌(元寸) 3.12 g, 전갈(全蝎) 15.6 g, 포갑편(炮甲片) 31.2 g, 웅황(雄黃) 218.9 g, 강우(姜雨) 47.1 g, 천백말(川柏末) 21.2 g, 캠퍼(장뇌) 4.75 g, 광단(廣丹) 31.2 g, 감초 28.1 g, 생군(生軍) 15.6 g을 모아 가루로 만든 것)을 홍승(紅昇)과 함께 2~3일 투여하면 1~3개월내에 치유되고, 치유율은 상당히 높다.

중국의 강소성에 있는 시립한방병원의 보고(1959년)에 의하면, 이 약제로 치료(35건)하였더니 치유율이 100%였다고 보고한 바 있다.

치료하면서 결핵성 누관의 증상을 조사하였고, 누관의 깊이, 분지관의 유무를 파악하여 누관을 충분히 노출시켰고, 분비물은 철저하게 배제하였다고 보고하였다.

〈표 43-4〉 켈로그해마의 약용 효능

위해성	없음
약용부위	전어체(내장을 빼낸 건조품)
약성	성온(性溫), 미감(味甘), 무독
효능	· 노인성 허약증, 노인성 치매, 신경쇠약 · 임산부 난산, 빈혈 · 유선암(乳腺癌) · 전도(顚倒) 타박상(내상에 의한 통증), 복통, 요통, 대퇴부 통증 · 천식, 기관지염 · 양위(陽萎), 부인 냉증, 불임증 · 상처 지혈 · 악창(惡瘡), 종창(腫瘡) · 결핵성 누관(瘻管)

44. 가시해마 *Hippocampus histrix*(Kaup, 1856)

1) 학명 및 명칭

가시해마는 학명이 *Hippocampus histrix* 이고, 영명이 thorny seahorse이며, 일명은 ibara-tatsu이다.

가시해마는 우리나라에서 방언이 없다.

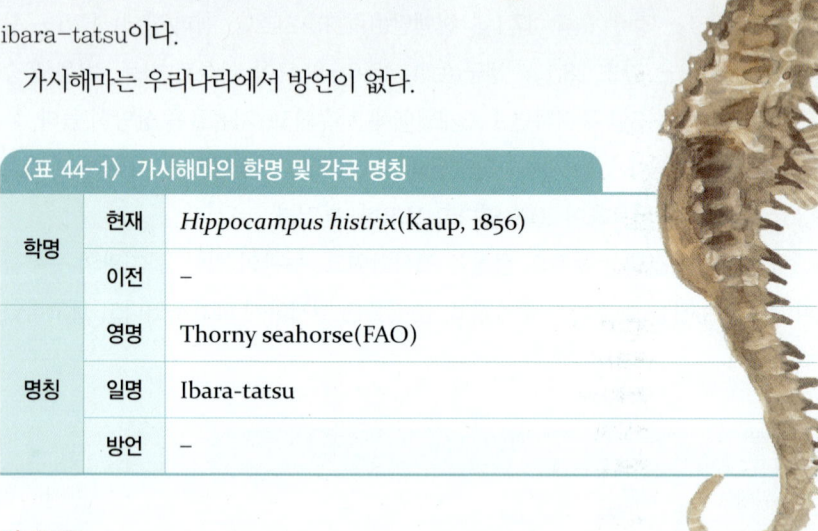

〈표 44-1〉 가시해마의 학명 및 각국 명칭

학명	현재	*Hippocampus histrix*(Kaup, 1856)
	이전	–
명칭	영명	Thorny seahorse(FAO)
	일명	Ibara-tatsu
	방언	–

2) 분류

가시해마는 경골어(ray-finned fish)강 – 실고기(pipefishes and seahorses) 목 – 실고기(pipefishes and seahorses)과로 분류된다.

〈표 44-2〉 가시해마의 분류

강	목	과
경골어 (ray-finned fish)	실고기 (pipefishes and seahorses)	실고기 (pipefishes and seahorses)

3) 형태

가시해마의 체형은 해마와 유사하지만 머리 뒤의 관상돌기가 높고 보통 5개의 가시를 가지며 관상돌기 뒤에 2개의 가시가 있다. 주둥이 길이는 머리 길이의

44. 가시해마

1/2 정도이며, 체륜의 결절은 모두 날카로운 긴 가시로 되어 있다.

가시해마의 성체 전장은 10~14 cm 범위이다.

4) 생태

가시해마는 산호초 주변에 살며, 회유를 하지 않는다.

MPDT는 15개월 이내로 자원 회복력이 크다.

5) 분포

가시해마는 열대(32°N~18°S) 해역에 주로 분포하며, 탄자니아와 남부 유럽에서 하와이나 타히티까지, 그리고 북쪽의 경우 일본, 남쪽의 경우 뉴칼레도니아까

〈표 44-3〉 가시해마의 개략적 형태, 생태 및 분포

형태	전장	성체는 10~14 cm 범위
	체중	–
	체색	–
	체형	• 해마와 유사 • 관상돌기가 높고 보통 5개의 가시를 가지며 관상돌기 뒤에 2개의 가시가 있음 • 주둥이 길이는 머리 길이의 1/2 정도 • 체륜의 결절은 모두 날카로운 긴 가시로 되어 있음
생태	서식	• 산호초 주변에 서식 • 회유를 하지 않음
	먹이	–
	산란	–
분포		탄자니아와 남부 유럽에서 하와이나 타히티까지, 또는 일본까지, 또는 뉴칼레도니아까지 분포, 한국, 일본, 싱가포르, 인도네시아, 인도, 홍해, 아프리카 동해안에도 분포

44. 가시해마

지 분포하며, 한국, 일본, 싱가포르, 인도네시아, 인도, 홍해 및 아프리카 동해안에 분포한다.

6) IUCN Red List (※12p 주석 참고)

가시해마는 국제 무역에 면허가 필요하며, 자원량이 감소할 위험성이 있다 (VU, A2cd+4cd).

7) 식품성분 특성

가시해마는 식용이 아니다.

8) 약용 위해성, 약용부위, 약성 및 약용 효능

(1) 약용 위해성, 약용부위 및 약성

가시해마는 중국에서 한방약 소재로 이용되며, 위해성이 없고, 약용부위는 전어체(건조품)이며, 약성은 성온(性溫), 미감(味甘) 및 무독이다. 이와 같은 가시해마의 맛, 약성 및 효능은 점해마(longnose seahorse)와 같지만, 약효는 다소 떨어진다.

가시해마는 몸의 상태를 정돈해 주며 맥박을 정상적이게 하고, 모든 내장을 편하게 해 주며 신장의 기능을 도와주고 강장작용이 있다. 또한 정신을 진정시키고, 혹[瘤]을 없애 주며, 근육을 풀어 주어 신경맥락을 좋게 한다. 기침을 멈추게 하고 천식 증세를 가라앉힌다. '북쪽에는 고려 인삼, 남쪽에는 해마류'라는 말도 있다.

(2) 약용 효능

① 노인성 허약증, 노인성 치매 및 신경쇠약

노인성 허약증, 노인성 치매, 신경쇠약의 치료를 위하여 가시해마를 말린 다음 가루를 내어 3.12~9.3 g을 먹으면 효험이 있다.

② 임산부 난산 및 빈혈

임산부 난산 및 빈혈의 치료를 위하여 가루를 내어 끓인 다음 식힌 물을 먹는데, 3.12~9.3 g이면 분만을 유도하는 데에 효험이 있다.

③ 유선암(乳腺癌)

유선암의 치료를 위하여 가시해마 1마리, 지네 6마리, 산갑(山甲) 4.7 g을 분말로 만들어 소흥주와 함께 삼키면 효험이 있고, 1일 2회(0.3 g/회) 먹는다.

④ 전도(顚倒) 타박상, 복통, 요통 및 대퇴부 통증

전도(顚倒) 타박상(내상에 의한 통증), 복통, 요통 및 대퇴부 통증의 치료를 위하여 가시해마를 물로 달여서 마시거나 불에 말린 가시해마 31.2 g을 가루로 만들어 40℃로 덥힌 백주(白酒, 고량주)에 24시간 이상 재웠다가 이것을 매일 10 mL씩 15일간 연속하여 마시면 효험이 있다.

⑤ 천식 및 기관지염

천식 및 기관지염을 치료하기 위하여 가시해마를 노랗게 될 때까지 건조한 다음 가루를 만들어 먹거나 이 분말 3.12 g과 당귀 6.27 g에 물을 붓고 달여서 마시면 효험이 있다.

⑥ 양위(陽萎), 부인 냉증 및 불임증

양위(陽萎), 부인 냉증 및 불임증을 치료하기 위하여 가시해마 1마리를 물렁해지도록 말린 다음 가루로 만들어 0.3~3.12 g을 소흥주와 함께 1일 3회 복용하면 효험이 있다.

⑦ 상처 지혈

지혈을 위하여 가시해마를 재로 만들어서 상처 부위에 바르면 금방 피가 멈추는 효험이 있다.

44. 가시해마

⑧ 악창(惡瘡) 및 종창(腫瘡)

악창 및 종창을 치료하기 위하여 가시해마를 가루로 만들어 적당량을 환부에 바르면 효험이 있다.

⑨ 결핵성 누관(瘻管)

결핵성 누관은 해마발독성기산[海馬拔毒性肌散, 대형 가시해마 3.12g, 대형 지네 20마리, 원촌(元寸) 3.12g, 전갈(全蝎) 15.6g, 포갑편(炮甲片) 31.2g, 웅황(雄黃) 218.9g, 강우(姜雨) 47.1g, 천백말(川柏末) 21.2g, 캠퍼(장뇌) 4.75g, 광단(廣丹) 31.2g, 감초 28.1g, 생군(生軍) 15.6g을 모아 가루로 만든 것]을 홍승(紅昇)과 함께 2~3일 투여하면 1~3개월 내에 치유되며, 치유율은 상당히 높다.

중국의 강소성에 있는 시립한방병원의 보고(1959년)에 의하면, 이 약제로 치료(35건)하였더니 치유율이 100%였다고 보고한 바 있다.

치료하면서 결핵성 누관의 증상을 조사하였고, 누관의 깊이, 분지관의 유무를 파악하여 누관을 충분히 노출시켰고, 분비물은 철저하게 배제하였다고 보고하였다.

〈표 44-4〉 가시해마의 약용 효능

위해성	없음
약용부위	전어체(건조품)
약성	성온(性溫), 미감(味甘), 무독
	· 노인성 허약증, 노인성 치매, 신경쇠약 · 임산부 난산, 빈혈 · 유선암(乳腺癌) · 전도(顚倒) 타박상(내상에 의한 통증), 복통, 요통, 대퇴부 통증 · 천식, 기관지염 · 양위(陽萎), 부인 냉증, 불임증 · 상처 지혈 · 악창(惡瘡), 종창(腫瘡) · 결핵성 누관(瘻管)

45. 해마 *Hippocampus coronatus*(Temminck et Schlegel, 1850)

1) 학명 및 명칭

해마는 학명이 *Hippocampus coronatus*이고, 영명이 crowned seahorse이며, 일명은 tatsuno-otoshigo이다.

해마는 우리나라에서 방언이 없다.

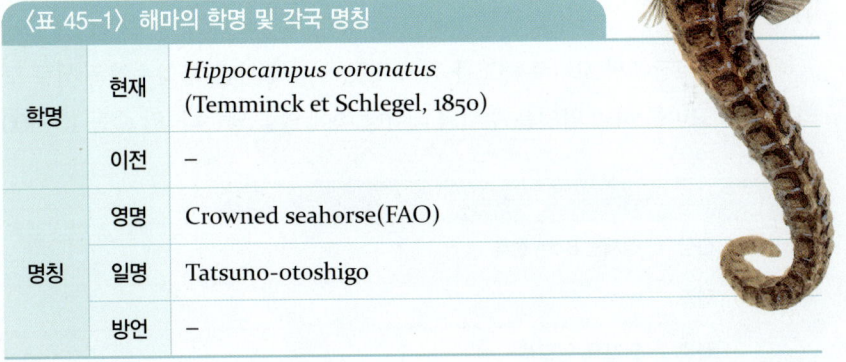

〈표 45-1〉 해마의 학명 및 각국 명칭

학명	현재	*Hippocampus coronatus* (Temminck et Schlegel, 1850)
	이전	–
명칭	영명	Crowned seahorse(FAO)
	일명	Tatsuno-otoshigo
	방언	–

2) 분류

해마는 경골어(ray-finned fish)강 – 실고기(pipefishes and seahorses)목 – 실고기(pipefishes and seahorses)과로 분류된다.

〈표 45-2〉 해마의 분류

강	목	과
경골어 (ray-finned fish)	실고기 (pipefishes and seahorses)	실고기 (pipefishes and seahorses)

3) 형태

해마의 체형은 많은 골판으로 덮여 있고, 머리가 거의 직각으로 구부러져 있으

45. 해마

며, 가늘고 긴 주둥이는 머리 길이의 1/2보다 짧다. 해마 머리의 관상돌기는 매우 길게 발달해 있고, 수컷은 배에 육아낭(육아주머니)을 갖고 있다.

해마의 체색은 담갈색, 암갈색을 띤다. 산란기(여름)가 가까워지면 수컷은 회색으로, 암컷은 회백색으로 체색이 변한다.

해마의 성체 전장은 8 cm 전후이다.

4) 생태

해마는 해조장에서 꼬리로 해조를 감고 꼿꼿이 서서 지낸다. 암수컷은 서로 꼬리를 감아 교미를 하며 암컷은 수컷의 배아낭 속에 알을 낳는다. 알 수는 10~100

〈표 45-3〉 해마의 개략적 형태, 생태 및 분포

형태	전장	성체는 8 cm 전후
	체중	–
	체색	담갈색, 암갈색
	체형	· 몸은 많은 골판으로 덮여 있고, 머리가 거의 직각으로 구부러져 있으며 가늚 · 긴 주둥이는 머리 길이의 1/2보다 짧음 · 수컷은 배에 육아낭(육아주머니)을 가짐 · 체륜의 결절은 모두 날카로운 긴 가시로 되어 있음
생태	서식	· 해조장에서 꼬리로 해조를 감고 꼿꼿이 서서 서식 · 회유를 하지 않음
	먹이	–
	산란	· 산란기(여름)가 가까워지면 수컷은 회색으로, 암컷은 회백색으로 변색 · 서로 꼬리를 감아 교미를 하며 암컷은 수컷의 배아낭 속에 산란 · 포란 수는 10~100개 범위 · 2주일 후 수컷의 뱃속에서 부화 · 2~3개월이면 성숙하고 1년에 3~4대를 거듭
분포		우리나라 각 연안, 일본 각지의 연안

45. 해마

개 범위이며, 2주일 후 수컷의 뱃속에서 부화한 새끼가 밖으로 나온다. 2~3개월이면 성숙하고 1년에 3~4대를 거듭한다.

MPDT는 15개월 이내로 자원 회복력은 크다.

5) 분포

해마는 우리나라 각 연안 및 일본 각지의 연안에 분포하고, 보하이해에서도 간혹 어획된다.

6) IUCN Red List (※12p 주석 참고)

해마는 국제 무역에 면허가 필요하며, 멸종위기등급을 평가할 자료가 부족한 종이다(DD).

7) 식품성분 특성

해마는 식용이 아니어서 식품성분을 자세히 언급한 자료는 없다.

8) 약용 위해성, 약용부위, 약성 및 약용 효능

(1) 약용 위해성, 약용부위 및 약성

해마는 중국에서 한방약 소재로 이용하며, 위해성이 없고, 약용부위는 전어체(건조품)이다. 해마의 약성은 성온(性溫), 미감(味甘) 및 무독이다. 이와 같은 해마의 맛, 약성 및 효능은 점해마(longnose seahorse)와 같지만, 약효는 다소 떨어진다.

해마는 몸의 상태를 정돈해 주며 맥박을 정상적이게 하고, 모든 내장을 편하게 해 주며 신장의 기능을 도와주고 강장작용이 있다. 또한 정신을 진정시키고, 혹[瘤]을 없애 주며, 근육을 풀어 주어 신경맥락을 좋게 한다. 기침을 멈추게 하고 천식 증세를 가라앉힌다. '북쪽에는 고려 인삼, 남쪽에는 해마류'라는 말도 있다.

45. 해마

(2) 약용 효능

① 노인성 허약증, 노인성 치매 및 신경쇠약

노인성 허약증, 노인성 치매 및 신경쇠약의 치료를 위하여 해마를 말린 다음 가루를 내어 3.12~9.3 g을 먹으면 효험이 있다.

② 임산부 난산 및 빈혈

임산부 난산 및 빈혈의 치료를 위하여 가루를 내어 끓인 다음 식힌 물을 먹으면 효험이 있고, 3.12~9.3 g이면 분만을 유도하는 작용을 한다.

③ 유선암(乳腺癌)

유선암의 치료를 위하여 해마 1마리, 지네 6마리, 산갑(山甲) 4.7 g을 분말로 만들어 소흥주(찹쌀을 발효시켜 만든 중국 사오닝지방의 특산주)와 함께 삼키면 효험이 있고, 1일 2회(0.3 g/회) 먹는다.

④ 전도(顚倒) 타박상, 복통, 요통 및 대퇴부 통증

전도(顚倒) 타박상(내상에 의한 통증), 복통, 요통 및 대퇴부 통증의 치료를 위하여 해마를 물로 달여서 마시거나 불에 말린 해마 31.2 g을 가루를 만들어 40℃로 덥힌 백주(白酒, 고량주)에 24시간 이상 재웠다가 이것을 매일 10 mL씩 15일간 연속하여 마시면 효험이 있다.

⑤ 천식 및 기관지염

천식 및 기관지염을 치료하기 위하여 해마를 노랗게 될 때까지 건조한 다음 가루를 만들어 먹거나 이 분말 3.12 g과 당귀 6.27 g에 물을 부어 달여서 마시면 효험이 있다.

⑥ 양위(陽萎), 부인 냉증 및 불임증

양위(陽萎), 부인 냉증 및 불임증을 치료하기 위하여 해마 1마리를 물렁해지도록 말린 다음 가루로 만들어 0.3~3.12 g을 소흥주와 함께 1일 3회 복용하면 효험이 있다.

45. 해마

⑦ 상처 지혈

지혈을 위하여 해마를 재로 만들어서 상처 부위에 바르면 금방 피가 멈추는 효험이 있다.

⑧ 악창(惡瘡) 및 종창(腫瘡)

악창 및 종창을 치료하기 위하여 해마를 가루로 만들어 적당량을 환부에 바르면 효험이 있다.

⑨ 결핵성 누관(瘻管)

결핵성 누관은 해마발독성기산[海馬拔毒性肌散], 대형 해마 3.12g, 대형 지네 20마리, 원촌(元寸) 3.12g, 전갈(全蝎) 15.6g, 포갑편(炮甲片) 31.2g, 웅황(雄黃) 218.9g, 강우(姜雨) 47.1g, 천백말(川柏末) 21.2g, 캠퍼(장뇌) 4.75g, 광단(廣丹) 31.2g, 감초 28.1g, 생군(生軍) 15.6g을 모아 가루로 만든 것]을 홍승(紅昇)과 함께 2~3일 투여하면 1~3개월에 치유되고, 치유율은 상당히 높다.

중국의 강소성에 있는 시립한방병원의 보고(1959년)에 의하면, 이 약제로 치료(35건)하였더니 치유율이 100%였다고 보고한 바 있다.

치료하면서 결핵성 누관의 증상을 조사하였고, 누관의 깊이, 분지관의 유무를 파악하여 누관을 충분히 노출시켰고 분비물은 철저하게 배제하였다고 보고하였다.

〈표 45-4〉 해마의 약용 효능

위해성	없음
약용부위	전어체(건조품)
약성	성온(性溫), 미감(味甘), 무독
효능	· 노인성 허약증, 노인성 치매, 신경쇠약 · 임산부 난산, 빈혈, 유선암(乳腺癌) · 전도(顚倒) 타박상(내상에 의한 통증), 복통, 요통, 대퇴부 통증 · 천식, 기관지염, 양위(陽萎), 부인 냉증, 불임증 · 상처 지혈, 악창(惡瘡), 종창(腫瘡), 결핵성 누관(瘻管)

46. 실고기 *Syngnathus schlegeli*(Kaup, 1856)

1) 학명 및 명칭

실고기는 학명이 *Syngnathus schlegeli*이고, 영명이 seaweed pipefish이며, 일명은 yoji-uo이다.

실고기는 우리나라에서 지방에 따라 돈기미, 바늘고기 등으로 달리 부르기도 한다.

〈표 46-1〉 실고기의 학명 및 각국 명칭

학명	현재	*Syngnathus schlegeli*(Kaup, 1856)
	이전	*Syngnathus acusimilis*(Günther, 1873)
명칭	영명	Seaweed pipefish(FAO)
	일명	Yoji-uo
	방언	돈기미, 바늘고기

2) 분류

실고기는 경골어(ray-finned fish)강 – 실고기(pipefishes and seahorses)목 – 실고기(pipefishes and seahorses)과로 분류된다.

〈표 46-2〉 실고기의 분류

강	목	과
경골어 (ray-finned fish)	실고기 (pipefishes and seahorses)	실고기 (pipefishes and seahorses)

3) 형태

실고기의 체형은 실처럼 가늘고 길면서, 몸 전체에 체륜을 가지고 있으며, 주

46. 실고기

둥이는 가늘고 길게 돌출되었고, 수컷은 육아낭을 갖는다. 실고기는 가슴지느러미와 꼬리지느러미가 매우 작고 배지느러미가 없다.

실고기의 체색은 갈색, 암갈색을 띤다. 성어의 전장은 15~20 cm 전후이다.

4) 생태

실고기는 해조류 사이에 살며, 위험할 때에는 위장을 한다.

여름에 산란하며 암컷은 수컷의 육아주머니에 알을 낳고 수컷은 알이 부화하여 나갈 때까지 이들을 보호한다.

실고기의 MPDT는 15개월 미만으로 자원 회복력은 크다.

5) 분포

실고기는 우리나라 원산 근해, 일본 전 해역, 동중국해에서 어획된다.

〈표 46-3〉 실고기의 개략적 형태, 생태 및 분포

형태	전장	성어는 15~20 cm 전후
	체중	–
	체색	갈색, 암갈색
	체형	· 체형은 실처럼 가늘고 길면서, 몸 전체에 체륜을 가지고 있음 · 주둥이는 가늘고 길게 돌출 · 수컷은 배에 육아낭(육아주머니)을 가짐 · 가슴지느러미와 꼬리지느러미가 매우 작고 배지느러미는 없음
생태	서식	해조류 사이에 서식하고 위험할 때에는 위장
	먹이	–
	산란	· 여름에 산란 · 암컷은 수컷의 육아주머니에 산란하고, 수컷은 알이 부화하여 나갈 때까지 이들을 보호
분포		우리나라 원산 근해, 일본 전 해역, 동중국해

46. 실고기

6) IUCN Red List (※12p 주석 참고)

실고기는 관심이 필요한 종이다(LC).

7) 식품성분 특성

실고기는 자료가 부족하여 식품성분 특성에 대하여 언급하기 곤란하다.

8) 약용 위해성, 약용부위, 약성 및 약용 효능

(1) 약용 위해성, 약용부위 및 약성

실고기는 중국에서 한방약 소재로 이용하며, 위해성이 없고, 약용부위는 전어체(막과 내장을 없애고 말린 것)이다.

실고기의 약성은 감(甘), 함(鹹), 온(溫), 보신장양(補腎壯陽), 산결소종(散結消腫), 서근활락(舒筋活絡), 지혈 및 최산(催産)이다.

(2) 약용 효능

① 난산

『본초십유(本草拾遺)』에 의하면, 실고기의 출산 유도(催産) 효과는 해마류에 비해 두 배의 효과가 있다.

실고기류의 물 추출물(실고기를 잘게 썰고 적당량의 물을 부어 98℃의 항온수조에서 4시간 진탕한 다음 여액에 20~50%가 되도록 에탄올을 부어 조제하거나, 또는 실고기를 잘게 썰고 45% 에탄올에서 25시간 진탕한 후 에탄올 농도를 조정하여 조제함)에 대하여 실험용 쥐, 집토끼의 자궁에 대해 동물실험을 한 결과 모두 흥분작용을 보였고, 작용은 천천히 나타나며, 오래 지속되는데 경직된 수축을 일으키지는 않았다.

이런 실고기류의 물 추출물 유래 자궁흥분 성분은 가열로 파괴되었다.

② 경(頸, 어깨) 임파결핵

경(頸, 어깨) 임파결핵의 치료를 위하여 실고기와 붉은 대추에 적당량의 돼지 고기를 넣고 졸여 즙을 먹으면 효험이 있다.

③ 넘어져서 생긴 상처(轉倒損傷)

넘어져서 생긴 상처(轉倒損傷)를 치유하기 위하여 중국 강서성에서는 실고기 28.4 g에 전귀(全歸) 24.8 g, 유향(乳香) 18.7 g, 몰약(沒藥) 18.7 g, 자연동(自然銅) 18.7 g, 흙 18.7 g, 쇄보(碎補) 18.7 g, 방풍(防風) 18.7 g, 우슬(牛膝) 18.7 g, 정전칠(正田七) 12.4 g, 속단(續斷) 12.4 g, 두중별(杜仲別) 12.4 g, 천화(川花) 12.4 g, 호랑이 다리뼈[股骨] 12.4 g, 적작(赤芍) 12.4 g, 천오(川烏) 12.4 g, 골피(骨皮) 12.4 g, 청화계(靑花桂) 6.2 g을 넣어 가늘게 마쇄하고, 이것을 끓였다가 식힌 물에 개어서 환부에 붙여 효험을 보았다고 보고한 바 있다.

④ 소염 진통

소염 진통의 치료를 위하여 실고기를 물과 함께 끓였다가 마시거나, 실고기 31.2 g을 말려 가루를 만들었다가 고량주 500 g에 24시간 이상 침지한 다음 1개월에 10 mL를 먹는 것을 15개월간 계속하면 효험이 있다.

⑤ 악창

악창의 치료를 위하여 실고기 가루에 물을 부어 갠 다음 환부에 바르면 효험이 있다.

⑥ 기타

그 밖의 약효는 해마류와 비슷하거나 더 강하다.

(3) 약제

① 실고기 젤라틴환

실고기 젤라틴환은 신장의 기능을 도와주며, 정력을 증강시키고, 혈액을 활성

46. 실고기

화하한다. 또 통증을 줄여 주기도 하는데, 특히 요추에 좋다. 남성의 음경 위축, 부녀자의 오혈(汚血), 월경통, 요통 등과 같은 통증, 뇌빈혈도 치료해 준다. 1일 1회 먹을 때에는 덩어리의 절반을 끓는 물과 함께 먹는다.

〈표 46-4〉 실고기의 약용 효능 및 약제

위해성	없음
약용부위	전어체(막과 내장을 없애고 말린 것)
약성	감(甘), 함(咸), 온(溫), 보신장양(補腎壯陽), 산결소종(散結消腫), 서근활락(舒筋活絡), 지혈, 최산(催産)
효능	· 노인성 허약증, 노인성 치매, 신경쇠약 · 임산부 난산, 빈혈 · 유선암(乳腺癌) · 전도(顚倒) 타박상(내상에 의한 통증), 복통, 요통, 대퇴부 통증 · 천식, 기관지염 등 · 양위(陽萎), 부인 냉증, 불임증 · 상처 지혈 · 악창(惡瘡), 종창(腫瘡) · 결핵성 누관(瘻管)
약제	젤라틴환

47. 거물가시치 *Trachyrhamphus serratus*(Temminck et Schlegel, 1850)

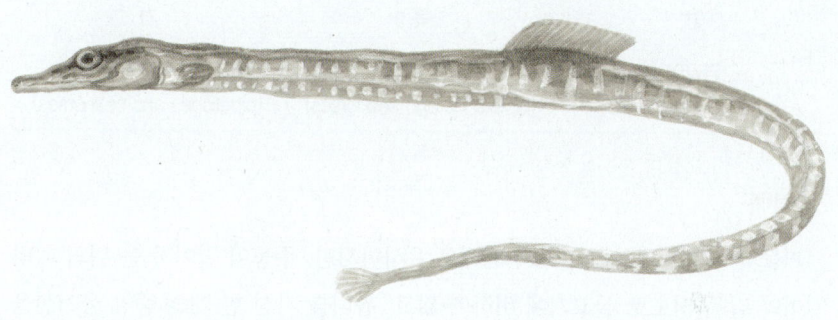

1) 학명 및 명칭

거물가시치는 학명이 *Trachyrhamphus serratus*이고, 영명이 ray-finned fish이며, 일명은 hifuki-yoji이다.

거물가시치는 우리나라에서 방언이 없다.

〈표 47-1〉 거물가시치의 학명 및 각국 명칭

학명	현재	*Trachyrhamphus serratus*(Temminck et Schlegel, 1850)
	이전	*Syngnathus serratus*(Temminck et Schlegel, 1850)
명칭	영명	Ray-finned fish(FAO)
	일명	Hifuki-yoji
	방언	–

2) 분류

거물가시치는 경골어(ray-finned fish)강 – 실고기(pipefishes and seahorses)목 – 실고기(pipefishes and seahorses)과로 분류된다.

47. 거물가시치

〈표 47-2〉 거물가시치의 분류

강	목	과
경골어 (ray-finned fish)	실고기 (pipefishes and seahorses)	실고기 (pipefishes and seahorses)

3) 형태

거물가시치의 체형은 실고기와 매우 유사하지만, 주둥이 길이가 눈 뒤의 머리 길이와 같을 정도로 실고기에 비하여 짧고, 톱니를 가진 한 개의 중앙 융기선을 가진 점이 특징이다.

거물가시치의 성어 전장은 10~15 cm 전후이다.

4) 생태

거물가시치는 해조장 부근의 자갈로 된 바닥에서 서식한다.
MPDT는 15개월 미만으로 자원 회복력이 크다.

〈표 47-3〉 거물가시치의 개략적 형태, 생태 및 분포

형태	전장	성어는 10~15 cm 전후
	체중	–
	체색	–
	체형	· 체형은 실고기와 유사 · 주둥이 길이가 눈 뒤의 머리 길이와 같음
생태	서식	· 해조장 부근의 자갈로 된 바닥에 서식
	먹이	–
	산란	–
분포		우리나라 제주도 연해, 일본 혼슈 이남, 중국, 태국, 싱가포르, 인도

47. 거물가시치

5) 분포
거물가시치는 우리나라 제주도 연해, 일본 혼슈 이남, 중국, 태국, 싱가포르, 인도 등지에 분포한다.

6) IUCN Red List (※12p 주석 참고)
거물가시치는 해당되지 않는다(NE).

7) 식품성분 특성
거물가시치는 자료가 부족하여 식품성분 특성에 대하여 언급하기 곤란하다.

8) 약용 위해성, 약용부위, 약성 및 약용 효능

(1) 약용 위해성, 약용부위 및 약성
거물가시치는 중국에서 한방약 소재로 이용하며, 위해성이 없고, 약용부위는 전어체(건조품)이다.

거물가시치의 약성은 감(甘), 함(咸), 온(溫), 보신장양(補腎壯陽), 산결소종(散結消腫), 서근활락(舒筋活絡), 지혈 및 최산(催産)이다.

(2) 약용 효능

① 난산
거물가시치의 출산 유도(催産) 효과는 해마보다 뛰어나다.

② 어깨 임파결핵
어깨 임파결핵의 치료를 위하여 거물가시치와 붉은 대추에 적당량의 돼지고기를 넣고 졸여 만든 즙을 먹으면 효험이 있다.

47. 거물가시치

③ 넘어져서 생긴 상처[轉倒損傷]

넘어져서 생긴 상처[轉倒損傷]를 치유하기 위하여 중국 강서성에서는 거물가시치 28.4 g에 전귀(全歸) 24.8 g, 유향(乳香) 18.7 g, 몰약(沒藥) 18.7 g, 자연동(自然銅) 18.7 g, 흙 18.7 g, 쇄보(碎補) 18.7 g, 방풍(防風) 18.7 g, 우슬(牛膝) 18.7 g, 정전칠(正田七) 12.4 g, 속단(續斷) 12.4 g, 두중별(杜仲別) 12.4 g, 천화(川花) 12.4 g, 호랑이 다리뼈[股骨] 12.4 g, 적작(赤芍) 12.4 g, 천오(川烏) 12.4 g, 골피(骨皮) 12.4 g, 청화계(靑花桂) 6.2 g을 넣어 가늘게 마쇄하고, 이것을 끓였다가 식힌 물에 개어서 환부에 붙이면 효험이 있다.

④ 소염 진통

소염 진통의 치료를 위하여 거물가시치를 물과 함께 끓여 마시거나, 거물가시치 31.2 g을 말려 가루를 만들었다가 고량주 500 g에 24시간 이상 침지한 다음 1개월에 10 mL를 복용하면서 15개월간 계속한다.

⑤ 악창

악창의 치료를 위하여 거물가시치 가루에 물을 부어 갠 다음 환부에 바르면 효험이 있다.

⑥ 기타

그 밖의 약효는 해마류와 비슷하거나 더 강하다.

(3) 약제

① 젤라틴환

젤라틴환은 신장의 기능을 도와주며, 정력을 증강시키고, 혈액을 활성화한다. 또 통증을 줄여 주는데, 특히 요추에 좋다. 남성의 음경 위축, 부녀자의 오혈(汚血), 월경통, 요통 등과 같은 통증, 뇌빈혈도 치료해 준다. 1일 1회 복용하며, 먹을 때는 덩어리의 절반을 끓는 물과 함께 먹는다.

47. 거물가시치

⟨표 47-4⟩ 거물가시치의 약용 효능 및 약제

위해성	없음
약용부위	전어체(건조품)
약성	감(甘), 함(咸), 온(溫), 보신장양(補腎壯陽), 산결소종(散結消腫), 서근활락(舒筋活絡), 지혈, 최산(催産)
효능	· 노인성 허약증, 노인성 치매, 신경쇠약 · 임산부 난산, 빈혈 · 유선암(乳腺癌) · 전도(顚倒) 타박상(내상에 의한 통증), 복통, 요통, 대퇴부 통증 · 천식, 기관지염 · 양위(陽萎), 부인 냉증, 불임증 · 상처 지혈 · 악창(惡瘡), 종창(腫瘡) · 결핵성 누관(瘻管)
약제	젤라틴환

48. 드렁허리 *Monopterus albus*(Zuiew, 1793)

1) 학명 및 명칭

드렁허리는 학명이 *Monopterus albus*이고, 영명이 Asian swamp eel이며, 일명은 ta-unagi이다.

드렁허리는 우리나라에서 지방에 따라 드렁치, 장어 및 물뱀 등으로 달리 불리기도 한다.

〈표 48-1〉 드렁허리의 학명 및 각국 명칭

학명	현재	*Monopterus albus*(Zuiew, 1793)
	이전	*Muraena alba*(Zuiew, 1793) *Fluta alba*(Zuiew, 1793) *Monopterus javanensis*(Lacépède, 1800) *Monopterus helvolus*(Richardson, 1846) *Monopterus marmoratus*(Richardson, 1846)
명칭	영명	Asian swamp eel(FAO)
	일명	Ta-unagi
	방언	드렁치, 장어, 물뱀

2) 분류

드렁허리는 경골어(ray-finned fish)강 – 드렁허리(spiny eels)목 – 드렁허리(swamp-eels)과로 분류된다.

〈표 48-2〉 드렁허리의 분류

강	목	과
경골어(ray-finned fish)	드렁허리(spiny eels)	드렁허리(swamp-eels)

48. 드렁허리

3) 형태

드렁허리의 체형은 원통형으로 가늘고 길며, 꼬리 쪽은 매우 가늘고, 비늘이 없어 매끄럽다. 머리는 원추형으로 끝이 뾰족하다. 지느러미의 발달이 좋지 않아 배지느러미와 가슴지느러미는 없고 막질의 매우 낮은 등지느러미는 항문 위에서 시작되어 꼬리로 이어진다.

체색은 황갈색 바탕에 둥근 갈색 반점이 산재한다.

드렁허리는 성어 전장이 40 cm 전후이다.

4) 생태

드렁허리는 몸을 세워 물 밖으로 머리를 내어 공기 호흡을 하며, 얕은 연못이나 논 등의 진흙 밑에서 서식하는데, 낮에 동작이 둔하다.

〈표 48-3〉 드렁허리의 개략적 형태, 생태 및 분포

형태	전장	성어는 40 cm 전후
	체중	–
	체색	황갈색 바탕에 둥근 갈색 반점이 산재
	체형	· 체형은 원통형으로 가늘고 긺 · 꼬리 쪽은 매우 가늚 · 머리는 원추형으로 끝이 뾰족 · 배지느러미와 가슴지느러미는 없고, 등지느러미는 항문 위에서 시작되어 꼬리로 이어짐
생태	서식	얕은 연못, 논의 진흙
	먹이	작은 물고기, 작은 새우
	산란	산란기는 6~7월
분포		우리나라 서남부와 동남부, 중국 만주 이남, 대만, 일본 교토 이남, 보르네오, 태국, 자바

48. 드렁허리

먹이로는 작은 물고기나 작은 새우를 잡아먹으며, 6~7월에 산란한다.
드렁허리는 어업상 경제적인 가치가 있으며 양식도 한다.
MPDT는 1.4~4.4년으로 자원 회복력은 보통이다.

5) 분포

드렁허리는 수온 25~28℃인 열대(34°N~6°S) 해역에 주로 서식하며 우리나라 서남부 전역과 동남부의 담수계 및 만주 이남의 중국, 대만, 일본 교토 이남, 보르네오, 태국, 자바 등지에 분포한다.

6) IUCN Red List (※12p 주석 참고)

드렁허리는 관심이 필요한 종이다(LC).

7) 식품성분 특성

(1) 열량 및 일반성분 함량

드렁허리 육 100 g당 일반성분 조성은 수분이 79.4 g, 단백질이 17.9 g, 지방이 1.7 g, 회분이 1.0 g으로, 수분을 제외한다면 단백질을 주성분으로 하는 어류이다. 드렁허리 육 100 g을 섭취하는 경우의 열량은 92 kcal이다.

드렁허리의 단백질 및 지질 함량은 일반 어류 단백질 표준량(20±2 g) 및 어류 지질 표준량(3±2 g)의 범위이다.

〈표 48-4〉 드렁허리의 열량 및 일반성분 함량 (어육 100 g당)

열량	일반성분 함량				
	수분	단백질	지방	회분	탄수화물
92 kcal	79.4 g	17.9 g	1.7 g	1.0 g	–

(2) 무기질 함량

드렁허리 육 100 g당 무기질 함량은 뼈의 주요 구성성분인 칼슘과 인이 각각 72 mg, 136 mg, 헤모글로빈을 구성하여 체내 산소 운반 및 산화적 에너지 대사에 주로 관여하는 철이 1.4 mg, 산과 염기의 평형 및 세포막 전위의 조절 등에 관여하는 나트륨이 65 mg, 세포 내외의 전위에 영향을 미치면서 세포 내 이온강도 조절에 관여하고, 체내 나트륨 배출에 기여하는 칼륨이 252 mg, 면역 기능을 하면서 성호르몬 생성에 관여하는 아연이 1.9 mg 등으로 이루어져 있다.

한국영양학회에서는 2010년 한국인 성인 남자(칼슘, 인 및 철은 19~49세, 아연은 19~29세)의 1일 무기질 권장량을 칼슘과 인의 경우 각각 750 mg과 700 mg, 철과 아연은 모두 10 mg으로 정하고 있다. 이로 미루어 볼 때 드렁허리 육 100 g을 식용하면 성인 남자의 1일 무기질 권장량 기준에 있어 칼슘은 9.6%를, 인은 19.4%를, 철은 14.0%를, 아연은 19.0%를 섭취하는 효과가 있다.

무기질 면에서 드렁허리는 다른 어류에 비하여 아연의 함량이 다소 높고, 칼슘 및 철의 함량은 유사한 수준이다.

〈표 48-5〉 드렁허리의 무기질 함량 (어육 100 g당)

무기질 함량						
칼슘	인	철	나트륨	칼륨	아연	셀레늄
72 mg	136 mg	1.4 mg	65 mg	252 mg	1.9 mg	–

(3) 비타민 함량

드렁허리 육 100 g당 비타민 함량은 비타민 A가 240 RE, 비타민 B_1이 0.38 mg, 비타민 B_2가 0.29 mg, 니아신이 4.2 mg, 비타민 C가 1.0 mg, 엽산이 13.1 μg, 비타민 E가 3.7 mg 함유되어 있다.

비타민 함량 면에서 드렁허리는 다른 어류에 비하여 비타민 A, 비타민 B_1, 비

48. 드렁허리

타민 B_2, 엽산 및 비타민 E의 함량이 높아, 드렁허리를 섭취하는 경우 다른 어류들에 비하여 이들 비타민의 건강 기능성을 기대할 수 있다.

〈표 48-6〉 드렁허리의 비타민 함량 (어육 100 g당)

비타민									
비타민 A	레티놀	β-카로틴	비타민 B_1	비타민 B_2	비타민 B_6	니아신	비타민 C	엽산	비타민 E
240 RE	240 μg	–	0.38 mg	0.29 mg	0.23 mg	4.2 mg	1.0 mg	13.1 μg	3.7 mg

8) 약용 위해성, 약용부위, 약성 및 약용 효능

(1) 약용 위해성, 약용부위 및 약성

드렁허리는 우리나라와 중국에서는 한방약 소재로 이용한다.

혈청에 독이 있으나, 가열하면 불안정하고 위산에도 약하기 때문에, 일반적으로 요리를 하면 중독을 일으키지 않는다.

드렁허리의 약용부위는 근육, 혈액, 머리, 껍질이고, 약성의 경우 근육은 감(甘), 온(溫), 보중익혈(補中益血), 치허손(治虛損)이고, 혈액은 뇌졸중 후유증인 구안괘사(口眼喎斜; 입과 눈이 한쪽으로 틀어지는 증상)의 치료, 머리는 설사나 소화불량, 껍질은 부인 유핵(乳核) 경화통의 치료에 효과적이다.

(2) 약용 효능

① 허약, 피로, 몸 마름

허약, 피로 및 몸 마름을 치료하기 위하여 중국 사천성에서는 드렁허리를 동충하초와 함께 약한 불로 끓여 먹는다.

② 가려움증 및 작열감

가려움증(소양) 및 작열감을 치료하기 위하여 중국 사천성에서는 드렁허리를 일지전(一支箭), 포공영(蒲公英), 어추관(魚鰍串)과 함께 약한 불로 끓여 먹는다.

③ 장풍(腸風) 및 치루(痔瘻)

장풍(腸風) 및 치루(痔瘻)의 치료를 위하여 갈균(葛菌), 토령(土苓), 노군수(老君須) 및 돼지 직장과 함께 드렁허리를 약한 불에 끓여 먹으면 효험이 있다.

④ 난청

난청의 치료를 위하여 드렁허리 큰 개체 1마리를 술과 함께 약한 불에서 끓여 먹으면 효험이 있다.

⑤ 구안괘사(口眼喎斜)

구안괘사(口眼喎斜; 입과 눈이 한쪽으로 틀어지는 증상, 얼굴 신경마비 증상)의 치료를 위하여 중국 동북지방, 하북성, 강서성에서는 다음과 같이 3가지 방법으로 드렁허리를 사용한다.

첫 번째, 드렁허리의 머리나 꼬리에서 뽑은 혈액에 사향(麝香)을 약간 넣어(혈액 30방울에 사향 1.5 g을 혼합하는데 사향이 없어도 치료 효과는 있으나, 장기간 앓은 사람이면 사향을 넣는 것이 효과가 큼) 오른쪽 얼굴이 돌아간 환자에게는 왼쪽 얼굴에, 그 반대인 경우에는 오른쪽 얼굴에 발라 주면 효과가 뛰어나다.

두 번째, 드렁허리의 혈액을 청궁(聽宮), 지창(地倉), 태양삼혈(太陽三穴)의 급소에 바르는데, 오른쪽이 돌아간 환자에게는 왼쪽 얼굴에 바르고, 그 반대인 경우에는 오른쪽 얼굴에 바르는데 표면이 마르면 다시 바르고, 완치하기까지 이런 조작을 반복한다.

세 번째, 드렁허리의 혈액과 백면[白面:백두관(白豆蔻) 3.12 g, 주사(朱砂) 3.12 g, 비마인(萞麻仁, 기름을 뺀 것) 3.12 g을 배합]을 연고제로 만들어서 한 겹 또는 여러 겹으로 오른쪽 얼굴이 돌아간 환자는 왼쪽 얼굴에, 그 반대인 경우에는 오른쪽 얼굴에 바르고, 1일 1회 처방하면 3~5일 후에 회복된다.

48. 드렁허리

⑥ 만성 화농성 중이염

만성 화농성 중이염의 치료를 위하여 3% 과산화수소수로 상처 부위를 소독하고 고름이 마르도록 닦아낸 다음 물기를 제거한다. 이어서 드렁허리의 선혈을 귀 안에 떨어뜨리고, 20~40분마다 혈액을 떨어뜨린다. 증세가 가벼운 환자이면 1회, 중증 환자이면 2회 투여하면 완치된다.

중국 귀주성의 한 병원에서 실시한 임상결과에 의하면 만성 화농성 중이염 환자(한쪽 또는 양쪽 귀에서 고름이 나오며, 이런 상태가 9~17년이나 계속되었으며 고막이 터진 환자)를 1~2회 치료(64건)하였더니 모두 완치되었다고 보고한 바 있다.

〈표 48-7〉 드렁허리의 약용 효능

위해성	· 혈청에 독이 있음 · 혈청독은 가열하면 불안정하고 위산에도 약하며, 일반 요리에서는 중독을 일으키지 않음
약용부위	근육, 혈액, 머리, 껍질
약성	· 근육은 감(甘), 온(溫), 보중익혈(補中益血), 치허손(治虛損) · 혈액은 뇌졸중 후유증인 구안괘사(口眼喎斜; 입과 눈이 한쪽으로 틀어지는 증상)에 유효 · 머리는 설사나 소화불량에 유효 · 껍질은 부인 유핵(乳核) 경화통에 유효
효능	· 허약, 피로, 몸 마름 · 가려움증(소양), 작열감 · 장풍(腸風), 치루(痔瘻) · 난청 · 구안괘사 · 만성 화농성 중이염 · 코피 · 설사, 소화불량 · 여성 유핵 경화로 인한 통증 · 궤양(종아리와 발목 사이에 발생)

48. 드렁허리

⑦ 코피

코피가 나는 경우 드렁허리 혈액을 코에 떨어뜨리면 멈출 수 있다.

⑧ 설사 및 소화불량

설사 및 소화불량을 치료하기 위하여 드렁허리의 머리를 재로 만들어 먹으면 효험이 있다.

⑨ 여성 유핵 경화로 인한 통증

여성 유핵 경화로 인한 통증을 치료하기 위하여 드렁허리의 껍질을 재로 만들어 공복 시에 먹는다.

⑩ 궤양

종아리와 발목 사이에 생기는 궤양을 치료하기 위하여 드렁허리의 **뼈**와 난 단백질, 산성 염수를 섞어 분말화한 다음 밀가루로 반죽을 만들어 환부에 붙이면 효과가 좋고, 7~8회 붙여도 치료되지 않으면 백로감석(白爐甘石)을 뜨겁게 달구어 가루를 낸 다음 요오드와 혼합하여 며칠 동안 환부에 바른다. 그 후에 드렁허리의 뼈, 연엽병(烟葉柄)과 엽맥(葉脈)을 달인 물로 닦으면 효험이 있다.

49. 가물치 *Channa argus argus*(Cantor, 1842)

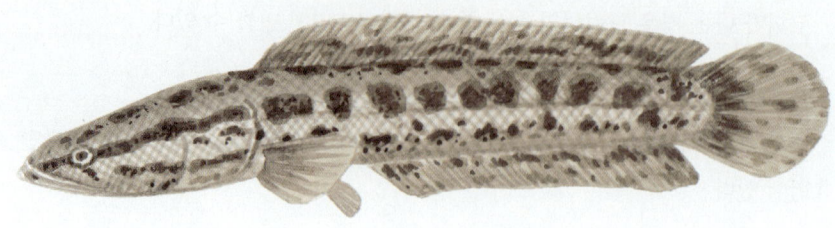

1) 학명 및 명칭

가물치는 학명이 *Channa argus argus*이고, 영명이 snakehead이며, 일명은 kamuruchi이다. 가물치는 우리나라에서 지방에 따라 가무치, 가모치, 가어치 및 가이치 등으로 달리 부르기도 한다.

〈표 49-1〉 가물치의 학명 및 각국 명칭

학명	현재	*Channa argus argus*(Cantor, 1842)
	이전	*Ophicephalus nigricans*(Cuvier, 1831) *Ophicephalus argus*(Cantor, 1842) *Ophicephalus argus*(Cantor, 1842) *Ophicephalus pekinensis*(Basilewsky, 1855)
명칭	영명	Snakehead(FAO)
	일명	Kamuruchi
	방언	가무치, 가모치, 가어치, 가이치

2) 분류

가물치는 경골어(ray-finned fish)강 – 농어(perch-likes)목 – 가물치(snakeheads)과로 분류된다.

49. 가물치

〈표 49-2〉 가물치의 분류

강	목	과
경골어(ray-finned fish)	농어(perch-likes)	가물치(snakeheads)

3) 형태

가물치의 체형은 원통형으로 길며, 머리는 아래위로 약간 종편하고, 위아래에 두 줄의 암색 세로띠를 가진다. 큰 입의 아래위턱에는 날카로운 송곳니들이 위치한다.

체색은 전체적으로 흑록색에 검은색의 불규칙한 반문을 가진다.

가물치는 성어의 전장이 90 cm에 이르며, 체중은 대개 0.5~1.0 kg이고, 큰 것은 6 kg인 것도 있다.

4) 생태

가물치는 생명력이 왕성하여 성장도 빠르고, 생식 분포가 넓으며, 사람들이 좋아하는 어종이다.

가물치는 펄 바닥이 있는 얕은 곳에 살고, 해초 등에 숨어서 먹이를 기다리는데, 밤에는 수면 부근에서 활동하기도 한다. 가물치의 유영은 대체로 느리지만 먹이를 잡아먹을 때에는 상당히 빠를 뿐 아니라 난폭하다. 또한 환경적응성이 좋고, 부호흡기로 공기호흡을 하므로 다른 어류가 살 수 없는 환경이나 산소가 부족한 수역에서도 살 수가 있고, 물이 없고 습한 곳에서도 장시간 생존 가능하며 겨울이 되면 깊은 곳의 펄 속에 들어가 구멍을 파고 월동을 한다.

가물치의 치어는 주로 요각류, 지각류를 잡아먹지만, 성어는 수생곤충, 작은 새우나 물고기를 탐식하고, 봄이나 가을이 탐식기이다.

가물치는 산란기가 5~7월이며, 산란 장소는 수초가 우거지고 물이 거의 흐르지 않는 곳이다. 암컷은 수초에다 고리 모양의 집을 짓고, 수컷은 산란 후에 집

49. 가물치

부근에 숨어 있다가 부화한 어린 새끼들이 제 힘으로 먹이를 찾을 수 있게 될 때까지 보호한다. 알은 부유성이며, 성장은 빠르다.

가물치의 MPDT는 1.4~4.4년으로 자원 회복력이 보통이다.

5) 분포

가물치는 우리나라 전 지역의 민물수계에 분포하며, 일본에서도 서식하고, 아시아 동남부 지방에까지 널리 분포한다.

〈표 49-3〉 가물치의 개략적 형태, 생태 및 분포

형태	전장	성어는 90 cm 전후
	체중	성어는 대개 0.5~1.0 kg이고 큰 것은 6 kg
	체색	· 체색은 흑록색에 검은색의 불규칙한 반문 · 머리는 위아래에 두 줄의 암색 세로띠
	체형	· 체형은 원통형으로 긺 · 머리는 아래위로 약간 종편 · 아래위턱에는 날카로운 송곳니들이 발달
생태	서식	· 펄 바닥이 있는 얕은 곳 · 부호흡기로 공기호흡을 하므로 산소가 부족한 수역에서도 서식 가능 · 겨울이 되면 깊은 곳의 펄 속 구멍에서 월동
	먹이	· 치어는 주로 요각류, 지각류 · 성어는 수생곤충, 작은 새우, 물고기
	산란	· 산란기는 5~7월 · 산란 장소는 수초가 우거지고 물이 거의 없는 곳 · 알은 부유성, 성장 신속 · 수컷은 산란 후 치어 보호
분포		우리나라, 일본, 아시아 동남부 지방

6) IUCN Red List (※12p 주석 참고)

가물치는 해당되지 않는다(NE).

7) 식품성분 특성

(1) 열량 및 일반성분 함량

가물치 육 100 g당 일반성분 조성은 수분이 75.3 g, 단백질이 21.8 g, 지방이 1.6 g, 탄수화물이 0.3 g 및 회분이 1.0 g으로, 수분을 제외한다면 가물치는 단백질을 주성분으로 하는 어류이다.

가물치 육 100 g을 섭취하는 경우의 열량은 109 kcal이다.

가물치 육 100 g당 단백질 및 지질은 일반 어류 단백질 표준량(20±2 g) 및 어류 지질 표준량(3±2 g)의 범위이다.

〈표 49-4〉 가물치의 열량 및 일반성분 함량 (어육 100 g당)

열량	일반성분 함량				
	수분	단백질	지방	회분	탄수화물
109 kcal	75.3 g	21.8 g	1.6 g	1.0 g	0.3 g

(2) 아미노산 함량

가물치 육 100 g당 단백질을 구성하고 있는 아미노산 함량은 유리아미노산으로 존재 시 맛에 지대한 역할을 하는 글루탐산이 3,012 mg(15.6%)으로 가장 많다. 글루탐산 이외에 주된 아미노산은 아스파르트산(1,933 mg, 10.0%) 및 리신(1,825 mg, 9.4%) 등이다.

한편, 우리나라를 위시한 동양권 국가에서 주식으로 하는 곡류의 제한 아미노산인 리신과 트레오닌이 가물치 육 100 g당 각각 1,825 mg(9.4%) 및 771 mg(4.0%)으로 함유되어 있어 가물치를 부식으로 섭취하는 경우 영양균형적

49. 가물치

인 면에서 상당히 의미가 있다.

혈압 조절작용, 동맥경화 예방, 암시야 능력의 저하 방지 및 인슐린 분비 촉진 등에 의한 당뇨병 치료 등과 같은 건강 기능성이 인정되는 타우린의 가물치 육 100 g당 함량은 205 mg(1.1%)으로 연체류(갑오징어: 791 mg, 낙지: 854 mg) 및 갑각류(꽃게: 711 mg, 보리새우: 611 mg)에 비하여는 그 함량이 월등히 낮으나 일반 어류(대구: 177 mg, 가다랑어: 299 mg, 전갱이: 132 mg)에 비하여는 큰 차이가 없어, 가물치의 섭취에 의한 타우린의 건강 기능효과도 무시할 수 없다.

〈표 49-5〉 가물치의 아미노산 함량 (어육 100 g당)

아미노산	함량	조성	아미노산	함량	조성
이소류신	997 mg	5.2%	히스티딘	363 mg	1.9%
류신	1,689 mg	8.6%	아르기닌	1,478 mg	7.6%
리신	1,825 mg	9.4%	알라닌	1,155 mg	6.0%
메티오닌	730 mg	3.8%	아스파르트산	1,933 mg	10.0%
시스틴	231 mg	1.2%	글루탐산	3,012 mg	15.6%
페닐알라닌	867 mg	4.5%	글리신	886 mg	4.6%
타이로신	799 mg	4.1%	프롤린	601 mg	3.1%
트레오닌	771 mg	4.0%	세린	597 mg	3.1%
트립토판	194 mg	1.0%	타우린	205 mg	1.1%
발린	1,021 mg	5.3%	합계	19.4 g	100.1%

(3) 지방산 조성

가물치의 주요 구성 지방산으로는 포화지방산인 16:0, 일가불포화지방산인 18:1 및 다가불포화지방산인 22:6 등이다.

가물치의 지질을 구성하는 지방산은 포화산(25.4%)에 대하여 다가불포화산

(40.3%)의 조성비가 1.59로 일본 후생성에서 주장하고 있는 건강 기능성 지질의 조건으로 제시한 조성비(1.0~1.5)의 범위 밖에 있다.

성인병 예방 및 뇌학습 발달 등과 같은 생리적 기능이 있는 다가불포화지방산의 대표적 구성성분인 EPA(20:5, 4.1%), DHA(22:6, 11.7%) 등의 조성비가 15.8%에 달하여 이들의 건강 기능성 효과가 기대된다.

〈표 49-6〉 가물치의 지방산 조성 (면적 %)

포화지방산	조성	일가불포화지방산	조성	다가불포화지방산	조성
14:0	2.0%	16:1	9.4%	18:2	4.4%
16:0	15.8%	18:1	17.0%	18:3	0.5%
18:0	4.4%	20:1	4.5%	20:4	7.8%
기타	3.2%	22:1	0.4%	20:5	4.1%
		기타	3.0%	22:5	3.9%
				22:6	11.7%
				기타	7.9%
합계	25.4%	합계	34.3%	합계	40.3%

(4) 무기질 함량

가물치 육 100 g당 무기질 함량은 뼈의 주요 구성성분인 칼슘과 인이 각각 75 mg, 191 mg, 헤모글로빈을 구성하여 체내 산소 운반 및 산화적 에너지 대사에 주로 관여하는 철이 1.5 mg, 산과 염기의 평형 및 세포막 전위의 조절 등에 관여하는 나트륨이 76 mg, 세포 내외의 전위에 영향을 미치면서 세포 내 이온강도 조절에 관여하고, 체내 나트륨 배출에 기여하는 칼륨이 267 mg, 면역 기능을 하면서 성호르몬 생성에 관여하는 아연이 0.37 mg, 인체 세포의 대사에 필수적인 희귀 미네랄 원소인 셀레늄이 9 μg 등으로 이루어져 있다.

49. 가물치

한국영양학회에서는 2010년 한국인 성인 남자(칼슘, 인 및 철은 19~49세, 아연은 19~29세)의 1일 무기질 권장량을 칼슘과 인의 경우 각각 750 mg과 700 mg, 철과 아연은 모두 10 mg으로 정하고 있다. 이로 미루어 볼 때 가물치 육 100 g을 식용하면 성인 남자의 1일 무기질 권장량 기준에 있어 칼슘은 10.0%를, 인은 27.3%를, 철은 15.0%를, 아연은 3.7%를 섭취하는 효과가 있다.

무기질 면에서 가물치는 다른 어류에 비하여 칼슘, 인 및 철의 경우 유사한 범위이고, 아연과 인의 경우 다소 낮은 범위여서, 가물치의 섭취에 의한 건강 기능성은 칼슘, 인 및 철의 경우 기대되었으나 아연과 셀레늄의 경우 크게 기대할 수 없다.

〈표 49-7〉 가물치의 무기질 함량 (어육 100 g당)

무기질 함량						
칼슘	인	철	나트륨	칼륨	아연	셀레늄
75 mg	191 mg	1.5 mg	76 mg	267 mg	0.37 mg	9 μg

(5) 비타민 함량

가물치 육 100 g당 비타민 함량은 비타민 B_1이 0.1 mg, 비타민 B_2가 0.13 mg, 비타민 B_6가 0.24 mg, 니아신이 3.6 mg, 엽산이 6.3 μg, 비타민 E가 1.1 mg 함유되어 있다.

비타민 함량 면에서 가물치는 다른 어류에 비하여 비타민 A, 비타민 B_1, 비타민 B_2, 엽산 및 비타민 E의 함량이 유사하거나 낮아, 가물치를 섭취하는 경우 다른 어류들에 비하여 이들 비타민의 건강 기능성은 다소 낮다.

49. 가물치

〈표 49-8〉 가물치의 비타민 함량 (어육 100 g당)

비타민 함량									
비타민 A	레티놀	β-카로틴	비타민 B_1	비타민 B_2	비타민 B_6	니아신	비타민 C	엽산	비타민 E
–	–	–	0.1 mg	0.13 mg	0.24 mg	3.6 mg	–	6.3 μg	1.1 mg

(6) 맛과 이용

가물치는 근육의 맛이 좋고, 여러 가지 건강 기능성분이 함유되어 있기 때문에 탕으로 제조하여 보양을 위하여 많이 섭취되는 어종이다.

8) 약용 위해성, 약용부위, 약성 및 약용 효능

(1) 약용 위해성, 약용부위 및 약성

가물치는 기생충 감염이 심하여 이식을 하면 그곳 생태계도 전염시킬 위험성이 크고, 날로 먹어도 기생충에 감염될 수 있어 외국에서는 잠재적인 유해 동물로 취급하고 있다. 가물치의 약용부위는 전어체이다.

가물치의 약성은 성한(性寒), 미감(味甘), 평(平), 거습(去濕), 이뇨(利尿), 통기(通氣), 소창(消脹), 거풍(去風) 및 부종(浮腫)을 치유하게 하고, 몸을 보호해 주며 열을 없애고 몸 상태를 정돈해 주는 작용이 있다. 중압감을 없애 주고, 원기를 되찾게 해 주며, 감기를 치료해 주기도 하는데, 부종, 비장기능 개선, 배뇨곤란과 같은 증세를 치료하는 데에도 사용한다.

(2) 약용 효능

① 중압감, 배뇨 및 부종

중압감, 배뇨 및 부종을 치유하기 위하여 중국 사천성에서는 가물치의 내장을 없애고 동과(冬瓜), 파의 흰 부분을 넣은 다음 자숙하여 물을 마시고, 중국 광동

49. 가물치

성에서는 가물치를 동과 껍질과 고추와 함께 자숙하여 먹는다.

중국 상해시 의료원에서는 찻잎을 물에 끓인 다음 가물치를 넣어 자숙시켜 먹거나, 팥 62.4 g(소흥주에 하룻밤 침지), 마늘 62.4 g을 가물치의 배에 채우고 2시간을 찐 다음 소금을 뿌리지 않고 싱겁게 하여 여러 부종을 치료하기도 한다.

뿐만 아니라 곤약 62.4 g을 배에 채우고 어체를 통째로 흙종이[泥紙]로 싼 다음 숯불로 검게 태워서 가루를 만들어 1일 3회(2 g/회), 미지근한 물과 함께 마신다.

② 기력증진, 부종 및 울증(鬱症) 제거

중국 상해시 의료원에서는 기력증진, 부종 및 울증(鬱症) 제거를 위하여 가물치(약 10 cm)를 말린 다음에 재를 만들어서 자기 전에 고량주(수수를 발효시켜 만든 중국 북부 지방의 특산주)와 함께 먹도록 처방한다.

③ 폐결핵으로 인한 허약증

폐결핵으로 인한 허약증을 치료하기 위하여 중국 광서성에서는 내장을 제거한 가물치 500 g, 생강 3조각, 붉은 대추 3알에 물 7잔을 붓고, 2잔 정도의 양이 될 때까지 달여서 주 2~3회 아침저녁으로 식후에 마신다.

④ 치질 출혈

치질 출혈의 치료를 위하여 민 중국 광서성에서는 가물치 1마리에 마늘, 백급(白芨; 바곳이라 하며 독초의 일종임)을 적당량 넣고 물에 달여서 마신다.

⑤ 마진(痲疹) 예방

마진(痲疹) 예방을 위하여 중국 사천성 및 동북지방에서는 가물치 1 kg을 미지근한 물에 넣고, 그 물로 소아의 온몸을 닦아 준다.

⑥ 이통(耳痛) 및 울컥증

이통(耳痛) 및 울컥증을 치유하기 위하여 중국 광서성에서는 가물치 250 g, 두부 500 g, 염지 올리브 4개를 함께 물에 달여서 먹는다.

⑦ 모유분비 촉진 및 혈행개선

모유분비 촉진 및 혈행개선을 위하여 내장을 제거한 가물치의 배에 잘게 잘라 간 지렁이를 채워 찐 다음 간하여 먹으면 임산부의 젖이 잘 나온다.

한국에서는 임산부의 영양보급제로 사용한다.

⑧ 잘 치료되지 않는 풍창(風瘡) 및 옴[疥癬]

잘 치료되지 않는 풍창(風瘡) 및 옴[疥癬]의 치유를 위하여 창이엽(瘡耳葉)을 바닥에 깐 다음 그 위에 내장을 제거한 가물치를 놓고 물을 부어 약한 불로 졸이고, 껍질을 벗긴 가물치를 먹으면 약효가 있다.

⑨ 입이나 눈이 비뚤어진 증세

입이나 눈이 비뚤어진 증세(뇌졸중 후유증)의 치료를 위하여 중국 동북지방에서는 머리를 부순 가물치와 남성(南星) 3.12g, 천마(天麻) 3.12g, 초조(草鳥) 3.12g을 잘 섞은 다음, 이것을 오른쪽 얼굴이 비뚤어졌으면 왼쪽 얼굴에, 그 반대이면 오른쪽 얼굴에 붙인다.

⑩ 경련 및 마비

경련 및 마비의 치료를 위하여 중국 동북지방에서는 물고기의 뼈 1.6g을 잘 말린 다음에 창출(蒼朮) 15.6g, 후추 0.93g, 목이버섯 15.6g과 함께 가루를 만들어서 1회 6.24g을 술과 함께 먹는다.

⑪ 눈 헤르페스

눈 헤르페스의 치료를 위하여 중국 동북지방에서는 물고기 담즙에 장뇌를 약간 넣어서 눈에 떨어뜨린다.

49. 가물치

⟨표 49-9⟩ 가물치의 약용 효능

위해성	• 기생충 감염의 위험성이 있음 • 이식을 하면 그곳 생태계도 전염시킬 위험성이 크고, 날로 먹어도 기생충에 감염될 위험이 있음
약용부위	전어체
약성	성한(性寒), 미감(味甘), 평(平), 거습(去濕), 이뇨(利尿), 통기(通氣), 소창(消脹), 거풍(去風), 부종(浮腫) 치유
효능	• 중압감, 배뇨 곤란 • 기력증진, 부종, 울증(鬱症) • 장기간의 폐결핵으로 인한 허약증 • 치질 출혈 • 마진(痲疹) • 이통(耳痛), 울컥증 • 모유분비 촉진, 혈행 • 잘 낫지 않는 풍창(風瘡), 옴[疥癬] • 입이나 눈이 비뚤어진 증세(뇌졸중 후유증) • 경련, 마비 • 눈 헤르페스

50. 농어 *Lateolabrax japonicus*(Cuvier, 1828)

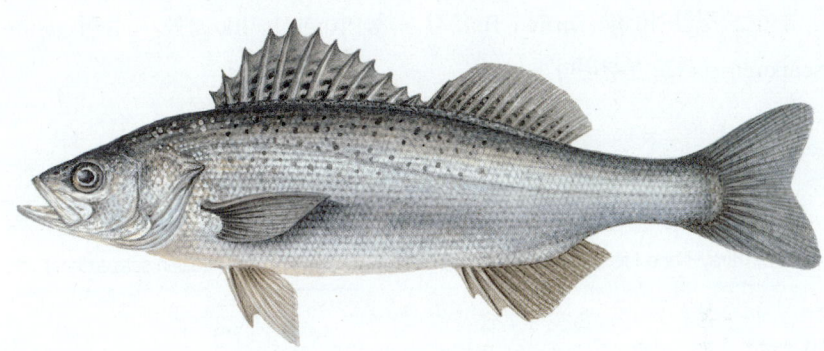

1) 학명 및 명칭

농어는 학명이 *Lateolabrax japonicus*이고, 영명이 japanese seabass이며, 일명은 suzuki이다.

농어는 우리나라에서 지방에 따라 농에, 까지맥이, 깔따구, 껄떡이, 포농어, 가슬맥이 및 가세기 등으로 달리 부르기도 한다.

〈표 50-1〉 농어의 학명 및 각국 명칭

학명	현재	*Lateolabrax japonicus*(Cuvier, 1828)
	이전	*Percalabrax japonicus*(Cuvier, 1828) *Labrax japonicus*(Cuvier, 1828) *Percalabrax poecilonotus*(Guichenot, 1872) *Percalabrax spilonotus*(Guichenot, 1872)
명칭	영명	Japanese seabass(FAO)
	일명	Suzuki
	방언	농에, 까지맥이, 깔따구, 껄떡이, 포농어, 가슬맥이, 가세기

50. 농어

2) 분류

농어는 경골어(ray-finned fish)강 - 농어(perch-likes)목 - 농어(asian seaperches)과로 분류된다.

〈표 50-2〉 농어의 분류

강	목	과
경골어(ray-finned fish)	농어(perch-likes)	농어(asian seaperches)

3) 형태

농어의 체형은 가늘고 길며 측편되어 있고, 주둥이는 뾰족하며 아래턱이 위턱보다 길게 돌출되어 있고, 등지느러미는 2개이고, 제1등지느러미는 11~15개의 가시를 갖는다.

농어의 등은 회청색, 배는 은백색을 띠며, 어릴 때는 등과 옆구리에 깨알 같은 작은 점을 가진다.

농어의 성어 전장은 90 cm 전후이다.

4) 생태

농어는 얕은 바다의 중하층에 살고, 강 입구의 담수와 해수가 섞이는 기수를 좋아하며, 담수에서도 살 수 있다. 일반적으로 농어는 큰 무리를 이루지 않으며 성질은 포악한 편이다.

농어는 갑각류나 단족류를 잡아먹고, 크기가 60 cm 정도 되면 생식선이 성숙하며, 늦은 가을에 강 입구에 부유성 알을 낳는데, 경제상 매우 중요한 어종이다.

여름철이 되면 치어들이 무리를 이루어 하천을 거슬러 오르고 담수역에 들어가는데 간혹 양식 연못에도 들어가고, 겨울이 되면 바다로 돌아간다.

MPDT는 15개월 미만으로 자원 회복력이 매우 크다.

5) 분포

농어는 서부 태평양 연안의 아열대 지역(45°N~15°N)에 주로 서식하며, 우리나라 근해어와 중국, 대만, 일본 북해도 이남에 널리 분포하고, 기수와 담수에 잘 소상한다.

〈표 50-3〉 농어의 개략적 형태, 생태 및 분포

형태	전장	성어는 90 cm 전후
	체중	–
	체색	· 등은 회청색 · 배는 은백색 · 어릴 때는 등과 옆구리에 깨알 같은 작은 점
	체형	· 체형은 가늘고 길며 측편 · 주둥이는 뾰족하고, 아래턱이 길게 돌출 · 등지느러미는 2개
생태	서식	· 연안의 얕은 바다의 중하층 · 강 입구의 기수를 좋아하나, 담수에서도 서식 가능 · 대개는 큰 무리를 이루지 않음 · 여름철에는 하천으로, 겨울에는 바다로 회유
	먹이	갑각류나 단족류
	산란	· 늦은 가을에 강 입구에 부유성 알을 산란 · 크기가 60 cm 정도 되면 생식선이 성숙
분포		우리나라 근해, 중국, 대만, 일본 북해도 이남

6) IUCN Red List (※12p 주석 참고)

농어는 해당되지 않는다(NE).

50. 농어

7) 식품성분 특성

(1) 열량 및 일반성분 함량

농어 육 100 g당 일반성분 조성은 수분이 73.3 g, 단백질이 20.3 g, 지방이 5.1 g, 탄수화물이 0.1 g 및 회분이 1.2 g으로, 수분을 제외한다면 농어는 단백질을 주성분으로 하는 어류이나 지질도 무시할 수 없는 수준이다.

농어 육 100 g을 섭취하는 경우의 열량은 133 kcal이다.

농어 육 100 g당 단백질 및 지질 함량은 일반 어류 단백질 표준량(20±2 g) 및 어류 지질 표준량(3±2 g)의 범위이다.

〈표 50-4〉 농어의 열량 및 일반성분 함량 (어육 100 g당)

열량	일반성분 함량				
	수분	단백질	지방	회분	탄수화물
133 kcal	73.3 g	20.3 g	5.1 g	1.2 g	0.1 g

(2) 아미노산 함량

농어 육 100 g당 단백질을 구성하고 있는 아미노산 함량은 유리아미노산으로 존재 시 맛에 지대한 역할을 하는 글루탐산이 3,476 mg(17.0%)으로 가장 많다. 글루탐산 이외에 주된 아미노산은 리신(2,019 mg, 10.3%) 및 류신(1,622 mg, 7.9%) 등이다.

한편, 우리나라를 위시한 동양권 국가에서 주식으로 하는 곡류의 제한 아미노산인 리신과 트레오닌이 농어 육 100 g당 각각 2,019 mg(10.3%) 및 937 mg(4.6%) 함유되어 있어 농어를 부식으로 섭취하는 경우 영양균형적인 면에서 상당히 의미가 있다.

혈압 조절작용, 동맥경화 예방, 암시야 능력의 저하 방지 및 인슐린 분비 촉진 등에 의한 당뇨병 치료와 같은 건강 기능성이 인정되는 타우린이 농어 육 100 g

당 371 mg(1.8%)으로 연체류(갑오징어: 791 mg, 낙지: 854 mg) 및 갑각류(꽃게: 711 mg, 보리새우: 611 mg)에 비하여는 그 함량이 월등히 낮으나 일반 어류(대구: 177 mg, 가다랑어: 299 mg, 전갱이: 132 mg)에 비하여는 약간 높아 농어의 섭취에 의한 타우린의 건강 기능효과를 기대할 수 있다.

〈표 50-5〉 농어의 아미노산 함량 (어육 100 g당)

아미노산	함량	조성	아미노산	함량	조성
이소류신	974 mg	4.8%	히스티딘	546 mg	2.7%
류신	1,622 mg	7.9%	아르기닌	1,221 mg	6.0%
리신	2,109 mg	10.3%	알라닌	1,313 mg	6.4%
메티오닌	615 mg	3.0%	아스파르트산	1,582 mg	7.7%
시스틴	265 mg	1.3%	글루탐산	3,476 mg	17.0%
페닐알라닌	951 mg	4.6%	글리신	1,004 mg	4.9%
타이로신	827 mg	4.0%	프롤린	450 mg	2.2%
트레오닌	937 mg	4.6%	세린	785 mg	3.8%
트립토판	241 mg	1.2%	타우린	371 mg	1.8%
발린	1,212 mg	5.9%	합계	20.5 g	100.1%

(3) 지방산 조성

농어의 주요 구성 지방산으로는 포화지방산인 16:0, 일가불포화지방산인 18:1 및 다가불포화지방산인 22:6 등이다.

농어의 지질을 구성하는 지방산은 포화산(32.6%)에 대하여 다가불포화산(30.5%)의 조성비가 0.96으로 일본 후생성에서 주장하고 있는 건강 기능성 지질의 조건으로 제시한 조성비(1.0~1.5)의 범위 밖에 있다.

하지만, 성인병 예방 및 뇌학습 발달 등과 같은 생리적 기능 특성 효과가 있는

50. 농어

다가불포화지방산의 대표적 구성성분인 EPA(20:5, 7.8%) 및 DHA(22:6, 13.9%) 등의 조성비가 30.5%에 달하여, 이들의 건강 기능성은 기대된다.

⟨표 50-6⟩ 농어의 지방산 조성 (면적 %)

포화지방산	조성	일가불포화지방산	조성	다가불포화지방산	조성
14:0	4.5%	16:1	3.8%	18:2	1.7%
16:0	20.9%	18:1	11.7%	18:3	0.3%
18:0	3.8%	20:1	1.9%	20:4	2.0%
기타	3.4%	22:1	0.6%	20:5	7.8%
		기타	18.9%	22:5	2.2%
				22:6	13.9%
				기타	2.6%
합계	32.6%	합계	36.9%	합계	30.5%

(4) 무기질 함량

농어 육 100 g당 무기질 함량은 뼈의 주요 구성성분인 칼슘과 인이 각각 28 mg, 231 mg, 헤모글로빈을 구성하여 체내 산소 운반 및 산화적 에너지 대사에 주로 관여하는 철이 1.5 mg, 산과 염기의 평형 및 세포막 전위의 조절 등에 관여하는 나트륨이 97 mg, 세포 내외의 전위에 영향을 미치면서 세포 내 이온강도 조절에 관여하고, 체내 나트륨 배출에 기여하는 칼륨이 272 mg, 면역 기능을 하면서 성호르몬 생성에 관여하는 아연이 0.4 mg 등으로 이루어져 있다.

한국영양학회에서는 2010년 한국인 성인 남자(칼슘, 인 및 철은 19~49세, 아연은 19~29세)의 1일 무기질 권장량을 칼슘과 인의 경우 각각 750 mg과 700 mg, 철과 아연은 모두 10 mg으로 정하고 있다. 이로 미루어 볼 때 농어 육 100 g을 식용하면 성인 남자의 1일 무기질 권장량 기준에 있어 칼슘은 3.7%를, 인은 33.0%를, 철은 15.0%를, 아연은 4.0%를 섭취하는 효과가 있다.

무기질 함량 면에서 농어의 칼슘 및 아연은 다른 어류에 비하여 낮은 범위이고, 인은 높은 범위이며 철은 유사한 범위여서, 농어의 섭취에 의한 건강 기능성은 인, 철 및 칼륨의 경우 기대되나, 칼슘 및 아연은 크게 기대하기 어렵다.

〈표 50-7〉 농어의 무기질 함량 (어육 100 g당)

무기질 함량						
칼슘	인	철	나트륨	칼륨	아연	셀레늄
28 mg	231 mg	1.5 mg	97 mg	272 mg	0.4 mg	–

(5) 비타민 함량

농어 육 100 g당 비타민 함량은 비타민 A가 197 RE, 비타민 B_1이 0.17 mg, 비타민 B_2가 0.15 mg, 니아신이 6.0 mg, 엽산이 5 μg, 비타민 E가 1.2 mg 함유되어 있다.

비타민 함량 면에서 농어는 다른 어류에 비하여 비타민 A만이 다소 높은 편이고, 기타 비타민 함량은 유사하다. 따라서 농어를 섭취하는 경우 비타민 A의 건강 기능효과는 기대할 수 있다.

〈표 50-8〉 농어의 비타민 함량 (어육 100 g당)

비타민 함량									
비타민 A	레티놀	β-카로틴	비타민 B_1	비타민 B_2	비타민 B_6	니아신	비타민 C	엽산	비타민 E
197 RE	197 mg	–	0.17 mg	0.15 mg	0.4 mg	6.0 mg	–	5 μg	1.2 mg

(6) 핵산 함량

농어 육 100 g당 핵산 함량은 RNA가 80.3 mg, DNA가 47.1 mg, 냉수가용성물

50. 농어

질이 307.5 mg이다. 핵산은 세포를 활성화시키고, 노화를 방지할 수 있다고 알려져 있다.

농어의 핵산 함량은 다른 어종에 비해 다소 높은 편이어서 이들에 의한 건강 기능은 다소 기대할 수 있다.

(7) 맛과 이용

농어는 근육의 맛이 좋아 구이용으로 많이 이용되고 있고, 여러 가지 건강 기능성분이 함유되어 있기 때문에 탕으로 제조하여 보양을 위하여 많이 섭취되는 어종이다.

8) 약용 위해성, 약용부위, 약성 및 약용 효능

(1) 약용 위해성, 약용부위 및 약성

농어는 해롭지 않으며, 약용부위는 아가미 및 근육이고, 약성의 경우 아가미는 감(甘), 평(平) 및 지해화담(止咳和痰)이고, 근육은 감온(甘溫)이다.

(2) 약용 효능

① 소아 백일해

소아 백일해 치료를 위하여 농어 아가미를 노랗게 될 때까지 말린 다음 가루를 내어 1일 2회(아가미 1개 분량/회) 먹거나, 아가미를 어체로부터 닦지 않은 채로 떼어내어 햇볕에 말리고, 이것을 따뜻한 물에 넣어 불린 다음 먹으면 효험이 있다.

② 소아 소화불량

소아 소화불량을 치료하기 위하여 적당량의 농어 근육을 파, 생강, 물과 함께 달여서 즙을 마시면 효험이 있다.

50. 농어

③ 외과수술 후 수술 부위 근육 재생과 아물기[癒合]

외과수술 후 수술 부위 근육 재생과 아물기를 위하여 중국 복건성에서는 농어 1마리(25~500 g), 황저(黃蓍) 절편 적당량을 중탕한 다음 즙과 생선을 함께 먹는데, 대략 3~5번 먹는다.

〈표 50-9〉 농어의 약용 효능

위해성	없음
약용부위	아가미, 근육
약성	• 아가미는 감(甘), 평(平), 지해화담(止咳和痰) • 근육은 감온(甘溫)
효능	• 소아 백일해 • 소아 소화불량 • 외과수술 후 수술 부위 근육 재생과 아물기[癒合]

51. 군평선이 *Hapalogenys analis*(Richardson, 1845)

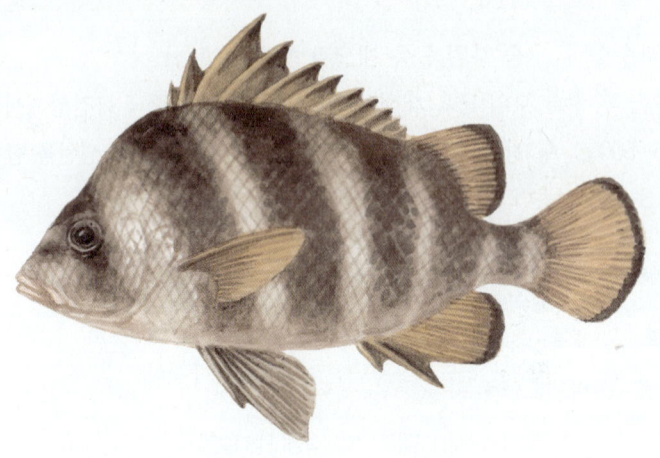

1) 학명 및 명칭

군평선이는 학명이 *Hapalogenys analis*이고, 영명이 broadbanded velvetchin 이며, 일명은 seto-dai이다.

군평선이는 우리나라에서 지방에 따라 꽃돔, 새서방고기, 얼게빗등어리, 챈빗 등이, 딱때기, 쌕쌕이 및 꾸돔 등으로 달리 부르기도 한다.

〈표 51-1〉 군평선이의 학명 및 각국 명칭

학명	현재	*Hapalogenys analis*(Richardson, 1845)
	이전	*Pristipoma mucronata*(Eydoux et Souleyet, 1850)
명칭	영명	Broadbanded velvetchin
	일명	Seto-dai
	방언	꽃돔, 새서방고기, 얼게빗등어리, 챈빗등이, 딱때기, 쌕쌕이, 꾸돔

2) 분류

군평선이는 경골어(ray-finned fish)강 - 농어(perch-likes)목 - 하스돔 (barbeled grunters)과로 분류된다.

51. 군평선이

〈표 51-2〉 군평선이의 분류

강	목	과
경골어(ray-finned fish)	농어(perch-likes)	하스돔(barbeled grunters)

3) 형태

군평선이의 체형은 체고가 높은 타원형으로 강한 빗비늘로 덮여 딱딱하고, 등지느러미의 가시는 매우 굵고 날카로우며 3번째 가시가 가장 길다.

군평선이의 몸은 회갈색 바탕에 5줄의 흑갈색 가로띠를 가지며, 등지느러미와 뒷지느러미의 줄기부와 꼬리지느러미는 노란색을 띠며 가장자리는 검은색으로 아름답다.

군평선이는 성어 전장이 25 cm 전후이다.

4) 생태

〈표 51-3〉 군평선이의 개략적 형태, 생태 및 분포

형태	전장	성어는 25 cm 전후
	체중	-
	체색	· 회갈색 바탕에 5줄의 흑갈색 가로띠 · 등·뒷지느러미의 줄기부와 꼬리지느러미는 노란색, 가장자리는 검은색
	체형	· 체형은 체고가 높은 타원형으로 강한 빗비늘로 덮여 딱딱함 · 등지느러미의 가시는 매우 굵고 날카로움
생태	서식	· 온대성 어류 · 근해의 중하층
	먹이	작은 물고기, 갑각류
	산란	-
분포		우리나라 중부 이남 연해, 일본 남부, 중국해

51. 군평선이

군평선이는 온대성 어류로서 근해의 중하층에 서식하며, 작은 물고기와 갑각류를 먹는다.

군평선이의 MPDT는 1.4~4.4년으로 자원 회복력은 보통이다.

5) 분포

군평선이는 온대성 어류로서 우리나라 중부 이남 연해, 일본 남부, 중국해에도 분포한다.

6) IUCN Red List (※12p 주석 참고)

군평선이는 해당되지 않는다(NE).

7) 식품성분 특성

(1) 열량 및 일반성분 함량

군평선이 육 100 g당 일반성분 조성은 수분이 77.4 g, 단백질이 18.5 g, 지방이 2.6 g, 탄수화물이 0.2 g 및 회분이 1.3 g으로, 수분을 제외한다면 군평선이는 단백질을 주성분으로 하는 어류이다.

군평선이 육 100 g을 섭취하는 경우의 열량은 103 kcal이다.

군평선이 육 100 g당 단백질 및 지질 함량은 일반 어류 단백질 표준량(20±2 g) 및 어류 지질 표준량(3±2 g)의 범위이다.

〈표 51-4〉 군평선이의 열량 및 일반성분 함량 (어육 100 g당)

열량	일반성분 함량				
	수분	단백질	지방	회분	탄수화물
103 kcal	77.4 g	18.5 g	2.6 g	1.3 g	0.2 g

51. 군평선이

(2) 아미노산 함량

군평선이 육 100 g당 단백질을 구성하고 있는 아미노산 함량은 유리아미노산으로 존재 시 맛에 지대한 역할을 하는 글루탐산이 2,562 mg(17.0%)으로 가장 많다. 글루탐산 이외에 주된 아미노산은 리신(1,478 mg, 9.8%) 및 류신(1,318 mg, 8.7%) 등이다.

한편, 우리나라를 위시한 동양권 국가에서 주식으로 하는 곡류의 제한 아미노산인 리신과 트레오닌이 군평선이 육 100 g당 각각 1,478 mg(9.8%), 704 mg(4.7%) 함유되어 있어 군평선이를 부식으로 섭취하는 경우 영양균형적인 면에서 상당히 의미가 있다.

혈압 조절작용, 동맥경화 예방, 암시야 능력의 저하 방지 및 인슐린 분비 촉진 등에 의한 당뇨병 치료 등과 같은 건강 기능성이 인정되는 타우린이 군평선이 육 100 g당 241 mg(1.6%)으로 연체류(갑오징어: 791 mg, 낙지: 854 mg) 및 갑각류

〈표 51-5〉 군평선이의 아미노산 함량 (어육 100 g당)

아미노산	함량	조성	아미노산	함량	조성
이소류신	711 mg	4.7%	히스티딘	346 mg	2.3%
류신	1,318 mg	8.7%	아르기닌	946 mg	6.3%
리신	1,478 mg	9.8%	알라닌	871 mg	5.8%
메티오닌	491 mg	3.2%	아스파르트산	1,216 mg	8.0%
시스틴	200 mg	1.3%	글루탐산	2,562 mg	17.0%
페닐알라닌	698 mg	4.6%	글리신	709 mg	4.7%
타이로신	503 mg	3.3%	프롤린	506 mg	3.3%
트레오닌	704 mg	4.7%	세린	600 mg	4.0%
트립토판	184 mg	1.2%	타우린	241 mg	1.6%
발린	830 mg	5.5%	합계	15.1 mg	100.0%

51. 군평선이

(꽃게: 711 mg, 보리새우: 611 mg)에 비하여는 월등히 낮으나 일반 어류(대구: 177 mg, 가다랑어: 299 mg, 전갱이: 132 mg)와 큰 차이가 없어, 군평선이의 섭취에 의한 타우린의 건강 기능효과도 기대할 수 있는 범위이다.

(3) 무기질 함량

군평선이 육 100 g당 무기질 함량은 뼈의 주요 구성성분인 칼슘과 인이 각각 50 mg, 180 mg, 헤모글로빈을 구성하여 체내 산소 운반 및 산화적 에너지 대사에 주로 관여하는 철이 1.1 mg, 산과 염기의 평형 및 세포막 전위의 조절 등에 관여하는 나트륨이 86 mg, 세포 내외의 전위에 영향을 미치면서 세포 내 이온강도 조절에 관여하고, 체내 나트륨 배출에 기여하는 칼륨이 244 mg, 면역 기능을 하면서 성호르몬 생성에 관여하는 아연이 0.74 mg 등으로 이루어져 있다.

한국영양학회에서는 2010년 한국인 성인 남자(칼슘, 인 및 철은 19~49세, 아연은 19~29세)의 1일 무기질 권장량을 칼슘과 인의 경우 각각 750 mg과 700 mg, 철과 아연은 모두 10 mg으로 정하고 있다. 이로 미루어 볼 때 군평선이 육 100 g을 식용하면 성인 남자의 1일 무기질 권장량 기준에 있어 칼슘은 6.6%를, 인은 25.7%를, 철은 11.0%를, 아연은 7.4%를 섭취하는 효과가 있다.

군평선이의 칼슘, 인, 철 및 아연의 함량은 다른 어류의 그것들과 유사한 범위이다.

〈표 51-6〉 군평선이의 무기질 함량 (어육 100 g당)

무기질 함량							
칼슘	인	철	나트륨	칼륨	아연	셀레늄
50 mg	180 mg	1.1 mg	86 mg	244 mg	0.74 mg	-

(4) 비타민 함량

군평선이 육 100 g당 비타민 함량은 비타민 A가 21 RE, 비타민 B_1이 0.15 mg, 비타민 B_2가 0.2 mg, 니아신이 4.6 mg, 비타민 C가 1.0 mg, 엽산이 6.4 μg, 비타

민 E가 1.5 mg 함유되어 있다.

군평선이는 모든 비타민 함량이 다른 어류의 그것들과 유사한 범위로, 크게 높고 낮은 종류는 없다.

〈표 51-7〉 군평선이의 비타민 함량 (어육 100 g당)

비타민 함량									
비타민 A	레티놀	β-카로틴	비타민 B_1	비타민 B_2	비타민 B_6	니아신	비타민 C	엽산	비타민 E
21 RE	21 g	–	0.15 mg	0.2 mg	0.45 mg	4.6 mg	1.0 mg	6.4 µg	1.5 mg

8) 약용 위해성, 약용부위, 약성 및 약용 효능

(1) 약용 위해성, 약용부위 및 약성

군평선이는 중국에서 한방약의 소재로도 사용하고, 위해성이 없으며, 약용부위는 부레이다.

약성의 경우 근육은 감(甘) 및 평(平)이고, 신선한 부레는 청열소염(淸熱消炎)이며, 자숙한 부레는 보기활혈(補氣活血)이다.

(2) 약용 효능

편도염 치료에는 신선한 건조 부레를 물에 불려서 환부에 붙이면 효험이 있다.

〈표 51-8〉 군평선이의 약용 효능

위해성	없음
약용부위	부레
약성	· 근육은 감(甘) 및 평(平) · 신선한 부레는 청열소염(淸熱消炎) · 자숙한 부레는 보기활혈(補氣活血)
효능	편도염

52. 눈퉁군평선 *Hapalogenys kishinouyei*(Smith et Pope, 1906)

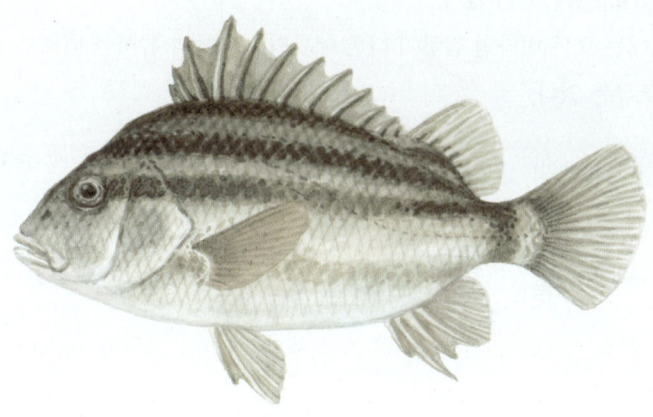

1) 학명 및 명칭

눈퉁군평선은 학명이 *Hapalogenys kishinouyei*이고, lined javelinfish이며, 일명은 shima-setodai이다.

눈퉁군평선은 우리나라에서 지방에 따라 달리 부르는 방언이 없다.

〈표 52-1〉 눈퉁군평선의 학명 및 각국 명칭

학명	현재	*Hapalogenys kishinouyei*(Smith et Pope, 1906)
	이전	–
명칭	영명	Lined javelinfish
	일명	Shima-setodai
	방언	–

2) 분류

눈퉁군평선은 경골어(ray-finned fish)강 – 농어(perch-likes)목 – 하스돔(barbeled grunters)과로 분류된다.

52. 눈퉁군평선

〈표 52-2〉 눈퉁군평선의 분류

강	목	과
경골어(ray-finned fish)	농어(perch-likes)	하스돔(barbeled grunters)

3) 형태

눈퉁군평선의 체형은 체고가 높은 타원형이다.

체색은 은회색을 띠며, 체측에 4줄의 흑갈색 세로띠가 있고, 등지느러미, 뒷지느러미, 꼬리지느러미는 가장자리에 검은 테를 갖지 않는 것이 특징이다. 가슴지느러미는 회색을 띠고, 개체에 따라서는 꼬리자루에 수직의 검은 띠를 갖기도 한다.

눈퉁군평선은 성어 전장이 25 cm 전후이다.

4) 생태

눈퉁군평선은 열대 해역에 많이 서식하는 저서성 어종으로 연안의 펄이나 모

〈표 52-3〉 눈퉁군평선의 개략적 형태, 생태 및 분포

	항목	내용
형태	전장	성어는 25 cm 전후
	체중	-
	체색	· 체색은 은회색을 띠고, 체측에 4줄의 흑갈색 세로띠가 있음 · 등지느러미, 뒷지느러미, 꼬리지느러미는 가장자리에 검은 테가 없음 · 가슴지느러미는 회색
	체형	체형은 체고가 높은 타원형
생태	서식	· 열대 해역에 서식하는 저서성 어종 · 연안의 펄이나 모래펄에 서식
	먹이	-
	산란	-
	분포	우리나라 남해, 일본 남부해, 동중국해, 남중국해, 호주 북부

52. 눈퉁군평선

래펄에 서식하며, 어업 경제상 가치가 있는 어종이다.

MPDT는 4.5~14년으로 자원 회복력은 약하다.

5) 분포

눈퉁군평선은 우리나라 남해와 일본 남부해, 동중국해, 남중국해, 호주 북부에 널리 분포하는 열대성 어류이다.

6) IUCN Red List (※12p 주석 참고)

눈퉁군평선은 해당되지 않는다(NE).

7) 식품성분 특성

눈퉁군평선은 자료가 부족하여 식품성분 특성에 대하여 언급하기 곤란하다.

8) 약용 위해성, 약용부위, 약성 및 약용 효능

(1) 약용 위해성, 약용부위 및 약성

눈퉁군평선은 중국에서 한방약의 소재로도 사용하고, 위해성이 없으며, 약용부위는 부레이다.

약성의 경우 근육은 감(甘) 및 평(平)이고, 신선한 부레는 청열소염(淸熱消炎)이며, 자숙한 부레는 보기활혈(補氣活血)이다.

(2) 약용 효능

편도염 치료에는 신선한 건조부레를 물에 불려서 환부에 붙이면 효험이 있다.

52. 눈퉁군평선

〈표 52-4〉 눈퉁군평선의 약용 효능

위해성	없음
약용부위	부레
약성	· 근육은 감(甘) 및 평(平) · 신선한 부레는 청열소염(淸熱消炎) · 자숙한 부레는 보기활혈(補氣活血)
효능	편도염

53. 동갈돗돔 *Hapalogenys nitens*(Richardson, 1844)

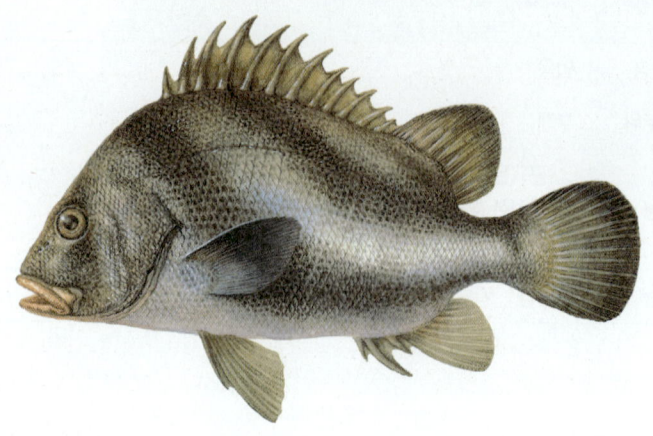

1) 학명 및 명칭

동갈돗돔은 학명이 *Hapalogenys nitens*이고, 영명이 black grunt이며, 일명은 higesori-dai이다.

동갈돗돔은 우리나라에서 지방에 따라 달리 부르는 방언이 없다.

〈표 53-1〉 동갈돗돔의 학명 및 각국 명칭

학명	현재	*Hapalogenys nitens*(Richardson, 1844)
	이전	–
명칭	영명	Black grunt
	일명	Higesori-dai
	방언	–

2) 분류

동갈돗돔은 경골어(ray-finned fish)강 – 농어(perch-likes)목 – 하스돔(barbeled grunters)과로 분류된다.

53. 동갈돗돔

<표 53-2> 동갈돗돔의 분류

강	목	과
경골어(ray-finned fish)	농어(perch-likes)	하스돔(barbeled grunters)

3) 형태

동갈돗돔의 체형은 체고가 높은 타원형으로, 머리는 둥글고, 입이 머리 아래쪽에 위치한다.

동갈돗돔의 체색은 회갈색 바탕에 머리 뒤와 등에서 꼬리 뒤쪽으로 비스듬히 경사진 2개의 흑갈색 띠가 있는 것이 특징이다. 어름돔과는 형태가 유사하지만 등과 꼬리지느러미에 검은 점들을 갖지 않은 점으로 구분된다.

동갈돗돔은 성어 전장이 30~40 cm 전후이다.

<표 53-3> 동갈돗돔의 개략적 형태, 생태 및 분포

	전장	성어는 30~40 cm 전후
	체중	-
형태	체색	· 체색은 회갈색 · 머리 뒤와 등에서 꼬리 뒤쪽으로 비스듬히 경사진 2개의 흑갈색 띠
	체형	· 체형은 체고가 높은 타원형 · 머리는 원형 · 입이 머리 아래쪽에 위치
생태	서식	· 온대성 어류 · 연안의 펄이나 모래펄에 서식
	먹이	-
	산란	-
분포		우리나라 동남해, 일본 남부, 동중국해, 남중국해, 대만

53. 동갈돗돔

4) 생태

동갈돗돔은 온대성 어종으로 연안의 펄이나 모래펄에 서식하고, 어업 경제상 가치가 있는 종으로 양식도 한다.

MPDT는 1.4~4.4년으로 자원 회복력은 보통이다.

5) 분포

동갈돗돔은 온대성 어류로서 우리나라 동남해와 일본 남부, 동중국해, 남중국해, 대만에 분포한다.

6) IUCN Red List (※12p 주석 참고)

동갈돗돔은 해당되지 않는다(NE).

7) 식품성분 특성

동갈돗돔은 자료가 부족하여 식품성분 특성에 대하여 언급하기 곤란하다.

8) 약용 위해성, 약용부위, 약성 및 약용 효능

(1) 약용 위해성, 약용부위 및 약성

동갈돗돔은 중국에서 한방약의 소재로도 사용하고 있고, 위해성이 없으며, 약용부위는 부레이다.

약성의 경우 근육은 감(甘) 및 평(平)이고, 신선한 부레는 청열소염(淸熱消炎)이며, 자숙한 부레는 보기활혈(補氣活血)이다.

(2) 약용 효능

편도염에는 신선한 건조부레를 물에 불려서 환부에 붙이면 효험이 있다.

53. 동갈돗돔

⟨표 53-4⟩ 동갈돗돔의 약용 효능

위해성	없음
약용부위	부레
약성	· 근육은 감(甘) 및 평(平) · 신선한 부레는 청열소염(淸熱消炎) · 자숙한 부레는 보기활혈(補氣活血)
효능	편도염

54. 수조기 *Nibea albiflora*(Richardson, 1846)

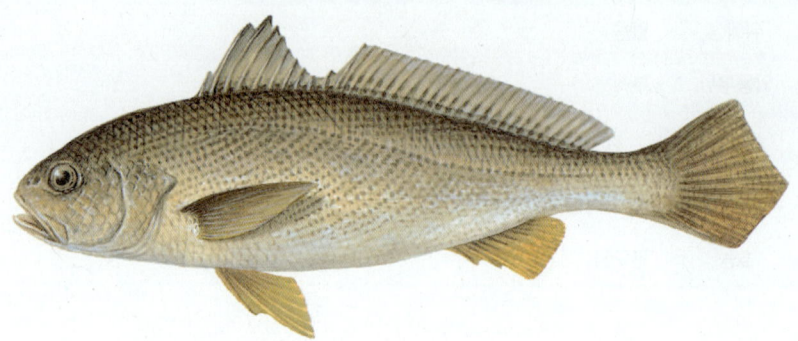

1) 학명 및 명칭

수조기는 학명이 *Nibea albiflora*이고, 영명이 white flower croaker 또는 yellow drum이며, 일명은 koichi이다.

수조기는 우리나라에 방언이 없다.

〈표 54-1〉 수조기의 학명 및 각국 명칭

학명	현재	*Nibea albiflora*(Richardson, 1846)
	이전	*Corvina albiflora*(Richardson, 1846) *Corvina fauvelii*(Sauvage, 1881)
명칭	영명	Yellow drum(FAO), White flower croaker
	일명	Koichi
	방언	–

2) 분류

수조기는 경골어(ray-finned fish)강 - 농어(perch-likes)목 - 민어(drums or croakers)과로 분류된다.

54. 수조기

〈표 54-2〉 수조기의 분류

강	목	과
경골어(ray-finned fish)	농어(perch-likes)	민어(drums or croakers)

3) 형태

수조기의 체형은 길고 약간 측편하다. 체색의 경우 등은 누른빛을 띤 회갈색, 배는 흰색이고, 체측에는 각 비늘 줄을 따라 검은색 점 띠무늬를 형성한다.

가슴지느러미, 배지느러미, 뒷지느러미, 꼬리지느러미의 아래쪽은 노란색을 띠어 아름답다.

수조기는 성어 전장이 40 cm 전후이다.

4) 생태

수조기는 근해 중하층에 서식하고, 외해로부터 연안을 향해 산란(4~7월) 회유

〈표 54-3〉 수조기의 개략적 형태, 생태 및 분포

형태	전장	성어는 40 cm 전후
	체중	-
	체색	· 등은 누른빛을 띤 회갈색 · 배는 흰색 · 체측은 각 비늘 줄을 따라 검은색 점 띠무늬 · 가슴지느러미, 배지느러미, 뒷지느러미, 꼬리지느러미의 아래쪽은 노란색
	체형	길고 약간 측편
생태	서식	근해에서 중하층에 서식
	먹이	저서동물, 어린 어류
	산란	외해로부터 연안을 향해 산란(4~7월) 회유
분포		우리나라 서남 연해, 일본 규슈 연안, 동남 중국해

54. 수조기

를 하며, 저서동물이나 어린 고기를 잡아먹는다. 또한, 수조기는 부레에서 소리를 내며, 식용어류이고, 어획량도 많다.

    수조기의 MPDT는 1.4~4.4년으로 자원 회복력은 보통이다.

5) 분포

    수조기는 온대역(32°N~23°N)인 우리나라 서남 연해, 일본 규슈 연안, 동남 중국해에 분포한다.

6) IUCN Red List (※12p 주석 참고)

    수조기는 해당되지 않는다(NE).

7) 식품성분 특성

    수조기는 자료가 부족하여 식품성분 특성에 대하여 언급하기 곤란하다.

8) 약용 위해성, 약용부위, 약성 및 약용 효능

(1) 약용 위해성, 약용부위 및 약성

    수조기는 중국에서 한방약의 소재로 사용하고 있고, 특히 부레는 고급소재로 사용된다.

    수조기는 약용 위해성이 없고, 약용부위는 부레, 근육, 이석(耳石)이며, 약성은 감(甘), 함(鹹), 평(平), 보신(補腎), 이수(利水) 및 소종(消腫)이다.

(2) 약용 효능

① 산후 복통

    산후 복통의 치료를 위하여 부레를 쪄서 먹으면 효험이 있다.

54. 수조기

② 신장염 및 부기

신장염 및 부기의 치료를 위하여 근육을 찐 다음 소금을 뿌리지 않고 먹으면 효험이 있다.

③ 결석

신장 결석, 방광 결석, 담 결석 및 수뇨관 결석의 치료를 위하여 이석을 가루로 만들어 1일 3회(3.12 g/회), 감수초(甘水草)로 마시거나 이석 9.36 g, 당귀 9.36 g을 달여서 마신다.

④ 화농성 중이염

화농성 중이염을 치료하기 위하여 이석을 재로 만들어 장뇌(樟腦, camphor) 1.56 g과 함께 가루를 낸 다음 참기름과 잘 혼합하여 1일 2회 귀에 집어넣거나, 이석, 청대(靑黛), 참기름을 냄비에서 액체가 되도록 볶고, 액을 따로 모아 1일 2회 귀에 떨어뜨리면 효험이 있다.

⑤ 비염

만성 비염, 비강염, 위축성 비염 및 두박형(豆粕型) 비염의 치료를 위하여 중국 남경시에서는 다음과 같은 처방을 하여 효험을 얻고 있다. 이석 28.08 g, 청대(靑黛) 1.56 g, 장뇌(樟腦) 3.12 g을 가루로 만들어 1일 1회 코에 넣거나, 이석 9 g에 비청대(飛靑黛) 4 g, 신이(辛夷) 4 g, 매화빙편(梅花氷片) 0.65 g을 가루로 만들되, 만들 때에 불을 세게 가하여 어뇌석산(魚腦石散)으로 만들어 사용한다. 이 '어뇌석산(魚腦石散)'은 특히 두박형 비염에 치료 효과가 크다. 사용 시에는 어뇌석산을 콧구멍 안에 집어넣는데, 1일 3회씩 1주일 정도 계속하면 콧구멍 안에 있던 치즈 모양의 물질이 빠지고 육아(肉芽)나 유사조직(類似組織)이 사라지며 상처도 없이 깨끗이 치유된다. 이 방법은 철저한 근치요법으로서 신뢰할 만하며 재발도 되지 않는다.

54. 수조기

⑥ 임질(淋病), 빈뇨(貧尿), 버섯 중독 및 비소 중독

임질(淋病), 빈뇨(貧尿), 버섯 중독 및 비소 중독 치료를 위하여 이석 3.12~15.6 g을 가루로 만들고, 여기에 당귀를 넣어 달여 마시거나(중국 남경시 약학원), 두 성분을 불에 말린 다음 가루를 내어 먹는다. 이때 음허(陰虛)인 환자는 먹으면 안 된다.

〈표 54-4〉 수조기의 약용 효능

위해성	없음
약용부위	부레, 근육, 이석(耳石)
약성	부레는 감(甘), 함(咸), 평(平), 보신(補腎), 이수(利水), 소종(消腫)
효능	· 산후 복통 · 신장염, 부기 · 결석(신장, 방광, 담, 수뇨관) · 화농성 중이염 · 비염(만성, 비강염, 위축성, 두박형) · 임질, 빈뇨, 버섯 중독, 비소 중독

55. 민어 *Miichthys miiuy*(Basilewsky 1855)

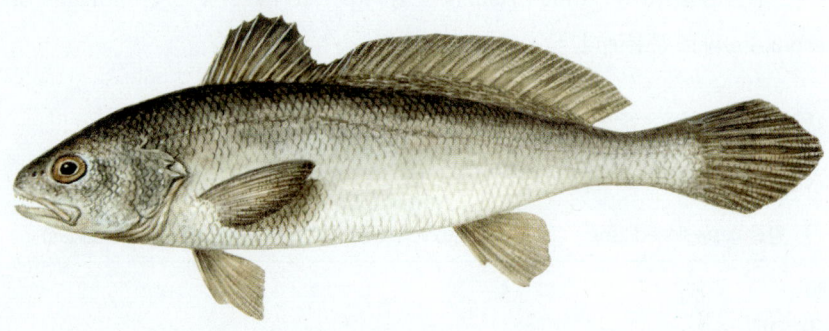

1) 학명 및 명칭

민어는 학명이 *Miichthys miiuy*이고, 영명이 mi-iuy croaker이며, 일명은 hon-nibe이다.

민어는 우리나라에서 지방에 따라 개우치, 홍치, 민초, 암치, 물명고, 재물보, 상어 및 암치 등과 같이 달리 부르기도 한다.

〈표 55-1〉 민어의 학명 및 각국 명칭

학명	현재	*Miichthys miiuy*(Basilewsky, 1855)
	이전	*Sciaena miiuy*(Basilewsky, 1855) *Argyrosomus miiuy*(Basilewsky, 1855) *Nibea imbricata*(Matsubara, 1937) *Miichthys imbricatus*(Matsubara, 1937)
명칭	영명	Mi-iuy croaker(FAO), Brown croaker
	일명	Hon-nibe
	방언	개우치, 홍치, 민초, 암치, 물명고, 재물보, 상어, 암치

55. 민어

2) 분류

민어는 경골어(ray-finned fish)강 – 농어(perch-likes)목 – 민어(drums or croakers)과로 분류된다.

〈표 55-2〉 민어의 분류

강	목	과
경골어(ray-finned fish)	농어(perch-likes)	민어(drums or croakers)

3) 형태

민어의 체형은 긴 원통형으로 약간 측편하고, 주둥이는 뭉툭하며 위턱이 아래턱보다 약간 길게 돌출하였다. 꼬리지느러미는 중앙이 튀어나온 참빗 모양인 것이 민어과 어류의 특징이다.

민어의 체색은 흑회색을 띠고, 주둥이는 약간 붉은빛을 나타낸다.

민어는 성어의 전장이 45~55 cm 범위이고, 체중이 1.5~2.5 kg 범위이다.

4) 생태

민어는 온수성 저서어이고, 저질이 모래나 사니질인 곳의 수심 15~100 m에서 무리를 이루지 않고 서식한다. 낮에는 저층에 있다가 밤이 되면 떠오르고, 주로 작은 물고기를 잡아먹지만 새우나 가재도 먹는다.

민어 1마리가 품는 알의 수는 70만~200만 개 정도이고, 남북으로 회유하는 습성이 있다. 매년 4~5월에는 산란을 하기 위해 심해에서 연안으로 회유를 하는데, 산란 후에는 분산하여 먹이를 찾아다닌다. 민어는 겨울에 남쪽으로 내려가서 외해의 심해에서 월동한다.

민어의 MPDT는 1.4~4.4년으로 자원 회복력은 보통이다.

5) 분포

민어는 온대역인 우리나라 서남해, 일본 중부 이남, 동남 중국해에 분포한다.

⟨표 55-3⟩ 민어의 개략적 형태, 생태 및 분포

형태	전장	성어는 45~55 cm 범위
	체중	성어는 1.5~2.5 kg 범위
	체색	· 몸은 흑갈색 · 배는 회백색 · 주둥이는 약간 붉은빛
	체형	· 체형은 긴 원통형으로 약간 측편 · 주둥이는 뭉툭하며 위턱이 약간 길게 돌출 · 꼬리지느러미는 중앙이 튀어나온 참빗 모양
생태	서식	· 온수성 저서어 · 저질이 모래나 사니질인 곳의 수심 15~100 m에서 서식 · 무리를 이루지 않음 · 낮에는 저층에 있다가 밤이 되면 떠오름 · 겨울에는 남쪽으로 내려가서 외해의 심해에서 월동
	먹이	어류, 새우나 가재
	산란	· 산란(4~5월)을 위해 심해에서 연안으로 이동 · 알의 수는 70만~200만 개/마리
분포		우리나라 서남해, 일본 중부 이남, 동남 중국해

6) IUCN Red List (※12p 주석 참고)

민어는 해당되지 않는다(NE).

55. 민어

7) 식품성분 특성

(1) 열량 및 일반성분 함량

민어 육 100 g당 일반성분 조성은 수분이 77.7 g, 단백질이 18.0 g, 지방이 3.0 g 및 회분이 1.3 g으로, 수분을 제외한다면 민어는 단백질을 주성분으로 하는 어류이다.

민어 육 100 g의 열량은 104 kcal이다.

민어 육 100 g당 단백질 및 지질 함량은 일반 어류 단백질 표준량(20 ± 2 g) 및 어류 지질 표준량(3 ± 2 g)의 범위이다.

〈표 55-4〉 민어의 열량 및 일반성분 함량 (어육 100 g당)

열량	일반성분 함량				
	수분	단백질	지방	회분	탄수화물
104 kcal	77.7 g	18.0 g	3.0 g	1.3 g	–

(2) 아미노산 함량

민어 육 100 g당 아미노산 함량은 유리아미노산으로 존재 시 맛에 지대한 역할을 하는 글루탐산이 2,957 mg(17.8%)으로 가장 많다. 글루탐산 이외에 주된 아미노산으로는 리신(1,632 mg, 9.8%), 아스파르트산(1,413 mg, 8.5%) 및 류신(1,411 mg, 8.5%) 등이다.

한편, 우리나라를 위시한 동양권 국가에서 주식으로 하는 곡류의 제한 아미노산인 리신과 트레오닌이 민어 육 100 g당 각각 1,632 mg(9.8%), 795 mg(4.8%) 함유되어 있어 민어를 부식으로 섭취하는 경우 영양균형적인 면에서 상당히 의미가 있다.

혈압 조절작용, 동맥경화 예방, 암시야 능력의 저하 방지 및 인슐린 분비 촉진 등에 의한 당뇨병 치료 등과 같은 건강 기능성이 인정되는 타우린이 민어 육

100 g당 81 mg(0.5%)으로 그 함량이 연체류(갑오징어: 791 mg, 낙지: 854 mg) 및 갑각류(꽃게: 711 mg, 보리새우: 611 mg)는 물론이고, 일반 어류(대구: 177 mg, 가다랑어: 299 mg, 전갱이: 132 mg)에 비하여도 훨씬 낮아, 민어의 섭취에 의한 타우린의 건강 기능효과를 기대하기 어려우리라 본다.

〈표 55-5〉 민어의 아미노산 함량 (어육 100 g당)

아미노산	함량	조성	아미노산	함량	조성
이소류신	835 mg	5.0%	히스티딘	365 mg	2.2%
류신	1,411 mg	8.5%	아르기닌	1,038 mg	6.2%
리신	1,632 mg	9.8%	알라닌	978 mg	5.9%
메티오닌	620 mg	3.7%	아스파르트산	1,413 mg	8.5%
시스틴	204 mg	1.2%	글루탐산	2,957 mg	17.8%
페닐알라닌	724 mg	4.3%	글리신	744 mg	4.5%
타이로신	573 mg	3.4%	프롤린	500 mg	3.0%
트레오닌	795 mg	4.8%	세린	665 mg	4.0%
트립토판	210 mg	1.3%	타우린	81 mg	0.5%
발린	910 mg	5.5%	합계	16.7 g	100.1%

(3) 무기질 함량

민어 육 100 g당 무기질 함량은 뼈의 주요 구성성분인 칼슘과 인이 각각 62 mg, 192 mg, 헤모글로빈을 구성하여 체내 산소 운반 및 산화적 에너지 대사에 주로 관여하는 철이 1.1 mg, 산과 염기의 평형 및 세포막 전위의 조절 등에 관여하는 나트륨이 64 mg, 세포 내외의 전위에 영향을 미치면서 세포 내 이온강도 조절에 관여하고, 체내 나트륨 배출에 기여하는 칼륨이 299 mg, 면역 기능을 하면서 성호르몬 생성에 관여하는 아연이 0.49 mg 등으로 이루어져 있다.

55. 민어

한국영양학회에서는 2010년 한국인 성인 남자(칼슘, 인 및 철은 19~49세, 아연은 19~29세)의 1일 무기질 권장량을 칼슘과 인의 경우 각각 750 mg과 700 mg, 철과 아연은 모두 10 mg으로 정하고 있다. 이로 미루어 볼 때 민어 육 100 g을 식용하면 성인 남자의 1일 무기질 권장량 기준에 있어 칼슘은 8.3%를, 인은 27.4%를, 철은 11.0%를, 아연은 4.9%를 섭취하는 효과가 있다.

민어의 섭취에 의한 칼슘, 인 및 철의 건강 기능성은 기대할 수 있으나, 아연과 같은 무기질의 건강 기능성은 크게 기대하기 어렵다.

〈표 55-6〉 민어의 무기질 함량 (어육 100 g당)

무기질 함량						
칼슘	인	철	나트륨	칼륨	아연	셀레늄
62 mg	192 mg	1.1 mg	64 mg	299 mg	0.49 mg	-

(4) 비타민 함량

민어 육 100 g당 비타민 함량은 비타민 A가 8 RE, 비타민 B_1이 0.12 mg, 비타민 B_2가 0.22 mg, 니아신이 6.2 mg, 비타민 C가 1.0 mg, 엽산이 5 µg, 비타민 E가 0.6 mg 함유되어 있다.

비타민 함량 면에서 민어는 다른 어류에 비하여 비타민 A, 비타민 B_1, 비타민 B_2, 엽산 및 비타민 E의 함량이 유사하거나 낮아, 민어를 섭취하는 경우 다른 어류들에 비하여 이들 비타민에 의한 건강 기능성은 다소 낮다.

〈표 55-7〉 민어의 비타민 함량 (어육 100 g당)

비타민 함량									
비타민 A	레티놀	β-카로틴	비타민 B_1	비타민 B_2	비타민 B_6	니아신	비타민 C	엽산	비타민 E
8 RE	8 µg	-	0.12 mg	0.22 mg	0.19 mg	6.2 mg	1.0 mg	5 µg	0.6 mg

55. 민어

(5) 맛과 이용

민어는 근육의 맛이 좋고, 지질도 많은 편이어서 고급 식용어이다. 이로 인하여 민어는 건제품, 조미제품, 튀김제품 등과 같이 다양하게 이용되고 있다.

8) 약용 위해성, 약용부위, 약성 및 약용 효능

(1) 약용 위해성, 약용부위 및 약성

민어는 중국에서 한방약의 소재로 많이 이용되고 있다.

민어는 위해성이 없고, 약용부위는 부레, 비늘, 이석(耳石)이며, 약성의 경우 부레는 감(甘), 함(咸), 평(平), 양혈지혈(養血止血), 보신고정(補身固精) 및 소염(消炎)이다.

(2) 약용 효능

① 재생불량성 빈혈

재생불량성 빈혈을 치료하기 위하여 부레 9.36 g, 당귀 9.36 g, 붉은 대추 10여 개를 물로 달여 장기복용하면 마시면 효험이 있다.

② 토혈

토혈을 치료하기 위하여 부레 9.36 g, 소계(小薊) 9.36 g, 우절탄(藕節炭) 12.48 g, 백급(白芨) 9.36 g을 물과 함께 달여 마시면 효험이 있다.

③ 신장 허약 및 유정(遺精)

신장 허약 및 유정을 치료하기 위하여 부레 12.48 g, 구기(拘杞) 12.48 g, 보골지(補骨脂) 9.36 g, 굴 15.6 g, 연수(蓮鬚) 9.36 g을 물과 함께 달여 마시거나 상기한 약재를 가루로 만들어 1회 6.24 g씩 1일 3회 복용하면 효험이 있다.

④ 종기 및 종기통

종기 및 종기통의 치료를 위하여 부레 3.12 g, 벌꿀납 6.24 g, 달걀 1개를 마를

55. 민어

때까지 볶은 다음 가루로 만들어 먹으면 효험이 있다.

⑤ 결석

신장 결석, 방광 결석, 담 결석 및 수뇨관 결석의 치료를 위하여 이석을 가루로 만들어 1일 3회(3.12 g/회), 감수초(甘水草)로 마시거나 이석 9.36 g, 당귀 9.36 g을 달여서 마시면 효험이 있다.

⑥ 화농성 중이염

화농성 중이염을 치료하기 위하여 이석을 재로 만들어 장뇌(樟腦, camphor) 1.56 g과 함께 가루를 낸 다음 참기름과 잘 혼합하여 1일 2회 귀에 집어넣거나, 이석, 청대(靑黛), 참기름을 냄비에서 액체가 되도록 볶고, 액을 모아 1일 2회 귀에 떨어뜨리면 효험이 있다.

⑦ 비염

만성 비염, 비강염, 위축성 비염 및 두박형(豆粕型) 비염의 치료를 위하여 중국 남경시에서는 다음과 같은 처방을 하여 효험을 얻고 있다. 이석 28.08 g, 청대(靑黛) 1.56 g, 장뇌(樟腦) 3.12 g을 가루로 만들어 1일 1회 코에 넣거나, 이석 9 g에 비청대(飛靑黛) 4 g, 신이(辛夷) 4 g, 매화빙편(梅花氷片) 0.65 g을 가루로 만들되, 만들 때에 불을 세게 가하여 어뇌석산(魚腦石散)으로 만들어 사용한다. 이 '어뇌석산(魚腦石散)'은 특히 두박형 비염에 치료 효과가 크다. 사용 시에는 어뇌석산을 콧구멍 안에 집어넣는데, 1일 3회씩 1주일 정도 계속하면 콧구멍 안에 있던 치즈 모양의 물질이 빠지고 육아(肉芽)나 유사조직(類似組織)이 사라지며 상처도 없이 깨끗이 치유된다. 이 방법은 철저한 근치요법으로서 신뢰할 만하며 재발도 되지 않는다.

⑧ 임질(淋病), 빈뇨(貧尿), 버섯 중독 및 비소 중독

임질(淋病), 빈뇨(貧尿), 버섯 중독 및 비소 중독 치료를 위하여 이석 3.12~15.6 g을 가루로 만들고, 여기에 당귀를 넣어 달여 마시거나(중국 남경시

55. 민어

약학원), 두 성분을 불에 말린 다음 가루를 내어 먹으면 효험이 있다. 이때 음허(陰虛)인 환자는 먹으면 안 된다.

⑨ 보양식

민어는 물고기 중에서 소화흡수가 빨라 어린이들의 발육을 촉진하고 노인과 큰 병을 치른 환자의 건강 회복에 가장 좋은 약으로 알려져 있다. '복더위에 민어 찜은 일품이고, 도미 찜은 이품, 보신탕은 삼품'이라는 말도 있다. 삼복더위에 지친 기력을 회복시키는 효력이 보신탕이나 도미 찜을 능가하는 것으로 알려져 있다. 서울에서는 삼복더위에 민어국으로 복달임을 해 온 관습이 있다.

〈표 55-8〉 민어의 약용 효능

위해성	없음
약용부위	부레, 비늘, 이석(耳石)
약성	부레는 감(甘), 함(咸), 평(平), 양혈지혈(養血止血), 보신고정(補身固精), 소염(消炎)
효능	· 재생불량성 빈혈 · 토혈 · 신장 허약, 유정(遺精) · 종기, 종기통 · 이석 · 결석(신장, 방광, 담, 수뇨관) · 화농성 중이염 · 비염(만성, 비강염, 위축성, 두박형) · 임질, 빈뇨, 버섯 중독, 비소 중독 · 보양식

56. 부세 *Larimichthys crocea*(Richardson, 1846)

1) 학명 및 명칭

부세는 학명이 *Larimichthys crocea*이고, 영명이 croceine croaker, 또는 large yellow croaker이며, 일명은 fusei 또는 ohagata-kinguchi이다.

부세는 우리나라에서 지방에 따라 백조구, 백조기로 달리 불리기도 한다.

〈표 56-1〉 부세의 학명 및 각국 명칭

학명	현재	*Larimichthys crocea*(Richardson, 1846)
	이전	*Sciaena crocea*(Richardson, 1846) *Pseudosciaena crocea*(Richardson, 1846) *Larimichthys croceus*(Richardson, 1846) *Collichthys croceus*(Richardson, 1846) *Pseudosciaena amblyceps*(Bleeker, 1863) *Pseudosciaena undovittata*(Jordan et Seale, 1905)
명칭	영명	Large yellow croaker(FAO), Croceine croaker
	일명	Fusei, Ohagata-kinguchi
	방언	백조구, 백조기

2) 분류

부세는 경골어(ray-finned fish)강 – 농어(perch-likes)목 – 민어(drums or croakers)과로 분류된다.

〈표 56-2〉 부세의 분류

강	목	과
경골어(ray-finned fish)	농어(perch-likes)	민어(drums or croakers)

3) 형태

부세의 체형은 긴 방추형으로 꼬리부분이 가늘고 길며, 뒷지느러미에는 2개의 가시와 9~10개의 줄기를 가지는 참조기와는 달리 2개의 가시와 7~9개의 줄기를 가지는 것이 특징이다.

부세의 등은 회황색을 띠고, 배는 황백색을 나타내며, 지느러미는 노란색이다.

부세는 대형 남방종으로 성어 전장이 일반적으로 40~50 cm이며, 75 cm까지 성장한다.

4) 생태

부세는 온수성의 회유어이고, 수심 60 m보다 얕은 근해의 중하층에 서식하며 밝은 빛을 싫어하고 탁류인 곳을 좋아한다. 또한 부세는 이른 아침이나 저녁 또는 사리[大潮] 때에는 떠오르고, 낮이나 조금[小潮] 때에는 바닥에 가라앉는다.

부세는 여러 가지를 먹지만 주로 어린 물고기, 새우, 가재, 게류를 즐겨 먹고 치어기에는 요각류, 새우류 등의 부유생물을 먹는다.

부세는 산란할 때 소리[복강 양측에 있는 고근육(鼓筋肉)을 수축시켜서 내장을 압박하고, 부레를 공명시켜서 발생]를 더 한층 크게 내는데, 어민들은 이 소리를 듣고 어군의 이동이나 무리의 크기를 짐작한다. 부세의 산란지는 하구 부근, 섬,

56. 부세

내만의 연안의 얕은 곳으로, 봄과 가을 두 차례 산란을 하며, 부유성 알을 낳는데, 한 마리의 포란 수는 대개 20만~50만 개 정도이다.

부세의 MPDT는 1.4~4.4년으로 자원 회복력은 보통이다.

5) 분포

부세는 온대(34°N~23°N) 해역인 우리나라 남부와 서남부, 동중국해, 남중국해에서 어획된다.

〈표 56-3〉 부세의 개략적 형태, 생태 및 분포

형태	전장	성어는 40~50 cm 전후
	체중	–
	체색	· 등은 회황색 · 배는 황백색 · 지느러미는 노란색
	체형	· 체형은 긴 방추형으로 꼬리부분이 가늘고 긺 · 뒷지느러미는 2개의 가시, 7~9개의 줄기를 가짐
생태	서식	· 온수성의 회유어이고 수심 60 m보다 얕은 근해의 중하층에 서식 · 밝은 빛을 싫어하고 탁류인 곳을 선호 · 이른 아침이나 저녁 또는 사리[大潮] 때에는 떠오르고, 낮이나 조금[小潮] 때에는 바닥에 가라앉음
	먹이	· 성어는 치어, 새우, 가재, 게류 · 치어는 요각류, 새우류 등의 부유생물
	산란	· 산란지는 얕은 하구 부근, 섬, 내만의 연안 · 산란시기는 봄과 가을 두 차례 · 포란 수는 20만~50만 개/마리
분포		우리나라 남부와 서남부, 동중국해, 남중국해

6) IUCN Red List (※12p 주석 참고)

부세는 해당되지 않는다(NE).

7) 식품성분 특성

(1) 열량 및 일반성분 함량

부세 육 100 g당 일반성분 조성은 수분이 78.3 g, 단백질이 17.2 g, 지방이 3.4 g 및 회분이 1.1 g으로, 수분을 제외한다면 부세는 단백질을 주성분으로 하는 어류이다.

부세 육 100 g을 섭취하는 경우의 열량은 105 kcal이다.

부세 육 100 g당 단백질 함량은 일반 어류 단백질 표준량(20±2 g)보다 약간 낮고, 지질은 어류 지질 표준량(3±2 g)의 범위에 있다.

〈표 56-4〉 부세의 열량 및 일반성분 함량   (어육 100 g당)

열량	일반성분 함량				
	수분	단백질	지방	회분	탄수화물
105 kcal	78.3 g	17.2 g	3.4 g	1.1 g	-

(2) 아미노산 함량

부세 육 100 g당 아미노산 함량은 유리아미노산으로 존재 시 맛에 지대한 역할을 하는 글루탐산이 3,694 mg(16.9%)으로 가장 많다. 글루탐산 이외에 주된 아미노산은 리신(2,235 mg, 10.2%) 및 아스파르트산(2,222 mg, 10.2%) 등이다.

한편, 우리나라를 위시한 동양권 국가에서 주식으로 하는 곡류의 제한 아미노산인 리신과 트레오닌이 부세 육 100 g당 각각 2,235 mg(10.2%), 1,010 mg(4.6%) 함유되어 있어 부세를 부식으로 섭취하는 경우 영양균형적인 면에서 상당히 의미가 있다.

56. 부세

혈압 조절작용, 동맥경화 예방, 암시야 능력의 저하 방지 및 인슐린 분비 촉진 등에 의한 당뇨병 치료 등과 같은 건강 기능성이 인정되는 타우린이 부세 육 100 g당 126 mg(0.6%)으로 그 함량이 연체류(갑오징어: 791 mg, 낙지: 854 mg) 및 갑각류(꽃게: 711 mg, 보리새우: 611 mg)는 물론이고, 일반 어류(대구: 177 mg, 가다랑어: 299 mg, 전갱이: 132 mg)에 비하여도 다소 낮아, 부세의 섭취에 의한 타우린의 건강 기능효과를 기대하기는 어렵다.

〈표 56-5〉 부세의 아미노산 함량 (어육 100 g당)

아미노산	함량	조성	아미노산	함량	조성
이소류신	1,104 mg	5.0%	히스티딘	471 mg	2.2%
류신	1,812 mg	8.3%	아르기닌	1,328 mg	6.1%
리신	2,235 mg	10.2%	알라닌	1,307 mg	6.0%
메티오닌	700 mg	3.2%	아스파르트산	2,222 mg	10.2%
시스틴	255 mg	1.2%	글루탐산	3,694 mg	16.9%
페닐알라닌	917 mg	4.2%	글리신	945 mg	4.3%
타이로신	793 mg	3.6%	프롤린	758 mg	3.5%
트레오닌	1,010 mg	4.6%	세린	833 mg	3.8%
트립토판	201 mg	0.9%	타우린	126 mg	0.6%
발린	1,171 mg	5.4%	합계	21.9 g	100.2%

(3) 무기질 함량

부세 육 100 g당 무기질 함량은 뼈의 주요 구성성분인 칼슘과 인이 각각 71 mg, 190 mg, 헤모글로빈을 구성하여 체내 산소 운반 및 산화적 에너지 대사에 주로 관여하는 철이 1.2 mg, 산과 염기의 평형과 세포막 전위의 조절 등에 관여하는 나트륨이 140 mg, 세포 내외의 전위에 영향을 미치면서 세포 내 이온강

56. 부세

도 조절에 관여하고, 체내 나트륨의 배출에 기여하는 칼륨이 400 mg, 면역 기능을 하면서 성호르몬 생성에 관여하는 아연이 0.59 mg 등으로 이루어져 있다.

한국영양학회에서는 2010년 한국인 성인 남자(칼슘, 인 및 철은 19~49세, 아연은 19~29세)의 1일 무기질 권장량을 칼슘과 인의 경우 각각 750 mg과 700 mg, 철과 아연은 모두 10 mg으로 정하고 있다. 이로 미루어 볼 때 부세 육 100 g을 식용하면 성인 남자의 1일 무기질 권장량 기준에 있어 칼슘은 9.5%를, 인은 27.1%를, 철은 12.0%를, 아연은 5.9%를 섭취하는 효과가 있다.

무기질 면에서 다른 어류와 비교할 때 부세는 칼슘, 인 및 철의 경우 유사한 범위이고, 아연의 경우 다소 낮은 범위여서 부세의 섭취에 의한 칼슘, 인 및 철의 건강 기능성을 기대할 수 있으나, 아연과 같은 무기질의 건강 기능성은 크게 기대할 수 없다.

〈표 56-6〉 부세의 무기질 함량 (어육 100 g당)

무기질 함량							
칼슘	인	철	나트륨	칼륨	아연	셀레늄
71 mg	190 mg	1.2 mg	140 mg	400 mg	0.59 mg	–

(4) 비타민 함량

부세 육 100 g당 비타민 함량은 비타민 A가 5 RE, 비타민 B_1이 0.16 mg, 비타민 B_2가 0.1 mg, 니아신이 3.8 mg, 비타민 C가 1.0 mg, 엽산이 12 μg, 비타민 E가 0.5 mg 함유되어 있다.

비타민 함량 면에서 부세는 다른 어류에 비하여 비타민 A가 낮고, 비타민 B_6와 엽산이 높다. 따라서 부세를 섭취하는 경우 다른 어류들에 비하여 비타민 A의 효능을 기대하기는 어려울 것으로 보이고, 비타민 B_6 및 엽산의 건강 기능성은 기대하여도 좋다.

56. 부세

<표 56-7> 부세의 비타민 함량 (어육 100 g당)

비타민 함량									
비타민 A	레티놀	β-카로틴	비타민 B_1	비타민 B_2	비타민 B_6	니아신	비타민 C	엽산	비타민 E
5 RE	5 μg	–	0.16 mg	0.1 mg	0.4 mg	3.8 mg	1.0 mg	12 μg	0.5 mg

(5) 맛과 이용

부세는 근육의 맛이 좋고, 지질도 많은 편이어서 고급 식용어이다. 이로 인하여 부세는 생선으로 소비되기도 하고, 통조림이나 소건품으로도 가공되어 소비되기도 한다.

부세의 부레는 값비싼 어두(魚肚)로 가공되고, 일부는 소건품으로도 가공된다.

8) 약용 위해성, 약용부위, 약성 및 약용 효능

(1) 약용 위해성, 약용부위 및 약성

부세는 해롭지 않으며, 약용부위는 이석(耳石), 부레, 근육, 쓸개 및 정소이다.

약성의 경우 이석은 감(甘), 함(咸), 한(寒), 청열거어(淸熱去瘀), 통림이뇨(通淋利尿)이고, 부레는 감(甘), 함(咸), 평(平), 윤폐건비(潤肺健脾) 및 보기활혈(補氣活血)이며, 쓸개는 고(苦), 한(寒), 청열해독(淸熱解毒) 및 평간강지(平肝降脂)이다.

(2) 약용 효능

① 결석

신장 결석, 방광 결석, 담 결석 및 수뇨관 결석의 치료를 위하여 이석을 가루로 만들어 1일 3회(3.12 g/회), 감수초(甘水草)로 마시거나 이석 9.36 g, 당귀 9.36 g을 달여서 마신다.

② 화농성 중이염

화농성 중이염을 치료하기 위하여 이석을 재로 만들어 장뇌(樟腦, camphor) 1.56 g과 함께 가루를 낸 다음 참기름과 잘 혼합하여 1일 2회 귀에 집어넣거나 이석, 청대(靑黛), 참기름을 냄비에서 액체가 되도록 볶고, 액을 따로 모아 1일 2회 귀에 떨어뜨리면 효험이 있다.

③ 비염

만성 비염, 비강염, 위축성 비염 및 두박형(豆粕型) 비염의 치료를 위하여 중국 남경시에서는 다음과 같은 처방을 하여 효험을 얻고 있다. 이석 28.08 g, 청대(靑黛) 1.56 g, 장뇌(樟腦) 3.12 g을 가루로 만들어 1일 1회 코에 넣거나, 이석 9 g에 비청대(飛靑黛) 4 g, 신이(辛夷) 4 g, 매화빙편(梅花氷片) 0.65 g을 가루로 만들되, 만들 때에 세게 불을 가하여 '어뇌석산(魚腦石散)'으로 만든다. 이 '어뇌석산'은 특히 두박형 비염에 치료효과가 크다. 사용 시에는 '어뇌석산'을 콧구멍 안에 집어넣는데, 1일 3회씩 1주일 정도 계속하면 콧구멍 안에 있던 치즈 모양의 물질이 빠지고 육아(肉芽)나 유사조직(類似組織)이 사라지며 상처도 없이 깨끗이 낫는다. 이 방법은 철저한 근치요법으로서 신뢰할 만하며 재발도 되지 않는다.

④ 임질(淋病), 빈뇨(貧尿), 버섯 중독 및 비소 중독

임질(淋病), 빈뇨(貧尿), 버섯 중독 및 비소 중독 치료를 위하여 이석 3.12~15.6 g을 가루로 만들고, 여기에 당귀를 넣어 달여 마시거나(중국 남경시 약학원), 두 성분을 불에 말린 다음 가루를 내어 먹는다.

단, 음허(陰虛)인 환자는 먹으면 안 된다.

⑤ 폐결핵 및 귀 원발성 현기증

폐결핵 및 귀 원발성 현기증을 치료하기 위하여 부레와 회산(淮山)을 물에 달여 마시면 효험이 있다.

⑥ 알러지

알러지를 치료하기 위하여 부레를 끓인 물에 넣어 말랑해질 때까지 불렸다가 환부에 붙이면 효험이 있다.

⑦ 기관지염, 천식 및 고지혈증

기관지염, 천식 및 고지혈증의 치료를 위하여 담낭 1개(6.24~9.36 g), 호이초 (虎耳草) 15.6 g, 산사근(山楂根) 31.2 g, 차수근(茶樹根) 31.2 g, 큰 대추[大棗] 5개를 넣고 달여서 1일 2회 나누어서 마시면 효험이 있다.

(3) 기타 이용

① 단백질 가수분해물

어육으로 만든 단백질 가수분해물에는 리신, 메티오닌, 이소류신, 류신, 알라닌, 글리신, 페닐알라닌, 히스티딘, 아스파르트산, 타이로신, 트레오닌, 글루탐산 등 17종의 아미노산이 들어 있다.

사람의 몸은 단백질을 지나치게 소비하면 기능이 불완전해지므로 몸에 단백질 가수분해물을 공급해 주어야만 하고, 어육으로 만든 양질의 단백질 보급용 수액은 이와 같은 목적으로 유용하게 사용된다.

② 담즙색소 칼슘염 및 담즙산염

담즙색소 칼슘염 및 담즙산염은 쓸개에서 추출하며, 타우린의 원료가 된다.

③ 부레 젤라틴환

부레를 볶아서 젤라틴을 만든 다음 노란색으로 변할 때까지 말려, 임상응용에는 소화성 궤양, 신장결핵, 통풍성 심장병, 재생 불량성 빈혈 및 맥혈관염(脈血管炎)을 치료하는 데 주 약제로 사용하면 효험이 좋다.

④ 황어(黃魚) 젤라틴 및 명(明) 젤라틴

부세는 50 kg의 어류에서 1.25 kg의 부레를 얻을 수 있고, 이와 같은 부레에서

점도와 순도(95%)가 높은 명 젤라틴이나 황어 젤라틴을 얻을 수 있다. 어류 젤라틴 제품의 회수율은 33.3% 정도인데, 이것을 공업용이나 약용으로 사용한다.

⑤ 어류 정소 단백질 및 DNA

부세의 정소로부터 정소 단백질(수율은 1%)과 DNA(정소 100 g으로부터 40~60 mg, 순도 84~90%)를 분리할 수 있다.

⑥ Iodoxypyridine glycoside

Iodoxypyridine glycoside는 어류 정소로부터 만드는데, 안과에 특효가 있다.

⑦ 비타민 B_{12}

부세의 신선한 간에는 비타민 B_{12}가 다량(7~19 µg/g) 함유되어 있다. 비타민 B_{12}는 악성빈혈에 좋으며, 영양성 빈혈이나 대형 적혈구 빈혈증에도 효험이 좋고, 몇몇 신경성 증상을 치료하는 데에도 사용한다.

〈표 56-8〉 부세의 약용 효능 및 약제

위해성	없음
약용부위	이석(耳石), 부레, 근육, 쓸개, 정소
약성	· 이석은 감(甘), 함(咸), 한(寒), 청열거어(淸熱去瘀), 통림이뇨(通淋利尿) · 부레는 감(甘), 함(咸), 평(平), 윤폐건비(潤肺健脾), 보기활혈(補氣活血) · 쓸개는 고(苦), 한(寒), 청열해독(淸熱解毒), 평간강지(平肝降脂)
효능	· 신장 결석, 방광 결석, 담 결석, 수뇨관 결석 · 화농성 중이염, 비염[만성, 비강염, 위축성, 두박형(豆粕型)] · 임질(淋病), 빈뇨(貧尿), 버섯 중독, 비소 중독 · 폐결핵, 귀 원발성 현기증 · 알러지, 기관지염, 천식, 고지혈증
약제	· 단백질 가수분해물, 담즙색소 칼슘염, 담즙산염 · 부레 젤라틴환, 황어(黃魚) 젤라틴, 명(明) 젤라틴 · 어류 정소 단백질, DNA, Iodoxypyridine glycoside, 비타민 B_{12}

57. 참조기 *Larimichthys polyactis*(Bleeker, 1877)

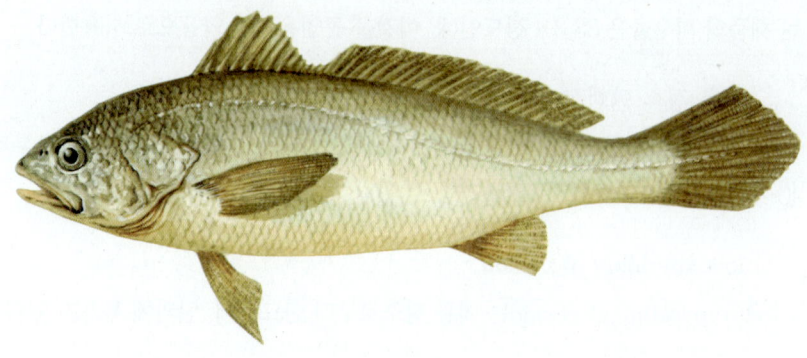

1) 학명 및 명칭

참조기는 학명이 *Larimichthys polyactis*이고, 영명이 yellow croaker이며, 일명은 ki-guchi 및 kin-guchi이다. 참조기는 우리나라에서 지방에 따라 노랑조기, 조구, 조기, 참조구, 황조기 및 곡우살조기 등으로 달리 부르기도 한다.

〈표 57-1〉 참조기의 학명 및 각국 명칭

학명	현재	*Larimichthys polyactis*(Bleeker, 1877)
	이전	*Argyrosomus polyactis*(Bleeker, 1877) *Pseudosciaena polyactis*(Bleeker, 1877) *Larimichthys rathbunae*(Jordan et Starks, 1905) *Collichthys rathbunae*(Jordan et Starks, 1905) *Sciaena manchurica*(Jordan et Thompson, 1911) *Sciaena ogiwara*(Nichols, 1913) *Pseudosciaena manchurica*(Jordan et Thompson, 1911) *Othonias brevirostris*(Wang, 1935)
명칭	영명	Yellow croaker(FAO)
	일명	Ki-guchi, Kin-guchi
	방언	노랑조기, 조구, 조기, 참조구, 황조기, 곡우살조기

57. 참조기

2) 분류

참조기는 경골어(ray-finned fish)강 – 농어(perch-likes)목 – 민어(drums or croakers)과로 분류된다.

〈표 57-2〉 참조기의 분류

강	목	과
경골어(ray-finned fish)	농어(perch-likes)	민어(drums or croakers)

3) 형태

참조기의 체형은 긴 타원형으로 측편하며, 주둥이는 둥글고, 위턱은 아래턱보다 약간 짧다. 참조기의 체형은 부세와 그 형태가 매우 유사하지만 꼬리자루가 짧고 굵으며 크기가 더 작다.

참조기의 등은 황갈색, 배는 진한 황금색, 지느러미는 연한 노란색을 나타낸다.

참조기는 성어 전장이 일반적으로 25 cm 전후이다.

4) 생태

참조기는 온수성의 저층어류이고, 바닥이 부드러운 펄이나 모래펄인 수심 100 m 이내에서 서식하며, 적온은 6~26℃로 넓다. 참조기는 수직이동을 하고, 저녁에 떠올랐다가 밤중에는 내려간다. 낮에는 저층 부근에 있지만, 산란기에는 중간 정도로 떠오르고, 늦은 가을에서 초겨울에 걸쳐 수온이 떨어지면 어군은 남으로 회유하여 월동장으로 이동한다.

참조기는 주로 작은 게류, 물고기, 요각류를 먹고, 봄철에 월동했던 곳에서 북으로 회유를 하여 산란한다. 알은 부유성으로 3.7만~10.2만 개/마리 정도이다. 참조기 어군은 산란을 마치면 분산한다.

참조기는 주요 수산자원이고, MPDT는 1.4~4.4년으로 자원 회복력은 보통이다.

57. 참조기

5) 분포

참조기는 온대(41°N~22°N, 117°E~141°E) 해역인 우리나라 서남해 일대와 보하이해만, 동남 중국해 일대, 대만 근해에 분포한다.

〈표 57-3〉 참조기의 개략적 형태, 생태 및 분포

형태	전장	성어는 25 cm 전후
	체중	–
	체색	· 등은 황갈색 · 배는 진한 황금색 · 지느러미는 연한 노란색
	체형	· 체형은 긴 타원형으로 측편 · 주둥이는 둥근 형 · 위턱은 아래턱보다 약간 짧음
생태	서식	· 온수성의 저서어류 · 바닥이 부드러운 펄이나 모래펄인 수심 100 m 이내에 서식 · 적온은 6~26℃ · 수직이동(저녁에 상승하고 밤중에 하강)
	먹이	작은 게류, 물고기, 요각류
	산란	· 봄철에 월동했던 곳에서 북으로 회유하여 부유성의 알을 산란 · 포란 수는 3.7만~10.2만 개/마리 · 산란을 마치면 어군은 분산
분포		우리나라 서남해 일대, 보하이해만, 동남 중국해 일대, 대만 근해

6) IUCN Red List (※12p 주석 참고)

참조기는 해당되지 않는다(NE).

7) 식품성분 특성

(1) 열량 및 일반성분 함량

참조기 육 100 g당 일반성분 조성은 수분이 72.7 g, 단백질이 19.2 g, 지방이 6.2 g, 탄수화물이 0.2 g 및 회분이 1.8 g으로 수분을 제외한다면 참조기는 단백질과 지방을 주성분으로 하는 어류이다.

참조기 육 100 g을 섭취하는 경우의 열량은 138.0 kcal에 해당한다.

참조기 육 100 g당 단백질 함량은 일반 어류 단백질 표준량(20±2 g)의 범위이나 지질 함량은 일반 어류 지질 표준량(3±2 g)의 범위보다 약간 높다.

〈표 57-4〉 참조기의 열량 및 일반성분 함량 (어육 100 g당)

열량	일반성분 함량				
	수분	단백질	지방	회분	탄수화물
138 kcal	72.7 g	19.2 g	6.2 g	1.8 g	0.2 g

(2) 아미노산 함량

참조기 육 100 g당 아미노산 함량은 유리아미노산으로 존재 시 맛에 지대한 역할을 하는 글루탐산이 3,383 mg(18.2%)으로 가장 많다. 글루탐산 이외에 주된 아미노산은 리신(1,780 mg, 9.6%), 류신(1,615 mg, 8.7%) 및 아스파르트산(1,573 mg, 8.5%) 등이다.

한편, 우리나라를 위시한 동양권 국가에서 주식으로 하는 곡류의 제한 아미노산인 리신과 트레오닌이 참조기 육 100 g당 각각 1,780 mg(9.6%), 884 mg(4.8%) 함유되어 있어 참조기를 부식으로 섭취하는 경우 영양균형적인 면에서 상당히 의미가 있다.

혈압 조절작용, 동맥경화 예방, 암시야 능력의 저하 방지 및 인슐린 분비 촉진 등에 의한 당뇨병 치료와 같은 건강 기능성이 인정되는 타우린이 참조기 육

57. 참조기

100 g당 93 mg(0.5%)으로 그 함량이 연체류(갑오징어: 791 mg, 낙지: 854 mg) 및 갑각류(꽃게: 711 mg, 보리새우: 611 mg)에 비하여는 물론이고, 일반 어류(대구: 177 mg, 가다랑어: 299 mg, 전갱이: 132 mg)에 비하여도 낮아 참조기의 섭취에 의한 타우린의 건강 기능효과를 기대하기는 어렵다.

〈표 57-5〉 참조기의 아미노산 함량 (어육 100 g당)

아미노산	함량	조성	아미노산	함량	조성
이소류신	927 mg	5.0%	히스티딘	378 mg	2.0%
류신	1,615 mg	8.7%	아르기닌	1,163 mg	6.3%
리신	1,780 mg	9.6%	알라닌	1,110 mg	6.0%
메티오닌	642 mg	3.5%	아스파르트산	1,573 mg	8.5%
시스틴	218 mg	1.2%	글루탐산	3,383 mg	18.2%
페닐알라닌	814 mg	4.4%	글리신	876 mg	4.7%
타이로신	598 mg	3.2%	프롤린	575 mg	3.1%
트레오닌	884 mg	4.8%	세린	739 mg	4.0%
트립토판	215 mg	1.2%	타우린	93 mg	0.5%
발린	1,009 mg	5.4%	합계	18.6 g	100.3%

(3) 지방산 조성

참조기의 주요 구성 지방산으로는 포화지방산인 16:0, 일가불포화지방산인 16:1과 18:1 및 다가불포화지방산인 22:6 등이다.

참조기의 지질을 구성하는 지방산은 포화산(29.8%)에 대하여 다가불포화산(23.5%)의 조성비가 0.78로 일본 후생성에서 주장하고 있는 건강 기능성 지질의 조건으로 제시한 조성비(1.0~1.5)보다는 낮다.

성인병 예방, 뇌학습 발달 등과 같은 생리적 기능이 있는 다가불포화지방산의

57. 참조기

대표적 구성성분인 EPA(20:5, 4.5%), DHA(22:6, 13.3%) 등의 조성비가 17.8%에 달하여 이들의 건강 기능성이 기대된다.

〈표 57-6〉 참조기의 지방산 조성 (면적 %)

포화지방산	조성	일가불포화지방산	조성	다가불포화지방산	조성
14:0	3.3%	16:1	16.1%	18:2	1.1%
16:0	20.8%	18:1	26.9%	18:3	0.3%
18:0	3.6%	20:1	1.9%	20:4	1.8%
기타	2.1%	22:1	0.5%	20:5	4.5%
		기타	1.3%	22:5	1.1%
				22:6	13.3%
				기타	1.4%
합계	29.8%	합계	46.7%	합계	23.5%

(4) 무기질 함량

참조기 육 100 g당 무기질 함량은 뼈의 주요 구성성분인 칼슘과 인이 각각 77 mg, 196 mg, 헤모글로빈을 구성하여 체내 산소 운반 및 산화적 에너지 대사에 주로 관여하는 철이 0.9 mg, 산과 염기의 평형 및 세포막 전위의 조절 등에 관여하는 나트륨이 373 mg, 세포 내외의 전위에 영향을 미치면서 세포 내 이온강도 조절에 관여하고, 체내 나트륨 배출에 기여하는 칼륨이 254 mg, 면역 기능을 하면서 성호르몬 생성에 관여하는 아연이 0.25 mg 등으로 이루어져 있다.

한국영양학회에서는 2010년 한국인 성인 남자(칼슘, 인 및 철은 19~49세, 아연은 19~29세)의 1일 무기질 권장량을 칼슘과 인의 경우 각각 750 mg과 700 mg, 철과 아연은 모두 10 mg으로 정하고 있다. 이로 미루어 볼 때 참조기 육 100 g을 식용하면 성인 남자의 1일 무기질 권장량 기준에 있어 칼슘은 10.3%를,

57. 참조기

인은 28.0%를, 철은 9.0%를, 아연은 2.5%를 섭취하는 효과가 있다.

무기질 면에서 참조기는 칼슘, 인, 철 및 아연의 함량이 다른 어류와 유사하거나 다소 낮은 범위여서 참조기의 섭취에 의한 무기질의 건강 기능성을 크게 기대할 수 없다.

〈표 57-7〉 참조기의 무기질 함량 (어육 100 g당)

무기질 함량						
칼슘	인	철	나트륨	칼륨	아연	셀레늄
77 mg	196 mg	0.9 mg	373 mg	254 mg	0.25 mg	–

(5) 비타민 함량

참조기 육 100 g당 비타민 함량은 비타민 A가 15 RE, 비타민 B_1이 0.06 mg, 비타민 B_2가 0.23 mg, 니아신이 1.0 mg, 비타민 C가 1.0 mg, 엽산이 15 μg, 비타민 E가 1.0 mg 함유되어 있다.

비타민 면에서 참조기는 비타민 A, 비타민 C 및 비타민 E 등의 함량이 다른 어류와 유사하거나 다소 낮고, 엽산의 함량은 높아 참조기를 섭취하는 경우 엽산의 건강 기능성이 기대된다.

〈표 57-8〉 참조기의 비타민 함량 (어육 100 g당)

비타민 함량									
비타민 A	레티놀	β-카로틴	비타민 B_1	비타민 B_2	비타민 B_6	니아신	비타민 C	엽산	비타민 E
15 RE	15 μg	–	0.06 mg	0.23 mg	0.3 mg	1.0 mg	1.0 mg	15 mg	1.0 mg

(6) 맛과 이용

참조기는 근육의 맛과 육 조직감이 좋아 염건품, 연제품 및 구이 등으로 많이

57. 참조기

이용된다.

8) 약용 위해성, 약용부위, 약성 및 약용 효능

(1) 약용 위해성, 약용부위 및 약성

참조기는 해롭지 않으며, 약용부위는 근육, 부레 및 이석(耳石)이다.

약성의 경우 이석은 감(甘), 함(咸), 한(寒), 청열거어(淸熱去瘀) 및 통림이뇨(通淋利尿)이고, 부레는 감(甘), 함(咸), 평(平), 윤폐건비(潤肺健脾), 보기활혈(補氣活血)이며, 쓸개는 고(苦), 한(寒), 청열해독(淸熱解毒), 평간강지(平肝降脂)이다.

(2) 약용 효능

① 두통 및 부증(浮症)

두통 및 부증을 치료하기 위하여 내장을 제거한 참조기에 찻잎이나 자소 열매, 살구, 진피(陳皮), 사인(砂仁), 자관(紫菀), 홍차를 넣고 쪄서 먹으면 효험이 있다.

② 위장병

위장병을 치료하기 위하여 내장을 제거한 참조기에 생강 3조각, 파 3줄기를 넣고 약한 불로 쪄 먹으면 효험이 있다.

③ 결석

신장 결석, 방광 결석, 담 결석 및 수뇨관 결석의 치료를 위하여 이석을 가루로 만들어 1일 3회(3.12 g/회), 감수초(甘水草)로 마시거나 이석 9.36 g, 당귀 9.36 g을 달여서 먹으면 효험이 있다.

④ 화농성 중이염

화농성 중이염을 치료하기 위하여 이석을 재로 만들어 장뇌(樟腦, camphor) 1.56 g과 함께 가루를 낸 다음 참기름과 잘 혼합하여 1일 2회 귀에 집어넣거나, 이석, 청대(靑黛), 참기름을 냄비에서 액체가 되도록 볶고, 액을 따로 모아 1일 2

57. 참조기

회 귀에 떨어뜨리면 효험이 있다.

⑤ 비염

만성 비염, 비강염, 위축성 비염 및 두박형(豆粕型) 비염의 치료를 위하여 중국 남경시에서는 다음과 같은 처방을 하여 효험을 얻고 있다. 이석 28.08 g, 청대(靑黛) 1.56 g, 장뇌(樟腦) 3.12 g을 가루로 만들어 1일 1회 코에 넣거나, 이석 9 g에 비청대(飛靑黛) 4 g, 신이(辛夷) 4 g, 매화빙편(梅花氷片) 0.65 g을 가루로 만들되, 만들 때에 불을 세게 가하여 어뇌석산(魚腦石散)으로 만들어 사용한다. 이 '어뇌석산(魚腦石散)'은 특히 두박형 비염에 치료 효과가 크다. 사용 시에는 어뇌석산을 콧구멍 안에 집어넣는데, 1일 3회씩 1주일 정도 계속하면 콧구멍 안에 있던 치즈 모양의 물질이 빠지고 육아(肉芽)나 유사조직(類似組織)이 사라지며 상처도 없이 깨끗이 치유된다. 이 방법은 철저한 근치요법으로서 신뢰할 만하며 재발도 되지 않는다.

⑥ 임질(淋病), 빈뇨(貧尿), 버섯 중독 및 비소 중독

임질(淋病), 빈뇨(貧尿), 버섯 중독 및 비소 중독 치료를 위하여 이석 3.12~15.6 g을 가루로 만들고, 여기에 당귀를 넣어 달여 마시거나(중국 남경시 약학원), 두 성분을 불에 말린 다음 가루를 내어 먹는다.

단, 음허(陰虛)인 환자는 먹으면 안 된다.

⑦ 폐결핵 및 귀 원발성 현기증

폐결핵 및 귀 원발성 현기증을 치료하기 위하여 부레와 회산(淮山)을 물에 달여 마시면 효험이 있다.

⑧ 알러지

알러지를 치료하기 위하여 부레를 끓인 물에 넣어 말랑해질 때까지 불렸다가 환부에 붙이면 효험이 있다.

57. 참조기

(3) 약제

분유 대신에 참조기의 근육 단백질 분말을 사용할 수 있다. 이 제품은 어린이, 결핵환자, 수술 후 환자, 허약 체질자의 영양 보충용으로도 사용한다.

〈표 57-9〉 참조기의 약용 효능 및 약제

위해성	없음
약용부위	근육, 부레, 이석(耳石)
약성	· 이석은 감(甘), 함(咸), 한(寒), 청열거어(淸熱去瘀), 통림이뇨(通淋利尿) · 부레는 감(甘), 함(咸), 평(平), 윤폐건비(潤肺健脾), 보기활혈(補氣活血) · 쓸개는 고(苦), 한(寒), 청열해독(淸熱解毒), 평간강지(平肝降脂)
효능	· 두통, 부증(浮症) · 위장병 · 결석(신장, 방광, 담, 수뇨관) · 화농성 중이염 · 비염(만성, 비강염, 위축성, 두박형) · 임질, 빈뇨, 버섯 중독, 비소 중독
약제	근육 단백질 가수분해물 분말

58. 독가시치 *Siganus fuscescens*(Houttuyn, 1782)

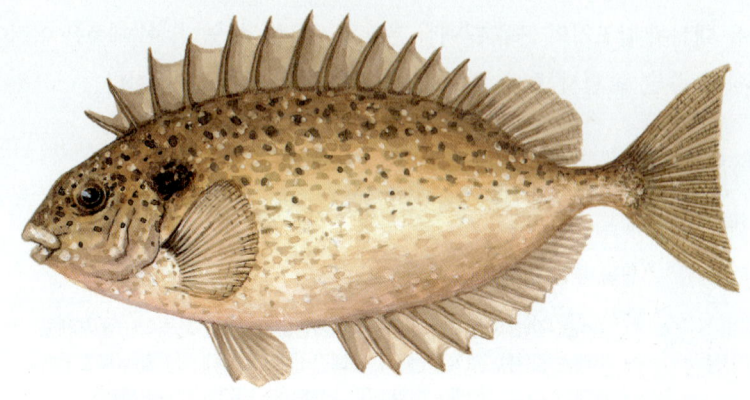

1) 학명 및 명칭

독가시치는 학명이 *Siganus fuscescens*이고, 영명이 mottled spinefoot이며, 일명은 aigo이다. 독가시치는 우리나라에서 지방에 따라 달리 불리는 방언이 없다.

<표 58-1> 독가시치의 학명 및 각국 명칭

학명	현재	*Siganus fuscescens*(Houttuyn, 1782)
	이전	*Centrogaster fuscescens*(Houttuyn, 1782) *Amphacanthus fuscescens*(Houttuyn, 1782) *Teuthis fuscescens*(Houttuyn, 1782) *Siganus nebulosus*(Quoy et Gaimard, 1825) *Siganus margaritiferus*(Valenciennes, 1835)
명칭	영명	Mottled spinefoot(FAO)
	일명	Aigo
	방언	–

2) 분류

독가시치는 경골어(ray-finned fish)강 – 농어(perch-likes)목 – 독가시치(rabbitfishes)과로 분류된다.

〈표 58-2〉 독가시치의 분류

강	목	과
경골어(ray-finned fish)	농어(perch-likes)	독가시치(rabbitfishes)

3) 형태

독가시치의 체형은 달걀형이며 좌우로 측편하고, 주둥이는 토끼 입 형태로 뭉툭하며 양턱에는 해조류를 갉아먹기에 편리하도록 작은 앞니가 줄지어 발달하여 있다. 등지느러미에는 독을 가진 가시가 13~14개, 줄기가 9~10개가 발달하여 있다.

독가시치의 체색은 회갈색, 황갈색 바탕에 흰색 반점이 산재해 있다.

독가시치는 성어 전장이 일반적으로 30~40 cm 전후이다.

4) 생태

독가시치는 근해에 사는 소형어류로 온수성이고 항시 암초나 산호초 또는 모래바닥에 서식하며, 간혹 기수역과 하구에 짝을 이루거나 무리를 형성하여 나타나고, 바위에 붙어 있는 해조를 먹는다.

독가시치는 어업상 경제적인 가치가 있으며, MPDT는 15개월 이내로서 자원 회복력이 크다.

5) 분포

독가시치는 열대(30°N~30°S) 해역에 주로 서식하고, 우리나라 남부와 일본 남

58. 독가시치

부, 대만, 중국 남부, 말레이시아, 태국, 인도네시아 등과 같은 동남아시아 연해에 널리 분포한다.

〈표 58-3〉 독가시치의 개략적 형태, 생태 및 분포

형태	전장	성어는 30~40 cm 전후
	체중	–
	체색	회갈색, 황갈색 바탕에 흰색 반점이 산재
	체형	· 체형은 달걀형이며 좌우로 측편 · 주둥이는 뭉툭하며 양턱에는 작은 앞니가 발달 · 등지느러미에는 독을 가진 가시가 13~14개, 줄기가 9~10개 발달
생태	서식	· 근해에 서식하는 소형어류로 온수성 · 항시 암초나 산호초 또는 모래바닥에 서식 · 무리를 형성
	먹이	바위에 붙어 있는 해조
	산란	–
분포		우리나라 남부, 일본 남부, 대만, 중국 남부, 말레이시아, 태국, 인도네시아

6) IUCN Red List (※12p 주석 참고)

독가시치는 해당되지 않는다(NE).

7) 식품성분 특성

(1) 열량 및 일반성분 함량

독가시치 육 100 g당 일반성분 조성은 수분이 77.1 g, 단백질이 20.3 g, 지방이 1.2 g 및 회분이 1.4 g으로, 수분을 제외한다면 독가시치는 단백질을 주성분으로 하는 어류이다.

독가시치 육 100 g을 섭취하는 경우의 열량은 97 kcal이다.

58. 독가시치

독가시치 육 100 g당 단백질 및 지질 함량은 일반 어류의 단백질 표준량(20±2 g) 및 어류 지질 표준량(3±2 g)의 범위에 있다.

〈표 58-4〉 독가시치의 열량 및 일반성분 함량   (어육 100 g당)

열량	일반성분 함량				
	수분	단백질	지방	회분	탄수화물
97 kcal	77.1 g	20.3 g	1.2 g	1.4 g	-

(2) 무기질 함량

독가시치 육 100 g당 무기질 함량은 뼈의 주요 구성성분인 칼슘과 인이 각각 34 mg, 174 mg, 헤모글로빈을 구성하여 체내 산소 운반 및 산화적 에너지 대사에 주로 관여하는 철이 1.2 mg, 산과 염기의 평형 및 세포막 전위의 조절 등에 관여하는 나트륨이 86 mg, 세포 내외의 전위에 영향을 미치면서 세포 내 이온강도 조절에 관여하고, 체내 나트륨의 배출에 기여하는 칼륨이 244 mg, 면역 기능을 하면서 성호르몬 생성에 관여하는 아연이 0.74 mg 등으로 이루어져 있다.

한국영양학회에서는 2010년 한국인 성인 남자(칼슘, 인 및 철은 19~49세, 아연은 19~29세)의 1일 무기질 권장량을 칼슘과 인의 경우 각각 750 mg과 700 mg, 철과 아연은 모두 10 mg으로 정하고 있다. 이로 미루어 볼 때 독가시치 육 100 g을 식용하면 성인 남자의 1일 무기질 권장량 기준에 있어 칼슘은 4.5%를, 인은 24.9%를, 철은 12.0%를, 아연은 7.4%를 섭취하는 효과가 있다.

무기질 면에서 독가시치는 인과 철의 함량이 다른 어류와 유사한 범위이고, 칼슘과 아연이 다소 낮은 범위여서 독가시치의 섭취에 의한 인과 철의 건강 기능성은 다소 기대할 수 있으나, 칼슘, 아연과 같은 무기질의 건강 기능성은 크게 기대할 수 없다.

58. 독가시치

〈표 58-5〉 독가시치의 무기질 함량 (어육 100 g당)

무기질 함량						
칼슘	인	철	나트륨	칼륨	아연	셀레늄
34 mg	174 mg	1.2 mg	86 mg	244 mg	0.74 mg	-

(3) 비타민 함량

독가시치 육 100 g당 비타민은 비타민 A가 6 RE, 비타민 B_1이 0.05 mg, 비타민 B_2가 0.1 mg, 니아신이 3.4 mg, 엽산이 6.4 µg, 비타민 E가 1.5 mg 함유되어 있다.

비타민 함량 면에서 독가시치는 다른 어류에 비하여 대부분의 비타민 함량이 낮아 독가시치의 섭취에 의한 비타민의 건강 기능성을 기대하기는 어렵다.

〈표 58-6〉 독가시치의 비타민 함량 (어육 100 g당)

비타민 함량									
비타민 A	레티놀	β-카로틴	비타민 B_1	비타민 B_2	비타민 B_6	니아신	비타민 C	엽산	비타민 E
6 RE	6 µg	-	0.05 mg	0.1 mg	0.45 mg	3.4 mg	-	6.4 µg	1.5 mg

8) 약용 위해성, 약용부위, 약성 및 약용 효능

(1) 약용 위해성, 약용부위 및 약성

독가시치는 중국에서 한방약 소재로 사용되고, 등지느러미, 꼬리지느러미, 배지느러미에 독가시를 가지고 있으므로 찔리면 심한 통증과 마비를 일으킨다.

독가시치의 약용부위는 쓸개이고, 약성은 고(苦), 한(寒) 및 청열해독(淸熱解毒)이다.

58. 독가시치

(2) 약용 효능

중이염 치료를 위하여 중국 광동성에서는 신선한 독가시치 쓸개를 식초에 절였다가 담즙을 귀에 떨어뜨리면 효험이 있다고 알려져 있다.

〈표 58-7〉 독가시치의 약용 효능

위해성	등지느러미, 꼬리지느러미, 배지느러미의 독가시에 찔리면 심한 통증과 마비를 일으킴
약용부위	쓸개
약성	고(苦), 한(寒), 청열해독(淸熱解毒)
효능	중이염

59. 갈치 *Trichiurus lepturus*(Linnaeus, 1758)

1) 학명 및 명칭

갈치는 학명이 *Trichiurus lepturus*이고, 영명이 largehead hairtail이며, 일명은 tachiuo이다. 갈치는 우리나라에서 지방에 따라 빈쟁이, 풀치, 도어 및 갈치어와 같이 달리 불리기도 한다.

〈표 59-1〉 갈치의 학명 및 각국 명칭

학명	현재	*Trichiurus lepturus*(Linnaeus, 1758)
	이전	*Trichiuris haumela*(Forsskäl, 1775) *Trichiurus haumela*(Forsskäl, 1775) *Clupea haumela*(Forsskäl, 1775) *Trichiurus japonicus*(Temminck et Schlegel, 1844) *Trichiurus lepturus japonicus*(Temminck et Schlegel, 1844)
명칭	영명	Largehead hairtail(FAO)
	일명	Tachiuo
	방언	빈쟁이, 풀치, 도어, 갈치어

2) 분류

갈치는 경골어(ray-finned fish)강 - 농어(perch-likes)목 - 갈치(cutlassfishes)과로 분류된다.

59. 갈치

〈표 59-2〉 갈치의 분류

강	목	과
경골어(ray-finned fish)	농어(perch-likes)	갈치(cutlassfishes)

3) 형태

갈치의 체형은 리본 모양으로 측편하고, 꼬리는 가는 실처럼 연장되어 있으나 절단된 개체도 많으며, 비늘이 없다. 큰 입의 입천장에는 강하고 큰 송곳니들이 발달하는데, 양턱의 앞쪽 끝 송곳니는 갈고리 모양으로 휘어져 있고, 배지느러미와 꼬리지느러미가 없다.

갈치의 체색은 금속성 광택을 띤 은백색이다.

갈치는 성어 전장이 1.5 m에 달한다.

4) 생태

갈치는 온수성 어종이고, 중하층에서 무리를 이루어 회유를 하며, 성격은 난폭하다. 강한 빛을 싫어하여 낮에는 어두운 곳에 들어가 있다 밤이 되면 표층으로 올라오는 주야 수직이동을 심하게 하며, 탐식성이어서 각종 어류, 털게, 오징어 등을 잡아먹는다.

갈치의 산란은 하구의 외해역, 기수역에서 이루어지는데, 부유성이 있고 성숙한 알을 한번에 낳는다. 수온이 떨어지면 어군은 남쪽으로 이동하여 월동하며, 이듬해 봄 수온이 오르면 다시 북쪽으로 먹이를 찾아 회유를 시작하고 이어서 생식회유를 한다. 갈치의 최고수명은 15년이다.

갈치는 어업상 가장 중요한 어종 중 하나이며, MPDT는 1.4~4.4년으로 자원 회복력은 보통이다.

59. 갈치

5) 분포

갈치는 우리나라 서남해, 중국, 대만, 일본, 필리핀, 인도네시아, 호주, 인도, 홍해, 아프리카 동쪽 연안인 대서양의 온수역, 아열대(49°N~54°S, 114°W~180°E) 해역에 분포한다.

〈표 59-3〉 갈치의 개략적 형태, 생태 및 분포

형태	전장	성어는 1.5 m 전후
	체중	–
	체색	은백색
	체형	· 체형은 리본 모양으로 측편하고, 비늘이 없음 · 꼬리는 가는 실처럼 연장되어 있으나 절단된 개체도 많음 · 배지느러미와 꼬리지느러미는 없음
생태	서식	· 온수성으로 중하층에서 무리를 이루어 회유 · 성격은 난폭 · 주야성
	먹이	각종 어류, 털게, 오징어
	산란	· 하구의 외해역, 기수역에 성숙란을 한번에 산란 · 난은 부유성
분포		우리나라 서남해, 중국, 대만, 일본, 필리핀, 인도네시아, 호주, 인도, 홍해, 아프리카 동쪽 연안

6) IUCN Red List (※12p 주석 참고)

갈치는 해당되지 않는다(NE).

7) 식품성분 특성

(1) 열량 및 일반성분 함량

갈치 육 100 g당 일반성분 조성은 수분이 73.1 g, 단백질이 18.0 g, 지방이

59. 갈치

7.5 g, 탄수화물이 0.1 g 및 회분이 1.3 g으로, 수분을 제외한다면 갈치는 단백질과 지방을 주성분으로 하는 어류이다.

갈치 육 100 g을 섭취하는 경우의 열량은 145 kcal이다.

갈치 육 100 g당 단백질 함량은 일반 어류 단백질 표준량(20±2 g)의 범위이나, 지질은 일반 어류 지질 표준량(3±2 g)의 범위보다 약간 높다.

〈표 59-4〉 갈치의 열량 및 일반성분 함량 (어육 100 g당)

열량	일반성분 함량				
	수분	단백질	지방	회분	탄수화물
145 kcal	73.1 g	18.0 g	7.5 g	1.3 g	0.1 g

(2) 아미노산 함량

갈치 육 100 g당 아미노산 함량은 유리아미노산으로 존재 시 맛에 지대한 역할을 하는 글루탐산이 2,944 mg(17.5%)으로 가장 많다. 글루탐산 이외의 주된 아미노산은 리신(1,884 mg, 11.2%), 류신(1,396 mg, 8.3%) 및 아스파르트산(1,355 mg, 8.1%) 등이다.

한편, 우리나라를 위시한 동양권 국가에서 주식으로 하는 곡류의 제한 아미노산인 리신과 트레오닌이 갈치 육 100 g당 각각 1,884 mg(11.2%), 783 mg(4.7%) 함유되어 있어 갈치를 부식으로 섭취하는 경우 영양균형적인 면에서 상당히 의미가 있다.

혈압 조절작용, 동맥경화 예방, 암시야 능력의 저하 방지 및 인슐린 분비 촉진 등에 의한 당뇨병 치료 등과 같은 건강 기능성이 인정되는 타우린이 갈치 육 100 g당 33 mg(0.2%)으로 연체류(갑오징어: 791 mg, 낙지: 854 mg) 및 갑각류(꽃게: 711 mg, 보리새우: 611 mg)는 물론이고, 일반 어류(대구: 177 mg, 가다랑어: 299 mg, 전갱이: 132 mg)에 비하여도 낮아 갈치의 섭취에 의한 타우린의 건강 기능효과를 기대하기는 어렵다.

59. 갈치

〈표 59-5〉 갈치의 아미노산 함량 (어육 100 g당)

아미노산	함량	조성	아미노산	함량	조성
이소류신	817 mg	4.9%	히스티딘	375 mg	2.2%
류신	1,396 mg	8.3%	아르기닌	1,019 mg	6.1%
리신	1,884 mg	11.2%	알라닌	974 mg	5.8%
메티오닌	631 mg	3.8%	아스파르트산	1,355 mg	8.1%
시스틴	214 mg	1.3%	글루탐산	2,944 mg	17.5%
페닐알라닌	682 mg	4.1%	글리신	795 mg	4.7%
타이로신	636 mg	3.9%	프롤린	507 mg	3.0%
트레오닌	783 mg	4.7%	세린	665 mg	4.0%
트립토판	193 mg	1.1%	타우린	33 mg	0.2%
발린	905 mg	5.4%	합계	16.8 g	100.3%

(3) 지방산 조성

갈치의 주요 구성 지방산은 포화지방산인 16:0, 일가불포화지방산인 18:1 및 다가불포화지방산인 22:6 등이다.

갈치의 지질을 구성하는 지방산은 포화산(40.5%)에 대하여 다가불포화산(31.5%)의 조성비가 0.78로 일본 후생성에서 주장하고 있는 건강 기능성 지질의 조건으로 제시한 조성비(1.0~1.5)의 범위보다 낮다.

성인병 예방, 뇌학습 발달 등과 같은 생리적 기능이 있는 다가불포화지방산의 대표적 구성성분인 EPA(20:5, 4.6%), DHA(22:6, 14.3%) 등의 조성비가 18.9%에 달하여 이들의 건강 기능성을 기대할 수 있다.

59. 갈치

〈표 59-6〉 갈치의 지방산 조성   (면적 %)

포화지방산	조성	일가불포화지방산	조성	다가불포화지방산	조성
14:0	5.9%	16:1	6.6%	18:2	1.9%
16:0	21.7%	18:1	14.1%	18:3	0.7%
18:0	8.4%	20:1	1.4%	20:4	5.0%
기타	4.5%	22:1	0.5%	20:5	4.6%
		기타	5.4%	22:5	2.1%
				22:6	14.3%
				기타	2.9%
합계	40.5%	합계	28.0%	합계	31.5%

(4) 무기질 함량

갈치 육 100 g당 무기질 함량은 뼈의 주요 구성성분인 칼슘과 인이 각각 16 mg, 189 mg, 헤모글로빈을 구성하여 체내 산소 운반 및 산화적 에너지 대사에 주로 관여하는 철이 0.5 mg, 산과 염기의 평형 및 세포막 전위의 조절 등에 관여하는 나트륨이 141 mg, 세포 내외의 전위에 영향을 미치면서 세포 내 이온강도 조절에 관여하고, 체내 나트륨 배출에 기여하는 칼륨이 268 mg, 면역 기능을 하면서 성호르몬 생성에 관여하는 아연이 0.37 mg 등으로 이루어져 있다.

한국영양학회에서는 2010년 한국인 성인 남자(칼슘, 인 및 철은 19~49세, 아연은 19~29세)의 1일 무기질 권장량을 칼슘과 인의 경우 각각 750 mg과 700 mg, 철과 아연은 모두 10 mg으로 정하고 있다. 이로 미루어 볼 때 갈치 육 100 g을 식용하면 성인 남자의 1일 무기질 권장량 기준에 있어 칼슘은 2.1%를, 인은 27%를, 철은 5.0%를, 아연은 3.7%를 섭취하는 효과가 있다.

무기질 면에서 갈치는 다른 어류에 비하여 칼슘, 철 및 아연의 함량이 다소 낮은 범위여서 갈치의 섭취에 의한 무기질의 건강 기능성을 크게 기대할 수는 없다.

59. 갈치

〈표 59-7〉 갈치의 무기질 함량 (어육 100 g당)

무기질 함량						
칼슘	인	철	나트륨	칼륨	아연	셀레늄
16 mg	189 mg	0.5 mg	141 mg	268 mg	0.37 mg	-

(5) 비타민 함량

갈치 육 100 g당 비타민 함량은 비타민 A가 24 RE, 비타민 B_1이 0.11 mg, 비타민 B_2가 0.1 mg, 니아신이 3.1 mg, 비타민 C가 1.0 mg, 엽산이 6.3 μg, 비타민 E가 1.1 mg 함유되어 있다.

비타민 면에서 갈치는 다른 어류에 비하여 비타민 A, 비타민 B군, 비타민 C 및 비타민 E 등의 함량이 다소 낮아, 갈치를 섭취하는 경우 이들 비타민의 건강 기능성은 기대하기 어렵다.

〈표 59-8〉 갈치의 비타민 함량 (어육 100 g당)

비타민 함량									
비타민 A	레티놀	β-카로틴	비타민 B_1	비타민 B_2	비타민 B_6	니아신	비타민 C	엽산	비타민 E
24 RE	24 μg	-	0.11 mg	0.1 mg	0.24 mg	3.1 mg	1.0 mg	6.3 μg	1.1 mg

(6) 맛과 이용

갈치는 근육이 부드럽고 맛이 좋은 편이며 영양도 풍부해서 주로 쪄서 먹거나, 염건품으로 유통된다.

껍질의 은막에서는 젤라틴을 얻을 수 있어 필름의 좋은 원료로 쓰인다. 화학처리를 하여 구아닌을 분리할 수 있는데 갖가지 광반사를 하는 아코디언의 건반이나 칫솔대, 인조진주 등의 장식에도 쓰인다.

8) 약용 위해성, 약용부위, 약성 및 약용 효능

(1) 약용 위해성, 약용부위 및 약성

갈치는 해롭지 않고, 약용부위는 근육, 비늘 및 어유이며, 약성은 감(甘) 및 온(溫)이다.

(2) 약용 효능

① 간염

간염은 신선한 갈치를 쪄서 얻어지는 기름을 마시면 용량에 관계없이 효험이 있다.

② 산후 젖 분비 부실

산후 젖 분비 부실을 치료하기 위하여 중국 광동성에서는 신선한 갈치 124.8 g, 파파야 250 g을 함께 달여서 마실 수 있도록 처방한다.

(3) 약제

① 단백질 가수분해물 주사액

갈치(근연종 포함)의 어육으로 분말을 만들고, 여기에 포도당을 넣어 가수분해 처리하면 노란색의 투명한 정맥주사액을 얻을 수 있다. 이것은 액체 영양제로서 사람의 필수아미노산(트레오닌, 발린, 페닐알라닌, 메치오닌, 류신, 이소류신, 트립토판, 리신)을 비롯하여 기타 아미노산도 8종이나 함유되어 있다.

이것은 주로 단백질 결핍증, 급성 위장염, 열탕에 의한 화상, 외과수술 중인 환자의 병환 쇼크나 단백질 내복불능 등의 증상을 치료하는 단백질 보충제로 사용되거나 보조약으로 사용된다. 만성간염이나 간경화 환자에게서 알부민/감마 글로불린의 비율을 올리는 데도 좋다.

혈장단백질 저하로 인한 여러 증상과 환자의 혈중 알부민 수준을 높이고 위장수술을 한 다음 봉합부가 붙는 것을 줄이는 데도 효과가 있다.

59. 갈치

만성질환(예를 들면 말기암 등) 환자의 수명을 연장하는 데도 좋고, 임산부가 심하게 토한 다음에 나타나는 단백질 결핍에 따른 부종(후기)에도 사용할 수 있다.

② 치오구아닌(6-TG)

치오구아닌은 갈치의 비늘에서 만들어지는 일종의 퓨린(purine)계 대사길항제이고, 각종 백혈병에 대한 임상실험(169건)에서 평균 70%가 효험을 보았다.

기타 항백혈병 약제에 내성을 보였던 경우에도 효험이 있다.

임상응용으로는 이것만 투여할 수도 있고(단제 투여), 아라비오사이드와 함께 사용할 수도 있으며, 빈플라스틴을 함께 사용하기도 하는데 함께 사용한 경우의 효과가 오히려 우수하다.

그리고 이 제제는 만성과립세포성 백혈구, 골수경화증, 척수와 과도조혈의 여러 증세에도 치료효과가 있다. 용량은 1일 2~2.5 mg/kg, 1일 1~3회 먹는다. 2주간을 1치료기간으로 삼는다. 더욱이 이것을 제암제(制癌劑)와 배합해서 위암, 임파종양을 치료하는 데도 사용한다. 대개는 5일간을 1치료기간으로 삼고, 7~14일을 휴약 기간으로 한다. 단제 투여일 경우의 치료기간은 2주간으로 하거나, 혈액세포검사 결과를 보고 정한다. 이 제품의 부작용은 적지만 일과성으로 백혈구 감소나 혈소판 감소, 가벼운 구토 증세가 나타난다. 하지만 약을 투여하지 않으면 다시 정상이 된다. 간 기능과 신장 기능 장애가 심한 환자에게는 사용하지 않아야 한다. 대개 백혈구 수가 3,000 cells/mm^3 이하, 혈소판 3,000 cells/mm^3 이하일 때에는 투여를 중단하여야 한다.

전신성 발적이나 낭창(狼瘡), 결절성 다동맥염에도 사용하는데, 75~150 mg/일을 4~8주간 연속 투여한다.

③ 요오드화 카페인 용액

요오드화 카페인 용액[10 mL당 요오드화칼륨(나트륨) 0.5 g, 벤벨산 카페인 0.025~0.05 g 함유]은 진정제이며, 대뇌피질의 흥분과정을 회복시키거나 흥분하는 동안의 평형실조를 억제하는 작용이 있어 신경쇠약이나 두려움증[癔病] 등의 치료 시에 성인 1일 3회(5~10 mL/1회) 복용하면 효험이 있다.

④ 벤질산나트륨 카페인

벤질산나트륨 카페인은 규격품으로서 1 mL와 2 mL 주사제가 있는데, 이것은 중추신경흥분제이며, 소량 투여하면 대뇌피질 흥분과정을 증강시키고, 양을 늘려 투여하면 호흡운동, 혈관운동, 미주신경중추 흥분작용을 보인다. 중추신경, 호흡, 순환쇠약, 신경쇠약, 두려움증 등의 모든 증세를 치료하는 데 사용한다.

피하주사나 근육주사를 하며 1회 0.25~0.5 g을 투여하는데, 상한은 0.8 g/회이고, 소아 용량은 6~12 mg/kg이다.

⑤ 카페인

두통의 치료를 위한 혼합제는 한 알당 에르고타민 1.0 mg과 카페인 100 mg이 함유되어 있다. 두통이 생기면 한 알을 복용하나, 고혈압, 협심증, 간장병, 신장병 환자나 임산부는 사용해서는 안 된다.

급성 신장 기능 쇠약 증상의 하나인 신장혈관이 경련하여 소변의 양이 줄었을 경우에는 이뇨혼합제(프로카인 1 g, 카페인 250 mg, 비타민 C 3,000 mg, 10~25% 포도당 용액 500 mL)가 어느 정도 효과를 보인다.

혼수상태의 환자를 치료하기 위해서는 카페인, 로벨린(lobeline), 시티신(cytisine) 등의 흥분제를 사용하고, 말라리아 치료 시에 나타나는 허약증상에는 카페인, 콜라민 등을 사용한다.

〈표 59-9〉 갈치의 약용 효능 및 약제

위해성	없음
약용부위	근육, 비늘, 어유
약성	감(甘), 온(溫)
효능	· 간염 · 산후 젖 분비 부실
약제	· 단백질 가수분해물 주사액 · 벤질산나트륨 카페인 · 카페인 · 요오드화 카페인 용액 · 카페인치오구아닌(6-TG)

60. 고등어 *Scomber japonicus*(Houttuyn, 1782)

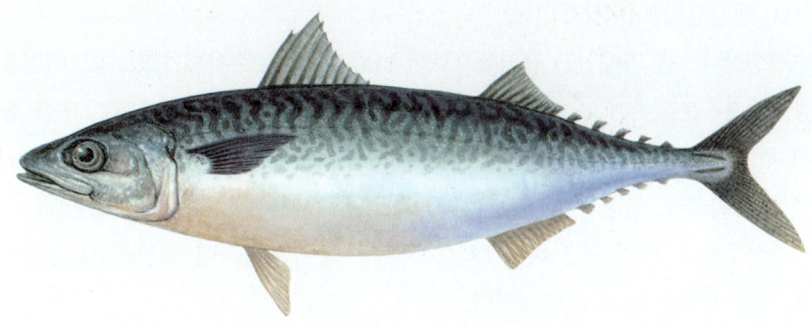

1) 학명 및 명칭

고등어는 학명이 *Scomber japonicus*이고, 영명이 chub mackerel이며, 일명은 masaba이다. 고등어를 우리나라에서 지방에 따라 고망어로 불리기도 한다.

〈표 60-1〉 고등어의 학명 및 각국 명칭

학명	현재	*Scomber japonicus*(Houttuyn, 1782)
	이전	*Pneumatophorus japonicus japonicus*(Houttuyn, 1782) *Scomber japonicus japonicus*(Houttuyn, 1782) *Pneumatophorus japonicus*(Houttuyn, 1782) *Scomber scombrus japonicus*(Temminck et Schlegel, 1844) *Scomber joanesaba*(Bleeker, 1854) *Scomber janesaba*(Bleeker, 1854) *Scomber japonicus peruanus*(Jordan et Hubbs, 1925)
명칭	영명	Chub mackerel(FAO)
	일명	Masaba
	방언	고망어

60. 고등어

2) 분류

고등어는 경골어(ray-finned fish)강 - 농어(perch-likes)목 - 고등어(mackerels)과로 분류된다.

〈표 60-2〉 고등어의 분류

강	목	과
경골어(ray-finned fish)	농어(perch-likes)	고등어(mackerels)

3) 형태

고등어의 체형은 방추형이고, 꼬리자루의 등배 가장자리에는 5개의 작은 토막 지느러미가 발달하며, 꼬리자루에는 두 줄의 작은 융기선이 수평으로 발달한다.

고등어의 등은 녹청색 바탕에 검은색 물결 줄무늬가 있으며, 배는 은백색을 띤다.

고등어는 성어 전장이 40 cm 전후이다.

4) 생태

고등어는 난류를 따라 이동하는 회유성 어종으로, 어린 고등어는 여름에 내만이나 연안의 얕은 곳으로 이동하여 성장하다가 겨울이 가까워지면 남쪽 먼바다로 이동하여 월동한다.

5) 분포

고등어는 수온이 10~27°C의 아열대(60°N~55°S, 180°W~180°E) 해역에 분포하며, 우리나라 전 연해를 비롯하여 지구적 분포를 보인다.

60. 고등어

⟨표 60-3⟩ 고등어의 개략적 형태, 생태 및 분포

형태	전장	성어는 40 cm 전후
	체중	–
	체색	· 등은 녹청색 바탕에 검은색 줄무늬 · 배는 은백색
	체형	· 체형은 방추형 · 꼬리자루의 등배 가장자리에는 5개의 작은 토막지느러미가 발달 · 꼬리자루에는 두 줄의 작은 유기선이 수평으로 발달
생태	서식	난류를 따라 이동하는 회유성 어종
	먹이	–
	산란	–
분포		우리나라 전 연해를 비롯하여 지구적 분포

6) IUCN Red List (※12p 주석 참고)

고등어는 관심이 필요한 종이다(LC).

7) 식품성분 특성

(1) 열량 및 일반성분 함량

고등어 육 100 g당 일반성분 조성은 수분이 58.6 g, 단백질이 19.4 g, 지방이 20.8 g, 탄수화물이 0.2 g 및 회분이 1.0 g으로, 수분을 제외한다면 고등어는 단백질과 지방을 주성분으로 하는 어류이다.

고등어 육 100 g을 섭취하는 경우의 열량이 271 kcal인, 열량이 높은 대표적 어류이다.

고등어 육 100 g당 단백질 함량은 일반 어류 단백질 표준량(20±2 g)의 범위이나 지질 함량은 일반 어류 지질 표준량(3±2 g)의 범위보다 상당히 높다. 그러나 고등어의 일반성분은 연중 계절에 따라 변화가 상당히 심하다.

60. 고등어

〈표 60-4〉 고등어의 열량 및 일반성분 함량   (어육 100 g당)

열량	일반성분 함량				
	수분	단백질	지방	회분	탄수화물
271 kcal	58.6 g	19.4 g	20.8 g	1.0 g	0.2 g

(2) 아미노산 함량

고등어 육 100 g당 아미노산 함량은 유리아미노산으로 존재 시 맛에 지대한 역할을 하는 글루탐산이 2,965 mg(15.5%)으로 가장 많다. 글루탐산 이외의 주된 아미노산은 리신(1,564 mg, 8.2%) 및 류신(1,546 mg, 8.1%) 등이다.

한편, 우리나라를 위시한 동양권 국가에서 주식으로 하는 곡류의 제한 아미노산인 리신과 트레오닌이 고등어 육 100 g당 각각 1,564 mg(8.2%), 889 mg(4.7%)으로 함유되어 있어 고등어를 부식으로 섭취하는 경우 영양균형적인 면에서 상

〈표 60-5〉 고등어의 아미노산 함량   (어육 100 g당)

아미노산	함량	조성	아미노산	함량	조성
이소류신	943 mg	4.9%	히스티딘	1,248 mg	6.5%
류신	1,546 mg	8.1%	아르기닌	1,145 mg	6.0%
리신	1,564 mg	8.2%	알라닌	1,164 mg	6.1%
메티오닌	543 mg	2.8%	아스파르트산	1,471 mg	7.7%
시스틴	190 mg	1.0%	글루탐산	2,965 mg	15.5%
페닐알라닌	790 mg	4.1%	글리신	1,140 mg	6.0%
타이로신	670 mg	3.5%	프롤린	669 mg	3.5%
트레오닌	889 mg	4.7%	세린	713 mg	3.7%
트립토판	220 mg	1.2%	타우린	105 mg	0.6%
발린	1,109 mg	5.8%	합계	19.1 g	99.9%

60. 고등어

당히 의미가 있다.

혈압 조절작용, 동맥경화 예방, 암시야 능력의 저하 방지 및 인슐린 분비 촉진 등에 의한 당뇨병 치료 등과 같은 건강 기능성이 인정되는 타우린이 고등어 육 100 g당 105 mg(0.6%)으로 그 함량이 연체류(갑오징어: 791 mg, 낙지: 854 mg) 및 갑각류(꽃게: 711 mg, 보리새우: 611 mg)는 물론이고, 일반 어류(대구: 177 mg, 가다랑어: 299 mg, 전갱이: 132 mg)에 비하여도 다소 낮으므로 고등어의 섭취에 의한 타우린의 건강 기능효과는 일반 수산물에 비하여 낮을 것이다.

(3) 지방산 조성

고등어의 주요 구성 지방산은 포화지방산인 16:0, 일가불포화지방산인 18:1 및 다가불포화지방산인 22:6 등이다.

고등어의 지질을 구성하는 지방산은 포화산(28.6%)에 대하여 다가불포화산(36.4%)의 조성비가 1.27로 일본 후생성에서 주장하고 있는 건강 기능성 지질의 조건으로 제시한 조성비(1.0~1.5)의 범위에 있다.

〈표 60-6〉 고등어의 지방산 조성 (면적 %)

포화지방산	조성	일가불포화지방산	조성	다가불포화지방산	조성
14:0	4.1%	16:1	5.2%	18:2	1.0%
16:0	16.4%	18:1	20.7%	18:3	0.5%
18:0	5.9%	20:1	7.0%	20:4	7.5%
기타	2.2%	22:1	0.5%	20:5	6.5%
		기타	1.6%	22:5	2.4%
				22:6	15.5%
				기타	3.0%
합계	28.6%	합계	35.0%	합계	36.4%

60. 고등어

성인병 예방, 뇌학습 발달 등과 같은 생리적 기능이 있는 다가불포화지방산의 대표적 구성성분인 EPA(20:5, 6.5%), DHA(22:6, 15.5%) 등의 조성비가 22.0%에 달하여 이들에 의한 건강 기능성을 기대할 수 있다.

(4) 무기질 함량

고등어 육 100 g당 무기질 함량은 뼈의 주요 구성성분인 칼슘과 인이 각각 24 mg, 201 mg, 헤모글로빈을 구성하여 체내 산소 운반 및 산화적 에너지 대사에 주로 관여하는 철이 1.2 mg, 산과 염기의 평형 및 세포막 전위의 조절 등에 관여하는 나트륨이 64 mg, 세포 내외의 전위에 영향을 미치면서 세포 내 이온강도 조절에 관여하고, 체내 나트륨 배출에 기여하는 칼륨이 259 mg, 면역 기능을 하면서 성호르몬 생성에 관여하는 아연이 0.75 mg, 지질 유리기에 의한 세포의 노화 또는 파괴를 막아주는 인체 방어효소(glutathion-peroxidase)의 주 구성성분인 셀레늄이 29 µg 등으로 이뤄져 있다.

한국영양학회에서는 2010년 한국인 성인 남자(칼슘, 인 및 철은 19~49세, 아연은 19~29세)의 1일 무기질 권장량을 칼슘과 인의 경우 각각 750 mg과 700 mg, 철과 아연은 모두 10 mg으로 정하고 있다. 이로 미루어 볼 때 고등어 육 100 g을 식용하면 성인 남자의 1일 무기질 권장량에 칼슘은 3.2%를, 인은 28.7%를, 철은 12.0%를, 아연은 7.5%를 섭취하는 효과가 있다.

무기질 면에서 고등어는 다른 어류에 비하여 칼슘의 함량이 낮고, 인, 철 및 아연의 함량은 유사하며, 셀레늄의 경우 높다. 따라서 고등어를 섭취하는 경우 다른 무기질의 건강 기능성보다는 셀레늄의 건강 기능성을 기대할 수 있다.

〈표 60-7〉 고등어의 무기질 함량 (어육 100 g당)

무기질 함량						
칼슘	인	철	나트륨	칼륨	아연	셀레늄
24 mg	201 mg	1.2 mg	64 mg	250 mg	0.75 mg	29 µg

60. 고등어

(5) 비타민 함량

고등어 육 100 g당 비타민 함량은 비타민 A가 10 RE, 비타민 B_1이 0.03 mg, 비타민 B_2가 0.13 mg, 니아신이 2.5 mg, 엽산이 1.8 μg, 비타민 E가 1.24 mg 함유되어 있다.

비타민 함량 면에서 고등어는 다른 어류에 비하여 유사하거나 다소 낮아 고등어 섭취에 의한 비타민의 건강 기능성이 다른 어류의 섭취에 의한 건강 기능성보다 낮다.

〈표 60-8〉 고등어의 비타민 함량 (어육 100 g당)

비타민 함량									
비타민 A	레티놀	β-카로틴	비타민 B_1	비타민 B_2	비타민 B_6	니아신	비타민 C	엽산	비타민 E
10 RE	9 μg	–	0.03 mg	0.13 mg	0.5 mg	2.5 mg	–	1.8 μg	1.24 mg

(6) 핵산 함량

핵산은 일반적으로 우리 몸을 구성하고 있는 세포의 활동을 조절하는 가장 중요한 물질로 핵산이 많이 함유된 식품을 섭취함으로써 세포를 활성화시키고, 노화를 방지할 수 있다고 알려져 있다. 고등어 육 100 g에는 핵산 중 RNA가 백색육에 85.9 mg, 적색육에 144.3 mg이 함유되어 있고, DNA가 백색육에 63.8 mg, 적색육에 93.6 mg이 함유되어 있다.

이와 같은 고등어의 핵산 함량은 다른 어종에 비하여 높은 수치로, 고등어는 고핵산 식품으로 분류된다.

(7) 이용

고등어는 선어나 간고등어와 같은 염장품, 통조림 등으로 다량 소비된다.

8) 약용 위해성, 약용부위, 약성 및 약용 효능

(1) 약용 위해성, 약용부위 및 약성

고등어는 중국에서 한방약 소재로도 사용한다.

고등어는 위해성이 없고, 약용부위는 근육이며, 약성은 감(甘), 평(平) 및 자보강장(滋補强壯)이다.

(2) 약용 효능

고등어 근육을 적당량 약한 불에 구워 먹으면 만성위장병, 폐병으로 인한 허약, 활동력 상실, 신경쇠약의 치료 시에 효험이 있다.

(3) 약제

① 근육 엑스분

고등어 근육 엑스분의 수율은 4% 정도이고, 열성 질병, 위장병, 결핵, 허약증 및 식욕부진 등에 사용되며, 회복기에 있는 중병 환자나 임산부의 영양제, 세균용 배지로도 사용된다.

② 가수분해 단백질, 탄닌산 침전 단백질 및 펩톤

어육에서 단백질 가수분해물(수율 25%)과 탄닌산 침전 단백질(수율 30%)을 얻을 수 있고, 추출 잔사에서는 펩톤을 얻을 수 있다.

③ 인지질 및 콜레스테롤

알, 뇌 및 신경조직으로부터 인지질을 각각 4.9%, 4.8%, 2.6% 얻을 수 있고 알에서 콜레스테롤은 3.9%를 얻는다.

④ 어간유

고등어는 간유 함량이 낮지만(약 7%), 비타민 A(4만~7만 IU/g)가 풍부하여 제약용 어간유의 좋은 원료가 된다.

60. 고등어

⑤ 비타민 B₁₂
비타민 B_{12}는 고등어의 내장기관인 유문수로부터 추출하여 이용할 수 있다.

⑥ 시토크롬 C
고등어의 혈합육이나 심장에서 시토크롬 C를 추출하여 이용할 수 있다.

⑦ 정소 단백질
고등어의 정소에서 정소 단백질을 추출하여 이용할 수 있다.

⑧ 인슐린
고등어의 췌장에서 인슐린을 추출하여 이용할 수 있다.

〈표 60-9〉 고등어의 약용 효능 및 약제

위해성	없음
약용부위	근육
약성	감(甘), 평(平), 자보강장(滋補强壯)
효능	만성위장병, 폐병으로 인한 허약, 활동력 상실, 신경쇠약
약제	· 근육 엑스분 · 단백질 가수분해물, 탄닌산 침전 단백질, 펩톤 · 알, 뇌, 신경 인지질, 콜레스테롤 · 어간유 · 비타민 B_{12} · 시토크롬 C · 정소 단백질 · 인슐린

61. 쑤기미 *Inimicus japonicus*(Cuvier, 1829)

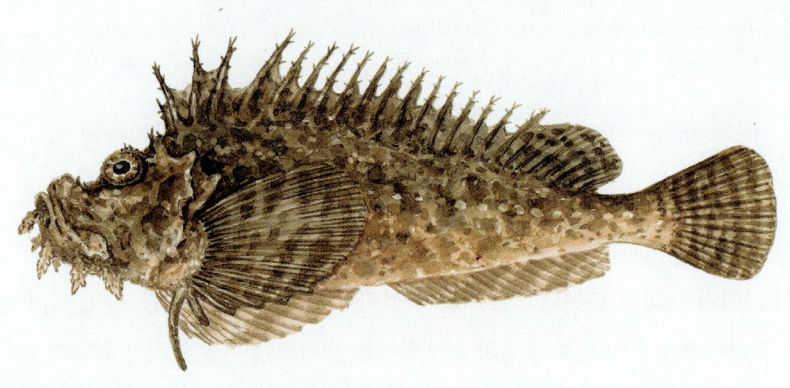

1) 학명 및 명칭

쑤기미는 학명이 *Inimicus japonicus*이고, 영명이 scorpionfish이며, 일명은 oni-okoze이다.

쑤기미는 우리나라에서 지방에 따라 쑥쑤기미, 쐬미, 창쑤기미, 바다쑤기미, 미역치 및 범치로 달리 불리기도 한다.

〈표 61-1〉 쑤기미의 학명 및 각국 명칭

학명	현재	*Inimicus japonicus*(Cuvier 1829)
	이전	*Pelor japonicum*(Cuvier, 1829)
명칭	영명	Scorpionfish
	일명	Oni-okoze
	방언	쑥쑤기미, 쐬미, 창쑤기미, 바다쑤기미, 미역치, 범치

2) 분류

쑤기미는 경골어(ray-finned fish)강 – 쏨뱅이(scorpionfishes and flatheads)목 – 양볼락(stonefishes)과로 분류된다.

61. 쏘기미

〈표 61-2〉 쏘기미의 분류

강	목	과
경골어(ray-finned fish)	쏨뱅이(scorpionfishes and flatheads)	양볼락(stonefishes)

3) 형태

쏘기미의 머리는 종편되고 꼬리는 측편되어 있으며, 입은 위를 향해 열려 있다. 머리에는 요철이 심하고 옆과 아래턱에는 지저분한 피질 돌기가 발달해 있으며, 몸에는 비늘이 없다. 또한, 등지느러미는 16~18개의 강하고 날카로운 가시를 가지고 있다.

〈표 61-3〉 쏘기미의 개략적 형태, 생태 및 분포

	전장	성어는 30 cm 전후
형태	체중	-
	체색	황갈색, 적갈색, 흑갈색 등으로 서식장소의 환경상태와 깊이에 따라 개체변이가 심함
	체형	· 머리는 종편되고 요철이 심하며 옆과 아래턱에는 지저분한 피질 돌기가 발달 · 꼬리는 측편 · 입은 위를 향해 열려 있음 · 몸에는 비늘이 없음 · 등지느러미는 16~18개의 강하고 날카로운 가시를 가지고 있음
생태	서식	온수성 어종
	먹이	어류
	산란	바위에 산란
분포		우리나라 서남부, 일본 중부 이남, 동남 중국해, 말레이시아, 인도양, 홍해, 하와이 군도

61. 쏘기미

쏘기미의 체색은 서식환경에 따라 황갈색, 적갈색, 흑갈색 등으로 개체변이가 심하다.

쏘기미는 성어 전장이 30 cm 전후이다.

4) 생태

쏘기미는 온수성 어종이며, 바위에 알을 낳고, 어류를 주로 잡아먹는 육식성이다.

쏘기미는 맛이 좋아 어업상 경제적인 가치가 있고 일본에서는 양식도 한다.

5) 분포

쏘기미는 우리나라 서남부, 일본 중부 이남, 동남 중국해, 말레이시아, 인도양, 홍해 및 하와이 군도에 분포한다.

6) IUCN Red List (※12p 주석 참고)

쏘기미는 해당되지 않는다(NE).

7) 식품성분 특성

(1) 열량 및 일반성분 함량

쏘기미 육 100 g당 일반성분 조성은 수분이 79.0 g, 단백질이 19.5 g, 지방이 0.3 g 및 회분이 1.2 g으로, 수분을 제외한다면 쏘기미는 단백질을 주성분으로 하는 어류이다.

쏘기미 육 100 g을 섭취하는 경우의 열량은 85 kcal으로 대표적인 저열량 어류 중의 하나이다.

쏘기미 육 100 g당 단백질 함량은 일반 어류 단백질 표준량(20±2 g)의 범위이나, 지질 함량은 일반 어류 지질 표준량(3±2 g)의 범위보다 상당히 낮다.

61. 쏘가미

〈표 61-4〉 쏘가미의 열량 및 일반성분 함량   (어육 100 g당)

열량	일반성분 함량				
	수분	단백질	지방	회분	탄수화물
85 kcal	79.0 g	19.5 g	0.3 g	1.2 g	-

(2) 무기질 함량

쏘가미 육 100 g당 무기질 함량은 뼈의 주요 구성성분인 칼슘과 인이 각각 47 mg, 181 mg, 헤모글로빈을 구성하여 체내 산소 운반 및 산화적 에너지 대사에 주로 관여하는 철이 1.6 mg, 산과 염기의 평형 및 세포막 전위의 조절 등에 관여하는 나트륨이 47 mg, 세포 내외의 전위에 영향을 미치면서 세포 내 이온강도 조절에 관여하고, 체내 나트륨 배출에 기여하는 칼륨이 374 mg, 면역 기능을 하면서 성호르몬 생성에 관여하는 아연 1.1 mg 등으로 이루어져 있다.

한국영양학회에서는 2010년 한국인 성인 남자(칼슘, 인 및 철은 19~49세, 아연은 19~29세)의 1일 무기질 권장량을 칼슘과 인의 경우 각각 750 mg과 700 mg, 철과 아연은 모두 10 mg으로 정하고 있다. 이로 미루어 볼 때 쏘가미 육 100 g을 식용하면 성인 남자의 1일 무기질 권장량 기준에 있어 칼슘은 6.3%를, 인은 25.9%를, 철은 16.0%를, 아연은 11.0%를 섭취하는 효과가 있다.

무기질 면에서 쏘가미는 칼슘, 인, 철 및 아연의 함량이 다른 어류와 유사하여 다른 어류가 가지는 무기질의 효과를 기대할 수 있다.

〈표 61-5〉 쏘가미의 무기질   (어육 100 g당)

무기질 함량						
칼슘	인	철	나트륨	칼륨	아연	셀레늄
47 mg	181 mg	1.6 mg	47 mg	374 mg	1.1 mg	-

(3) 비타민 함량

쏘가미 육 100 g당 비타민은 비타민 B_1이 0.1 mg, 비타민 B_2가 0.2 mg, 니아신이 2.5 mg, 엽산이 15 μg, 비타민 E가 1.4 mg 함유되어 있다.

비타민 함량 면에서 쏘가미는 엽산을 제외하면 다른 어류와 유사하거나 다소 낮아, 쏘가미 섭취에 의한 엽산의 건강 기능성을 기대할 수 있고, 다른 비타민도 무시할 정도는 아니다.

〈표 61-6〉 쏘가미의 비타민 함량 (어육 100 g당)

비타민 함량									
비타민 A	레티놀	β-카로틴	비타민 B_1	비타민 B_2	비타민 B_6	니아신	비타민 C	엽산	비타민 E
-	-	-	0.1 mg	0.2 mg	0.19 mg	2.5 mg	-	15 μg	1.4 mg

8) 약용 위해성, 약용부위, 약성 및 약용 효능

(1) 약용 위해성, 약용부위 및 약성

쏘가미는 중국에서 한방약 소재로도 사용한다.

쏘가미의 등지느러미는 독을 가진 가시에 찔리면 몹시 아프고, 약용부위는 근육이며, 약성은 감(甘), 온(溫) 및 청량해독(淸凉解毒)이다.

(2) 약용 효능

① 허리뼈 통증[腰骨痛]

허리뼈 통증의 치료를 위하여 중국 광동성에서는 신선한 어육을 소주로 졸여 복용한다.

② 소아 창절(瘡癤)

소아 창절의 치료를 위하여 중국 복건성에서는 신선한 쏘가미의 내장을 제거

61. 쏨뱅이

하고 뜨거운 물로 조리하여 먹는다.

③ 독가시 해독

독가시에 찔렸을 때에는 솔잎 삶은 물을 바르면 해독 효과가 있다.

〈표 61-7〉 쏨뱅이의 약용 효능

위해성	등지느러미의 가시는 독성이 있음
약용부위	근육
약성	감(甘), 온(溫), 청량해독(淸凉解毒)
효능	· 허리뼈 통증(腰骨痛) · 소아 창절(瘡癤) · 독가시 해독

62. 넙치 *Paralichthys olivaceus*(Temminck et Schlegel, 1846)

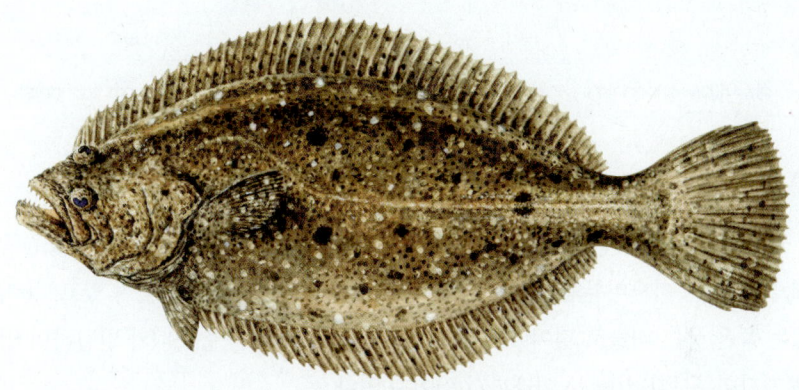

1) 학명 및 명칭

넙치는 학명이 *Paralichthys olivaceus*이고, 영명이 bastard halibut 또는 olive flounder이며, 일명은 hirame이다. 넙치는 예전에 광어가 방언으로 통용되었으나 현재에는 광어도 넙치와 같이 표준어로 혼용되고 있다.

〈표 62-1〉 넙치의 학명 및 각국 명칭

학명	현재	*Paralichthys olivaceus*(Temminck et Schlegel, 1846)
	이전	*Hippoglossus olivaceus*(Temminck et Schlegel, 1846)
명칭	영명	Bastard halibut(FAO), Olive flounder
	일명	Hirame
	방언	광어

2) 분류

넙치는 경골어(ray-finned fish)강 – 가자미(flatfishes)목 – 넙치(largetooth flounders)과로 분류된다.

62. 넙치

〈표 62-2〉 넙치의 분류

강	목	과
경골어(ray-finned fish)	가자미(flatfishes)	넙치(large-tooth flounders)

3) 형태

넙치의 체형은 타원형이며, 두 눈은 몸의 왼쪽에 몰려 있어, 눈이 몸의 오른쪽에 몰려 있는 가자미류와는 구분된다. 눈이 있는 쪽은 빗비늘로 덮여 있고, 눈이 없는 쪽은 둥근 비늘로 덮여 있다. 양턱에 1열의 날카로운 송곳니가 발달하며 입은 가자미류보다 커서 눈 아래까지 찢어져 있다.

넙치는 눈이 있는 쪽의 경우 갈색 바탕에 흰색 점들이 산재하며, 눈이 없는 쪽은 흰색으로 덮여 있다.

넙치는 성어 전장이 80 cm 전후이다.

4) 생태

넙치는 온대의 얕은 바다 밑바닥에 사는 대형 육식성 어류이다. 모래나 펄을 좋아하며, 낮에는 바닥에 숨어 지내다가 밤이 되면 먹이를 찾아다니고, 성질은 난폭하다.

넙치는 산란을 끝내면 먹이를 찾아 흩어져 떠났다가 가을철에 다시 무리를 이루어 월동을 위해 심해로 이동한다.

넙치는 갑각류나 작은 물고기, 패류, 두족류, 환형동물을 즐겨 먹는다.

넙치의 산란기는 2~6월이고, 알은 부유성이며, 암컷이 품는 알 수는 몸 크기에 따라 다르지만 45 cm인 것은 20만 개를 넘고, 60 cm인 것은 40만 개 정도이다.

넙치는 어획량이 많으며, 널리 분포하므로 중요한 어업 대상이자 중요 양식 대상 종 중의 하나이다.

5) 분포

넙치는 우리나라 전 연안에 많고, 중국, 일본, 사할린에 널리 분포한다.

〈표 62-3〉 넙치의 개략적 형태, 생태 및 분포

형태	전장	성어는 80 cm 전후
	체중	–
	체색	눈이 있는 쪽의 경우 갈색 바탕에 흰색 점들이 산재하며, 눈이 없는 쪽은 흰색으로 덮여 있음
	체형	· 체형은 타원형이고, 두 눈은 왼쪽에 몰려 있음 · 눈이 있는 쪽은 빗비늘로 덮여 있고, 눈이 없는 쪽은 둥근 비늘로 덮여 있음
생태	서식	· 온대의 얕은 바다 밑바닥에 서식 · 모래나 펄을 좋아하며, 밤에 먹이를 찾아 움직임 · 산란을 끝내면 먹이를 찾아 무리를 해체하고 떠났다가 가을철에 다시 무리를 이루어 월동을 하러 심해로 이동
	먹이	갑각류나 작은 물고기, 패류, 두족류, 환형동물
	산란	· 산란기는 2~6월 · 알은 부유성
분포		우리나라 전 연안, 중국, 일본, 사할린

6) IUCN Red List (※12p 주석 참고)

넙치는 해당되지 않는다(NE).

7) 식품성분 특성

(1) 열량 및 일반성분 함량

넙치 육 100 g당 일반성분 조성은 수분이 76.0 g, 단백질이 20.4 g, 지방이 1.7 g, 탄수화물이 0.3 g 및 회분이 1.3 g으로, 수분을 제외한다면 넙치는 단백질

62. 넙치

을 주성분으로 하는 어류이다. 넙치 육 100 g의 열량은 103 kcal이다.

넙치 육 100 g당 단백질 및 지질 함량은 일반 어류 단백질 표준량(20±2 g) 및 일반 어류 지질 표준량(3±2 g)의 범위에 있다.

〈표 62-4〉 넙치의 열량 및 일반성분 함량 (어육 100 g당)

열량	일반성분 함량				
	수분	단백질	지방	회분	탄수화물
103 kcal	76.0 g	20.4 g	1.7 g	1.3 g	0.3 g

(2) 아미노산 함량

넙치 육 100 g당 아미노산 함량은 유리아미노산으로 존재 시 맛에 지대한 역할을 하는 글루탐산이 3,208 mg(16.8%)으로 가장 많다. 글루탐산 이외에 주된 아미노산은 리신(1,828 mg, 9.6%), 류신(1,634 mg, 8.6%) 및 아스파르트산(1,592 mg, 8.4%) 등이다.

한편, 우리나라를 위시한 동양권 국가에서 주식으로 하는 곡류의 제한 아미노산인 리신과 트레오닌이 넙치 육 100 g당 각각 1,828 mg(9.6%), 925 mg(4.9%) 함유되어 있어 넙치를 부식으로 섭취하는 경우 영양균형적인 면에서 상당히 의미가 있다.

혈압 조절작용, 동맥경화 예방, 암시야 능력의 저하 방지 및 인슐린 분비 촉진 등에 의한 당뇨병 치료 등과 같은 건강 기능성이 인정되는 타우린이 넙치 육 100 g당 196 mg(1.0%)으로 연체류(갑오징어: 791 mg, 낙지: 854 mg) 및 갑각류(꽃게: 711 mg, 보리새우: 611 mg)에 비하여는 낮고, 일반 어류(대구: 177 mg, 가다랑어: 299 mg, 전갱이: 132 mg)와는 유사한 수준이다. 따라서 넙치의 섭취에 의한 타우린의 건강 기능효과는 일반 어류와 유사하다.

62. 넙치

〈표 62-5〉 넙치의 아미노산 함량   (어육 100 g당)

아미노산	함량	조성	아미노산	함량	조성
이소류신	946 mg	5.0%	히스티딘	477 mg	2.5%
류신	1,634 mg	8.6%	아르기닌	1,140 mg	6.0%
리신	1,828 mg	9.6%	알라닌	1,119 mg	5.9%
메티오닌	626 mg	3.3%	아스파르트산	1,592 mg	8.4%
시스틴	225 mg	1.2%	글루탐산	3,208 mg	16.8%
페닐알라닌	841 mg	4.4%	글리신	915 mg	4.8%
타이로신	713 mg	3.7%	프롤린	582 mg	3.1%
트레오닌	925 mg	4.9%	세린	789 mg	4.1%
트립토판	221 mg	1.2%	타우린	196 mg	1.0%
발린	1,065 mg	5.6%	합계	19.0 g	100.1%

(3) 무기질 함량

넙치 육 100 g당 무기질 함량은 뼈의 주요 구성성분인 칼슘과 인이 각각 55 mg, 199 mg, 헤모글로빈을 구성하여 체내 산소 운반 및 산화적 에너지 대사에 주로 관여하는 철이 1.6 mg, 산과 염기의 평형 및 세포막 전위의 조절 등에 관여하는 나트륨이 160 mg, 세포 내외의 전위에 영향을 미치면서 세포 내 이온강도 조절에 관여하고, 체내 나트륨 배출에 기여하는 칼륨이 420 mg, 면역 기능을 하면서 성호르몬 생성에 관여하는 아연이 0.32 mg 등으로 이루어져 있다.

한국영양학회에서는 2010년 한국인 성인 남자(칼슘, 인 및 철은 19~49세, 아연은 19~29세)의 1일 무기질 권장량을 칼슘과 인의 경우 각각 750 mg과 700 mg, 철과 아연은 모두 10 mg으로 정하고 있다. 이로 미루어 볼 때 넙치 육 100 g을 식용하면 성인 남자의 1일 무기질 권장량 기준에 있어 칼슘은 7.1%를, 인은 28.4%를, 철은 16.0%를, 아연은 3.2%를 섭취하는 효과가 있다.

62. 넙치

무기질 면에서 넙치는 칼슘, 인, 철의 함량이 다른 어류와 유사하고, 아연 및 셀레늄의 함량이 낮아, 다른 어류가 가지는 무기질의 효과를 칼슘, 인 및 철의 경우 기대할 수 있으나, 아연 및 셀레늄은 기대하기 어렵다.

〈표 62-6〉 넙치의 무기질 함량 (어육 100 g당)

무기질 함량							
칼슘	인	철	나트륨	칼륨	아연	셀레늄	
53 mg	199 mg	1.6 mg	160 mg	420 mg	0.32 mg	0.14 μg	

(4) 비타민 함량

넙치 육 100 g당 비타민 함량은 비타민 A가 8 RE, 비타민 B_1이 0.1 mg, 비타민 B_2가 0.2 mg, 니아신이 6.5 mg, 비타민 C가 1.0 mg, 엽산이 5 μg, 비타민 E가 0.6 mg 함유되어 있다.

비타민 함량 면에서 넙치는 니아신을 제외하고는 다른 어류와 유사하거나 다소 낮아, 넙치 섭취에 의한 비타민의 건강 기능성은 니아신의 효과를 기대할 수 있다.

〈표 62-7〉 넙치의 비타민 함량 (어육 100 g당)

비타민 함량									
비타민 A	레티놀	β-카로틴	비타민 B_1	비타민 B_2	비타민 B_6	니아신	비타민 C	엽산	비타민 E
8 RE	8 μg	–	0.1 mg	0.2 mg	0.19 mg	6.5 mg	1.0 mg	5 μg	0.6 mg

(5) 핵산 함량

핵산은 일반적으로 우리 몸을 구성하고 있는 세포의 활동을 조절하는 가장 중요한 물질로 핵산이 많이 함유된 식품을 섭취함으로써 세포를 활성화하고, 노화를 방지할 수 있다. 넙치 육 100 g당 핵산이 RNA가 87.2 mg, DNA가 43.6 mg이 함유되어 있다.

이와 같은 넙치의 핵산 함량은 다른 어종과 유사한 수치로, 핵산에 의한 넙치의 건강 기능성은 다른 어류와 유사한 정도이다.

8) 약용 위해성, 약용부위, 약성 및 약용 효능

(1) 약용 위해성, 약용부위 및 약성

넙치는 약용 위해성이 없고, 약용부위는 근육이며, 약성은 감(甘), 평(平), 미온(微溫), 소염해독(消炎解毒)이다.

(2) 약용 효능

① 급성 위염
급성 위염의 치료를 위하여 중국 광동성에서는 넙치를 말렸다가 쪄서 먹는다.

② 체력회복, 비장 및 위장 기능 강화
넙치는 체력을 왕성하게 하고 비장이나 위장의 기능을 돕는다.

〈표 62-8〉 넙치의 약용 효능

위해성	없음
약용부위	근육
약성	감(甘), 평(平), 미온(微溫), 소염해독(消炎解毒)
효능	· 급성 위염 · 체력회복, 비장, 위장 기능 강화

63. 흰빨판이 *Remorina albescens*(Temminck et Schlegel, 1850)

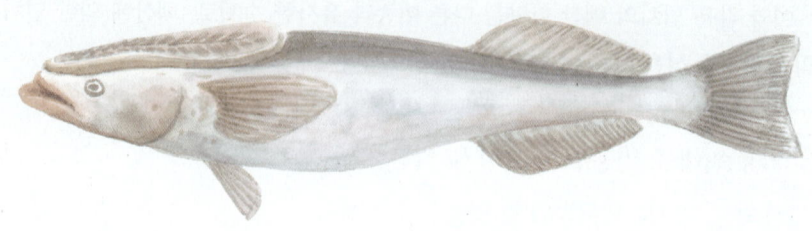

1) 학명 및 명칭

흰빨판이는 학명이 *Remorina albescens*이고, 영명이 white suckerfish 또는 white remora이며, 일명은 shiro-koban이다. 흰빨판이는 우리나라에서 지방에 따라 대빨판이로 달리 불리기도 한다.

〈표 63-1〉 흰빨판이의 학명 및 각국 명칭

학명	현재	*Remorina albescens*(Temminck et Schlegel, 1850)
	이전	*Echeneis albescens*(Temminck et Schlegel, 1850) *Remora albescens*(Temminck et Schlegel, 1850)
명칭	영명	White suckerfish(FAO), white remora
	일명	Shiro-koban
	방언	대빨판이

2) 분류

흰빨판이는 경골어(ray-finned fish)강 - 농어(perch-likes)목 - 빨판상어 (remoras)과로 분류된다.

63. 흰빨판이

<표 63-2> 흰빨판이의 분류

강	목	과
경골어(ray-finned fish)	농어(perch-likes)	빨판상어(remoras)

3) 형태

흰빨판이의 체형은 긴 원통형이지만, 빨판상어에 비해서는 짧고 통통한 편이다. 등지느러미가 변형된 흡판은 크고 넓적하며 12~20장의 판상체(빨판상어의 판상체는 20~28장)를 가진다. 꼬리지느러미 가장자리 윤곽이 거의 일직선을 이루고 있는 것이 다른 빨판상어류(꼬리지느러미가 상하엽의 중간 오목한 제비 날개형)와 형태적으로 쉽게 구분할 수 있는 특징이다.

흰빨판이는 성어 전장이 30 cm 전후이다.

<표 63-3> 흰빨판이의 개략적 형태, 생태 및 분포

형태	전장	성어는 30 cm 전후
	체중	-
	체색	-
	체형	· 체형은 긴 원통형이지만, 빨판상어에 비하여는 짧고 통통한 편 · 흡판은 크고 넓적하며 12~20장의 판상체를 가짐 · 꼬리지느러미 가장자리 윤곽이 거의 일직선을 이루고 있음
생태	서식	· 독자적인 유영은 거의 하지 않음 · 쥐가오리에 주로 붙어 살지만 간혹 상어에 붙는 수도 있음
	먹이	-
	산란	-
분포		우리나라 동남해, 중국 연안, 일본, 각 대양의 온대와 아열대 해역

63. 흰빨판이

4) 생태

흰빨판이는 쥐가오리에 주로 붙어살지만 간혹 상어에 붙는 수도 있으며, 독자적인 유영은 거의 하지 않는다.

5) 분포

흰빨판이는 우리나라 동남해, 중국 연안, 일본 및 각 대양의 온대와 아열대 해역에 분포한다.

6) IUCN Red List (※12p 주석 참고)

흰빨판이는 관심이 필요한 종이다(LC).

7) 식품성분 특성

흰빨판이는 자료가 부족하여 식품성분 특성에 대하여 언급하기 곤란하다.

8) 약용 위해성, 약용부위, 약성 및 약용 효능

(1) 약용 위해성, 약용부위 및 약성

흰빨판이는 중국에서 한방약 소재로 사용된다. 또 약용 위해성이 없고, 약용부위는 전어체이며, 약성은 자보(滋補) 및 강신(强身)이다.

(2) 약용 효능

① 폐결핵

폐결핵을 치료하기 위하여 중국 복건성 및 광동성에서는 전어체를 쪄서 먹는다.

② 원기 회복

흰빨판이는 몸을 보호하는 식품으로 알려져 있다.

63. 흰빨판이

〈표 63-4〉 흰빨판이의 약용 효능 및 약제

위해성	없음
약용부위	전어체
약성	자보(滋補), 강신(强身)
효능	· 폐결핵 · 원기 회복

64. 은비늘치 *Triacanthus biaculeatus*(Bloch, 1786)

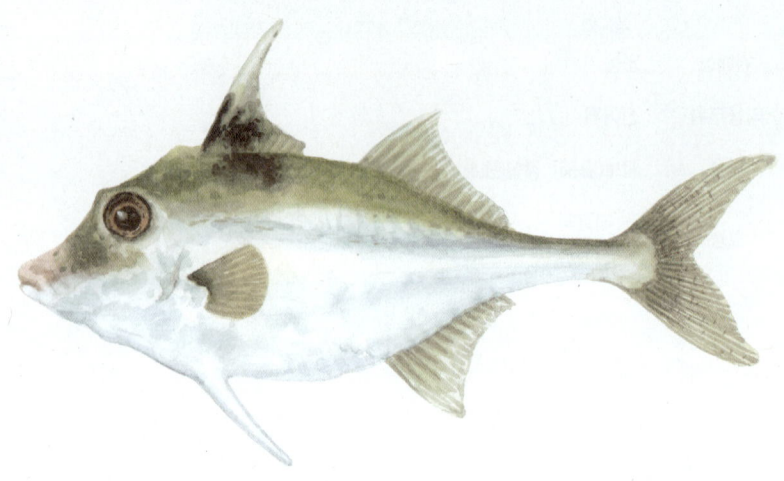

1) 학명 및 명칭

은비늘치는 학명이 *Triacanthus biaculeatus*이고, 영명이 short-nosed tripodfish이며, 일명은 gima이다. 은비늘치는 우리나라에서 방언을 찾아보기 어렵다.

〈표 64-1〉 은비늘치의 학명 및 각국 명칭

학명	현재	*Triacanthus biaculeatus*(Bloch, 1786)
	이전	*Balistes biaculeatus*(Bloch, 1786) *Triacanthus brevirostris*(Temminck et Schlegel, 1850)
명칭	영명	Short-nosed tripodfish(FAO)
	일명	Gima
	방언	–

64. 은비늘치

2) 분류

은비늘치는 경골어(ray-finned fish)강 - 복어(puffers and filefishes)목 - 은비늘치(triplespines)과로 분류된다.

〈표 64-2〉 은비늘치의 분류

강	목	과
경골어(ray-finned fish)	복어(puffers and filefishes)	은비늘치(triplespines)

3) 형태

은비늘치의 체형은 긴 타원형으로 측편하고, 피부는 거칠고 작은 비늘로 덮여 있으며, 제1등지느러미는 5개의 가시를 가지는데 첫째 가시는 길고 강하다.

은비늘치의 등은 회청색, 배는 흰색이며, 전체적으로 은백색의 광택을 띤다. 또 제1등지느러미 기부에 커다란 검은 점을 가지고, 가슴지느러미와 꼬리지느러미는 노란색이다.

은비늘치는 성어 전장이 25 cm 전후이다.

4) 생태

은비늘치는 펄이나 자갈 바닥을 좋아하고, 저서생물을 잡아먹으며, 어업 경제성은 없다.

은비늘치의 MPDT는 4.5~14년으로 자원 회복력은 늦다.

5) 분포

은비늘치는 우리나라 남서부해, 일본 혼슈 이남, 중국 동부해, 대만, 필리핀, 동인도 제도에 분포한다.

64. 은비늘치

〈표 64-3〉 은비늘치의 개략적 형태, 생태 및 분포

형태	전장	성어는 25 cm 전후
	체중	–
	체색	· 등은 회청색 · 배는 흰색 · 전체적으로는 은백색의 광택 · 제1등지느러미 기부에 커다란 검은 점 · 가슴지느러미와 꼬리지느러미는 노란색
	체형	· 체형은 긴 타원형으로 측편 · 피부는 거칠고 작은 비늘로 덮여 있음 · 제1등지느러미는 5개의 가시를 가지는데 첫째 가시는 길고 강함
생태	서식	펄이나 자갈 바닥을 좋아함
	먹이	저서생물
	산란	–
분포		우리나라 남서부해, 일본 혼슈 이남, 중국 동부해, 대만, 필리핀, 동인도 제도

6) IUCN Red List (※12p 주석 참고)

은비늘치는 해당되지 않는다(NE).

7) 식품성분 특성

은비늘치는 자료가 부족하여 식품성분 특성에 대하여 언급하기 곤란하다.

8) 약용 위해성, 약용부위, 약성 및 약용 효능

(1) 약용 위해성, 약용부위 및 약성

은비늘치는 중국에서 한방약 소재로 사용되고, 위해성이 없으며, 약용부위는 껍질과 근육이다.

(2) 약용 효능

① 위장병 및 토혈

위장병 및 토혈의 치료를 위하여 어육을 물로 조리해서 먹으면 효험이 있다.

② 유선염(乳腺炎) 및 경부(頸部) 임파결핵

유선염(乳腺炎) 및 경부(頸部) 임파결핵의 치료를 위하여 어육을 무르도록 말렸다가 가루를 만들어 황주와 함께 먹으면 효험이 있다.

③ 중이염

중이염 치료를 위하여 중국 광동성에서는 가시를 제거한 은비늘치의 껍질을 말렸다가 가루를 만들어 귀에 불어 넣거나, 껍질 말린 것에 말린 지우(地牛)와 소량의 캠퍼(camphor)를 섞고 가루를 내어 귀에 불어 넣어 효험을 보았다고 한다.

〈표 64-4〉 은비늘치의 약용 효능

위해성	없음
약용부위	껍질, 근육
약성	–
효능	· 위장병, 토혈 · 유선염(乳腺炎), 경부(頸部) 임파결핵 · 중이염

65. 민밀복 *Lagocephalus inermis*(Temminck et Schlegel, 1850)

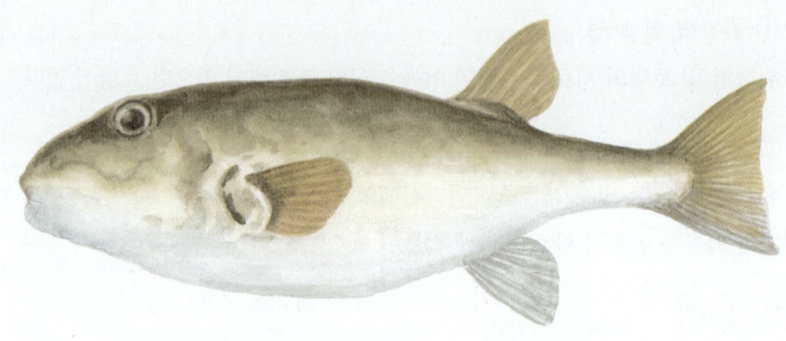

1) 학명 및 명칭

민밀복은 학명이 *Lagocephalus inermis*이고, 영명이 smooth blaasop이며, 일명은 kana-fugu이다.

민밀복은 우리나라에서 방언이 없다.

〈표 65-1〉 민밀복의 학명 및 각국 명칭

학명	현재	*Lagocephalus inermis*(Temminck et Schlegel, 1850)
	이전	*Tetraodon inermis*(Temminck et Schlegel, 1850)
명칭	영명	Smooth blaasop
	일명	Kana-fugu
	방언	–

2) 분류

민밀복은 경골어(ray-finned fish)강 – 복어(puffers and filefishes)목 – 참복(puffers)과로 분류된다.

65. 민밀복

<표 65-2> 민밀복의 분류

강	목	과
경골어(ray-finned fish)	복어(puffers and filefishes)	참복(puffers)

3) 형태

민밀복은 배지느러미가 없고, 꼬리지느러미 가장자리 윤곽이 안쪽으로 약간 오목하며 상하엽의 끝부분은 뾰족하다.

민밀복의 등은 약간 녹색을 띤 회색이고, 배와 배지느러미는 흰색이며, 아가미 구멍이 검은색을 띠어 다른 밀복류와 구분된다.

민밀복은 성어 전장이 90 cm 전후이다.

<표 65-3> 민밀복의 개략적 형태, 생태 및 분포

형태	전장	성어는 90 cm 전후
	체중	–
	체색	· 등은 약간 녹색을 띤 회색 · 배와 배지느러미는 흰색 · 아가미 구멍이 검은색
	체형	· 배지느러미가 없음 · 꼬리지느러미 가장자리 윤곽이 안쪽으로 약간 오목하며 상하엽의 끝부분은 뾰족함
생태	서식	펄, 자갈 바닥
	먹이	저서생물
	산란	–
분포		아프리카 남부 해역에서 일본 남부 해역까지

65. 민밀복

4) 생태

민밀복은 바닥층에서 주로 서식하는 저서성 복어류이다.

민밀복의 MPDT는 4.5~14년으로 자원 회복력이 늦다.

5) 분포

민밀복은 열대 해역에 서식하는 복어류로 아프리카 남부 해역에서 일본 남부 해역까지 분포한다.

6) IUCN Red List (※12p 주석 참고)

민밀복은 해당되지 않는다(NE).

7) 식품성분 특성

민밀복은 근육이 부드럽고 단백질 함량이 많으며 영양도 풍부한 대중적인 어종이다. 일반적으로 껍질을 벗겨서 먹지만 통째로 먹는 염장품도 있다.

8) 약용 위해성, 약용부위, 약성 및 약용 효능

(1) 약용 위해성, 약용부위 및 약성

민밀복은 중국에서 한방약 소재로 사용되고, 독이 있으므로 전문가가 요리한 것을 먹어야 한다.

민밀복의 약용부위는 부레 및 껍질이고, 약성은 감(甘), 함(咸), 평(平), 건비지리(健脾止痢) 및 윤폐지해(潤肺止咳)이다.

(2) 약용 효능

① 위장병 및 기침[咳]

위장병 및 기침[咳]의 치료를 위하여 중국 광동성에서는 말린 부레나 껍질에

65. 민밀복

빙설탕을 적당히 넣고 물을 부어 약한 불로 2시간 자숙하였다가 먹는다.

② 설사[赤痢]

설사[赤痢]의 치료를 위하여 중국 광동성에서는 말린 부레에 소금을 넣고 쌀죽을 만들어 먹는다. 먹을 때에 소금을 더 넣으려면 구운 소금을 사용한다. 부레 표면의 혈관을 잘 떼어내어 닦은 후에 말려야 하고, 2년 이상 말린 것은 약효가 더욱 높다.

〈표 65-4〉 민밀복의 약용 효능

위해성	복어 독
약용부위	부레, 껍질
약성	감(甘), 함(咸), 평(平), 건비지리(健脾止痢), 윤폐지해(潤肺止咳)
효능	· 위장병, 기침 · 설사

66. 국매리복 *Takifugu vermicularis*(Temminck et Schlegel, 1850)

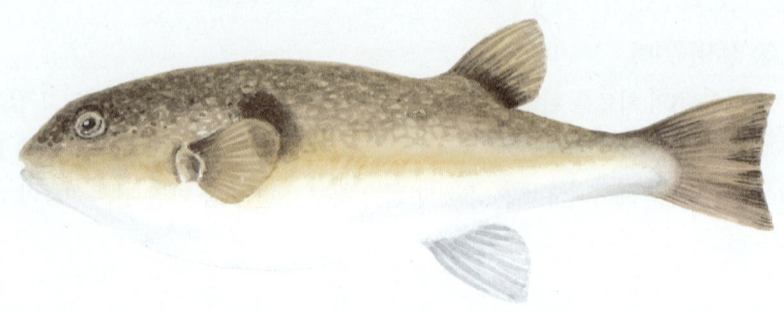

1) 학명 및 명칭

국매리복은 학명이 *Takifugu vermicularis*이고, 영명이 purple pufferfish 또는 vermiculated puffer이며, 일명은 nashifugu이다.

국매리복은 우리나라에서 방언을 아직 찾아볼 수 없다.

〈표 66-1〉 국매리복의 학명 및 각국 명칭

학명	현재	*Takifugu vermicularis*(Temminck et Schlegel, 1850)
	이전	*Tetraodon vermicularis*(Temminck et Schlegel, 1850) *Fugu vermicularis*(Temminck et Schlegel, 1850) *Spheroides abbotti*(Jordan et Snyder, 1901)
명칭	영명	Purple pufferfish(FAO), Vermiculated puffer
	일명	Nashifugu
	방언	–

2) 분류

국매리복은 경골어(ray-finned fish)강 – 복어(puffers and filefishes)목 – 참복(puffers)과로 분류된다.

66. 국매리복

〈표 66-2〉 국매리복의 분류

강	목	과
경골어(ray-finned fish)	복어(puffers and filefishes)	참복(puffers)

3) 형태

국매리복은 등지느러미와 뒷지느러미가 각각 13~15연조 및 10~13연조로 구성되어 있고, 등과 배부분에는 작은 가시가 없고, 평활하다.

국매리복의 등은 갈색, 배는 흰색을 나타내며, 가슴지느러미와 등지느러미는 노란색, 뒷지느러미는 흰색, 꼬리지느러미는 검은색을 가진 노란색이다.

국매리복은 성어 전장이 30 cm 전후이다.

4) 생태

국매리복은 온수성 해역(40°N~22°N, 115°E~145°E)의 저서에 사는 육식성 어류이고, 근해나 하구에서 살며 하천을 소상하기도 한다.

국매리복은 한때 일본으로 수출되기도 하였고, 일본에서는 자주복 대용으로 많이 사용하였으며, 패류나 새우, 게류를 먹는다.

국매리복은 산란을 마친 다음 깊은 바다로 이동하고, 우리나라 서해에서 많이 잡힌다.

국매리복의 MPDT는 4.5~14년으로 자원 회복력이 낮다.

5) 분포

국매리복은 우리나라 서해안에 많고, 일본, 중국에도 분포한다.

66. 국매리복

<표 66-3> 국매리복의 개략적 형태, 생태 및 분포

형태	전장	성어는 30 cm 전후
	체중	–
	체색	· 등은 갈색 · 배는 흰색 · 가슴지느러미와 등지느러미는 노란색 · 뒷지느러미는 흰색 · 꼬리지느러미는 검은색을 가진 노란색
	체형	몸에 가시가 없음
생태	서식	· 온수성 해역의 저서에 사는 육식성 어류 · 근해나 하구에서 살며 하천을 소상하기도 함
	먹이	패류, 새우, 게류
	산란	–
분포		우리나라 서해안, 일본, 중국

6) IUCN Red List (※12p 주석 참고)

국매리복은 해당되지 않는다(NE).

7) 식품성분 특성

(1) 열량 및 일반성분 함량

국매리복 육 100 g당 일반성분 조성은 수분이 77.0 g, 단백질이 21.0 g, 지방이 0.5 g, 탄수화물이 0.2 g 및 회분이 1.3 g으로, 수분을 제외한다면 국매리복은 단백질을 주성분으로 하는 어류이다. 국매리복 육 100 g의 열량은 94 kcal이다.

국매리복 육 100 g당 단백질 함량은 일반 어류 단백질 표준량(20±2 g)의 범위이나, 지질은 일반 어류 지질 표준량(3±2 g)의 범위보다 약간 낮다.

66. 국매리복

〈표 66-4〉 국매리복의 열량 및 일반성분 함량 (어육 100 g당)

열량	일반성분 함량				
	수분	단백질	지방	회분	탄수화물
94 kcal	77.0 g	21.0 g	0.5 g	1.3 g	0.2 g

(2) 무기질 함량

국매리복 육 100 g당 무기질 함량은 뼈의 주요 구성성분인 칼슘과 인이 각각 11 mg, 233 mg, 헤모글로빈을 구성하여 체내 산소 운반 및 산화적 에너지 대사에 주로 관여하는 철이 0.9 mg, 산과 염기의 평형 및 세포막 전위의 조절 등에 관여하는 나트륨이 92 mg, 세포 내외의 전위에 영향을 미치면서 세포 내 이온강도 조절에 관여하고, 체내 나트륨 배출에 기여하는 칼륨이 298 mg, 면역 기능을 하면서 성호르몬 생성에 관여하는 아연이 0.64 mg 등으로 이루어져 있다.

한국영양학회에서는 2010년 한국인 성인 남자(칼슘, 인 및 철은 19~49세, 아연은 19~29세)의 1일 무기질 권장량을 칼슘과 인의 경우 각각 750 mg과 700 mg, 철과 아연은 모두 10 mg으로 정하고 있다. 이로 미루어 볼 때 국매리복 육 100 g을 식용하면 성인 남자의 1일 무기질 권장량 기준에 있어 칼슘은 1.5%를, 인은 33.3%를, 철은 9.0%를, 아연은 6.4%를 섭취하는 효과가 있다.

무기질 면에서 국매리복은 다른 어류와 인의 함량이 유사하고, 기타 칼슘, 철 및 아연의 함량은 낮아, 국매리복 섭취에 의한 무기질 강화 효과를 기대하기 어렵다.

〈표 66-5〉 국매리복의 무기질 함량 (어육 100 g당)

무기질 함량							
칼슘	인	철	나트륨	칼륨	아연	셀레늄
11 mg	233 mg	0.9 mg	92 mg	298 mg	0.64 mg	-

66. 국매리복

(3) 비타민 함량

국매리복 육 100 g당 비타민 함량은 비타민 B_1이 0.06 mg, 비타민 B_2가 0.12 mg, 니아신이 3.9 mg, 엽산이 9 µg, 비타민 E가 0.4 mg 함유되어 있다.

비타민 함량 면에서 국매리복은 엽산을 제외하고는 다른 어류와 유사하거나 다소 낮아, 국매리복 섭취에 의한 비타민의 건강 기능성은 주로 엽산의 효과를 기대할 수 있다.

〈표 66-6〉 국매리복의 비타민 함량 (어육 100 g당)

비타민 함량									
비타민 A	레티놀	β-카로틴	비타민 B_1	비타민 B_2	비타민 B_6	니아신	비타민 C	엽산	비타민 E
-	-	-	0.06 mg	0.12 mg	0.23 mg	3.9 mg	-	9 µg	0.4 mg

8) 약용 위해성, 약용부위, 약성 및 약용 효능

(1) 약용 위해성, 약용부위 및 약성

국매리복은 간과 내장, 난소는 맹독이고, 약용부위는 근육, 간, 난소, 혈액, 쓸개 및 정소이다.

국매리복의 약성은 근육의 경우 감(甘) 및 온(溫)이고, 간, 난소, 혈액 및 내장은 강독이지만 독 함량에 따라 크게 다르며, 거온(去溫), 이요(理腰), 소종(消腫) 및 진통(鎭痛)이다.

(2) 약용 효능

① 나른함

허리와 넓적다리[大腿]의 나른함을 치료하기 위하여 신선한 근육을 물로 닦고 고온에서 장시간 자숙하여 먹이면 효험이 있다.

66. 국매리복

② 옴[疥癬]

옴의 치료를 위하여 복어 난소와 지네를 구워서 가루를 만들고, 참기름으로 페이스트를 만들어 붙이면 효험이 있다.

③ 종기[腫物] 및 종양(腫瘍)

종기 및 종양의 치료를 위하여 난소를 말려서 가루로 만들고 참기름을 혼합한 후 잘 개어 환부에 붙이거나, 간을 잘게 부순 것 또는 그 기름을 환부에 바르면 효험이 있다.

④ 경부 임파결핵

경부 임파결핵을 치료하기 위하여 신선한 난소와 간을 부수어 환부에 붙이거나, 간유를 추출해서 환부에 바르면 효험이 있다.

〈표 66-7〉 국매리복의 약용 효능 및 약제

위해성	간, 내장, 난소는 맹독임
약용부위	근육, 간, 난소, 혈액, 쓸개, 정소
약성	· 근육은 감(甘), 온(溫) · 간, 난소, 혈액, 내장은 거온(去溫), 이요(理腰), 소종(消腫), 진통(鎭痛)
효능	· 허리, 넓적다리[大腿]의 나른함 · 옴[疥癬] · 종기[腫物], 종양(腫瘍) · 경부 임파결핵 · 유방암 · 자독어류에 의한 자상(刺傷)
약제	· 정소 단백질 · 어소(魚素, ecmolinum) · 테트로도톡신 주사제 · 복어 간유 · 타우린 · 복어 껍질 젤라틴

66. 국매리복

이외에 경부 간 및 쓸개를 불에 말린 다음 가루를 만들어 환부에 붙여도 효험이 있다.

⑤ 유방암

유방암 치료를 위하여 중국 절강성에서는 국매리복의 어란을 부수어 환부에 붙이고, 그 위에 돼지 비장을 덧붙인다고 한다. 이 처방에 의해 말기 유방암의 증상을 개선하는 작용이 있다고 한다.

⑥ 자독어류에 의한 자상(刺傷)

자독어류에 의한 자상(刺傷)을 치료하기 위하여 신선한 국매리복의 피를 상처에 바르면 효험이 있다.

(3) 약제

국매리복의 정소에서 정소단백질, 알기닌, 어소(魚素, ecmolinum)를 만들고, 난소, 혈액, 내장 등에서 복어독(tetrodotoxin)을 만들며, 간에서 간유를 만들고, 쓸개에서는 타우린을 만든다.

① 정소단백질

국매리복에서는 4.7%의 정소를 얻어, 이것을 원료로 2%의 정소 단백질을 분리할 수 있다. 임상에서는 정소단백질 황산염을 헤파린(항응고제)의 안타고니스트로 사용한다.

그리고 본품 1μg은 헤파린 15단위에 대응하고, 또는 인슐린에 정소단백질을 결합시키면 그 작용을 지속시킬 수 있다.

② 어소(魚素, ecmolinum)

어소는 신선한 정소에서 0.37%가 얻어지는데, 미생물의 발육을 억제할 수 있다.

어소는 설사 간균[下痢桿菌], 장티푸스, 간균, 포도상구균, 연쇄구균, 콜레라균에 항균작용을 나타내고, 유행성 감기에도 효과가 있으며, 페니실린의 체내 작용 시간을 연장시킨다.

③ 테트로도톡신 주사제

테트로도톡신 주사제는 모르핀, 아트로핀, 그리고 남방 원주민들이 화살독으로 사용하는 알카로이드의 대용으로 신경통을 치료하는 데 사용하는데, 효능은 모르핀보다는 늦지만 더 오래 지속된다.

간 1kg으로 600앰플 분량의 테트로도톡신 주사제를 만들 수 있고, 난소 1kg에서 3,000앰플 분량의 주사제를 얻을 수가 있으나, 용량에는 세심한 주의가 필요하다.

〈표 66-8〉 테트로도톡신 주사제의 약용효과

작 용	효 과
진통작용	신경통, 근육과 관절의 창상(創傷), 좌상(挫傷)으로 인한 통증, 말기암 통증
피부 가려움증 진정작용	겨울철 피부 가려움증이나 옴, 피부염
진경(鎭痙)작용	근육 경련, 위경련, 파상풍에 의한 경련
호흡 진정작용	천식, 백일해
충혈 작용	남성의 성기 위축, 여성의 불감증
뇨의(尿意) 진정작용	잔뇨증

④ 복어 간유

국매리복, 그리고 이것과 효과가 비슷한 황복의 간에 들어 있는 간유 함유량은 각각 55%, 70~72%로 높다. 알칼리 수해법으로 만든 테트로도톡신이 들어 있지 않은 국매리복의 간유에는 비타민 A가 8월에는 96 IU/g, 5월에는 4,100 IU/g 들

66. 국매리복

어 있고, 황복의 경우 20.5~319 IU/g 들어 있어 모두 약용이 된다.

이 밖에도 복어 간에서 추출한 '신생유(新生油)'는 비강암, 식도암, 위암, 결장암에도 치료효과가 있다.

⑤ 타우린

협잡물이 들어 있는 국매리복 담즙 200 mL에서 45 mg의 정제한 타우린을 얻을 수 있고, 이것은 생화학적 연구나 유기합성용, 의약용, 습윤제용으로 사용한다.

⑥ 젤라틴

복어 껍질 50 kg을 사용하여 20~28 kg의 젤라틴을 만드는데, 이는 세균 배양이나 이식피부에 사용할 수 있다.

67. 가시복 *Diodon holocanthus*(Linnaeus, 1758)

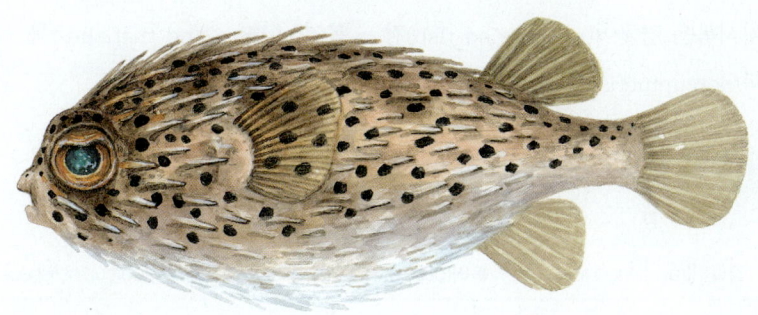

1) 학명 및 명칭

가시복은 학명이 *Diodon holocanthus*이고, 영명이 longspined porcupinefish 이며, 일명은 harisenbon이다. 가시복은 우리나라에서 지방에 따라 춤복으로 달리 불리기도 한다.

〈표 67-1〉 가시복의 학명 및 각국 명칭

학명	현재	*Diodon holocanthus*(Linnaeus, 1758)
	이전	*Diodon hystrix holocanthus*(Linnaeus, 1758) *Diodon pilosus*(Mitchill, 1815) *Diodon multimaculatus*(Cuvier, 1818) *Diodon novemaculatus*(Cuvier, 1818) *Diodon novemmaculatus*(Cuvier, 1818) *Diodon quadrimaculatus*(Cuvier, 1818) *Diodon sexmaculatus*(Cuvier, 1818) *Diodon maculifer*(Kaup, 1855) *Diodon paraholocanthus*(Kotthaus, 1979)
명칭	영명	Longspined porcupinefish(FAO)
	일명	Harisenbon
	방언	춤복

67. 가시복

2) 분류

가시복은 경골어(ray-finned fish)강 – 복어(puffers and filefishes)목 – 가시복(porcupinefishes)과로 분류된다.

〈표 67-2〉 가시복의 분류

강	목	과
경골어(ray-finned fish)	복어(puffers and filefishes)	가시복(porcupinefishes)

3) 형태

가시복의 체형은 둥근 타원형으로 배를 부풀리면 밤송이처럼 되고, 몸에는 비늘이 변형된 강한 가시가 발달한다.

체색의 경우 등은 갈색, 배는 흰색을 띠며 크고 작은 검은색의 둥근 반점이 흩어져 있다.

가시복은 성어 전장이 40 cm 전후이다.

4) 생태

가시복은 주로 성게와 게류를 먹는다.

5) 분포

가시복은 우리나라 서남부해, 일본 중부 이남, 온대와 열대부의 각지 연해에 널리 분포한다.

67. 가시복

〈표 67-3〉 가시복의 개략적 형태, 생태 및 분포

형태	전장	성어는 40 cm 전후
	체중	–
	체색	· 등은 갈색 · 배는 흰색을 띠며 크고 작은 검은색의 둥근 반점이 흩어져 있음
	체형	· 체형은 타원형으로 배를 부풀리면 밤송이처럼 됨 · 몸에는 비늘이 변형된 강한 가시가 발달
생태	서식	–
	먹이	성게, 게류
	산란	–
분포		우리나라 서남부해, 일본 중부 이남, 온대와 열대부의 각지 연해

6) IUCN Red List (※12p 주석 참고)

가시복은 해당되지 않는다(NE).

7) 식품성분 특성

가시복은 자료가 부족하여 식품성분 특성에 대하여 언급하기 곤란하다.

8) 약용 위해성, 약용부위, 약성 및 약용 효능

(1) 약용 위해성, 약용부위 및 약성

가시복을 먹고 시가테라 중독을 일으켰다는 보고가 있고, 약용부위는 껍질이다.

가시복의 약성은 함(咸), 평(平), 윤폐지해(潤肺止咳), 영양자보(營養滋補), 보신익간(補腎益肝), 최유(催乳) 및 거습(去濕)이다.

67. 가시복

(2) 약용 효능

① 요황(尿黃) 및 거습(去濕)

요황(尿黃) 및 거습(去濕)을 치료하기 위하여 중국 광동성에서는 껍질을 벗겨 햇볕에 말린 다음 물을 넣고 부드러워질 때까지 익혀 가시를 떼어내고, 다시 물을 부어 자숙하여 먹는다고 알려져 있다.

② 노인성 기침, 천식, 허약, 몽정잔뇨(夢精殘尿), 신경쇠약 및 부종

노인성 기침, 천식, 허약, 몽정잔뇨(夢精殘尿), 신경쇠약 및 부종을 치료하기 위하여 중국 광동성에서는 말린 껍질을 물에 삶아 부드러워지면 가시를 뽑아버린 다음, 설탕을 넣고 약한 불로 졸여서 먹거나, 돼지 발이나 고기와 함께 약한 불에서 삶아 소금을 뿌리지 않고 먹는다.

③ 소아성 혈뇨

소아성 혈뇨를 치료하기 위하여 중국 광동성에서는 말린 껍질을 삶아 가시를 빼낸 다음 죽을 만들어 먹는다.

④ 간염

간염을 치료하기 위하여 중국 광동성에서는 말린 껍질을 자숙하여 가시를 빼낸 후 흑설탕, 찹쌀을 넣고 죽을 만들어 먹는다.

〈표 67-4〉 가시복의 약용 효능

위해성	독성이 있음
약용부위	껍질
약성	함(咸), 평(平), 윤폐지해(潤肺止咳), 영양자보(營養滋補), 보신익간(補腎益肝), 최유(催乳), 거습(去濕)
효능	· 요황(尿黃), 거습(去濕) · 노인성 기침, 천식, 허약, 몽정잔뇨(夢精殘尿), 신경쇠약, 부종 · 소아성 혈뇨 · 간염

68. 개복치 *Mola mola*(Linnaeus, 1758)

1) 학명 및 명칭

개복치는 학명이 *Mola mola*이고, 영명이 Ocean sunfish이며, 일명은 manbo이다.

개복치는 우리나라에서 지방에 따라 청다래, 안진복 및 골복쨍이로 달리 불리기도 한다.

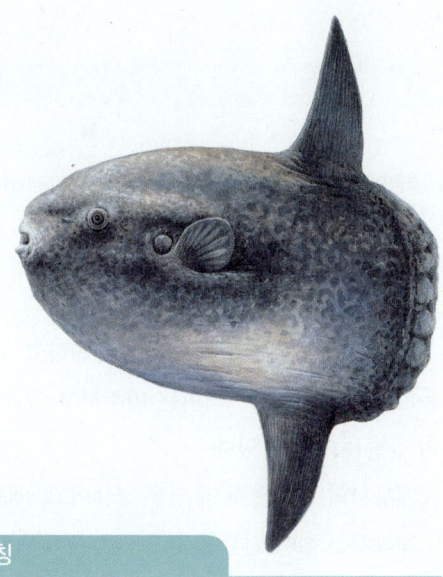

〈표 68-1〉 개복치의 학명 및 각국 명칭

학명	현재	*Mola mola*(Linnaeus, 1758)
	이전	*Tetraodon mola*(Linnaeus, 1758) *Orthragoriscus mola*(Linnaeus, 1758) *Mola aculeata*(Koelreuter, 1766) *Diodon mola*(Pallas, 1770) *Mola rotunda*(Cuvier, 1798) *Mola aspera*(Nardo, 1827) *Mola hispida*(Nardo, 1827) *Diodon carinatus*(Mitchill, 1828)
명칭	영명	Ocean sunfish(FAO)
	일명	Manbo
	방언	청다래, 안진복, 골복쨍이

2) 분류

개복치는 경골어(ray-finned fish)강 – 복어(puffers and filefishes)목 – 개복치(molas or ocean sunfishes)과로 분류된다.

68. 개복치

〈표 68-2〉 개복치의 분류

강	목	과
경골어(ray-finned fish)	복어(puffers and filefishes)	개복치(molas or ocean sunfishes)

3) 형태

개복치의 체형은 달걀형으로 측편하고, 후반부가 잘린 듯한 독특한 모양으로 등지느러미와 뒷지느러미는 마주보고 있으며, 꼬리지느러미는 변형되어 8~9개의 골판을 가지고 있다.

개복치의 체색은 등의 경우 청색이고, 배는 회백색이다.

개복치는 성어 전장이 3~3.5m, 무게는 1.4~3.5톤에 이른다.

4) 생태

개복치는 단독으로 또는 쌍을 이뤄서 다니며 열 마리가량이 무리를 이루기도 한다. 작은 것이 비교적 활발하고, 때로는 수면으로 올라오는데, 덩치가 큰 것은 움직임이 느리고, 맑고 바람이 불지 않는 날에는 몸을 경사지게 하여 수면으로 올라와 일광욕을 한다. 등지느러미나 등이 보이는가 싶으면 어느새 수심 100m나 되는 깊은 곳으로 잠수한다.

개복치는 해조나 연체동물, 작은 물고기, 해파리, 부유성 갑각류를 먹고, 포란 수는 아주 많아 약 3억 개나 된다. 개복치의 치어에는 혹 모양의 가시돌기[棘突]가 있으며, 몸은 나이를 먹으면서 조금씩 길다란 알 모양[卵形]으로 변한다.

개복치는 경제적인 가치가 크지 않고, MPDT는 4.5~14년으로 자원 회복력이 약하다.

5) 분포

개복치는 열대나 아열대 해역은 물론이고, 온대나 한대 해역에도 분포하여, 우

68. 개복치

리나라 동서남 연해, 태평양 및 지중해에 널리 분포한다.

〈표 68-3〉 개복치의 개략적 형태, 생태 및 분포

형태	전장	성어는 3~3.5 m
	체중	성어는 1.4~3.5톤
	체색	· 등은 청색 · 배는 회백색
	체형	· 체형은 달걀형으로 측편하고, 후반부가 잘린 모양 · 등지느러미와 뒷지느러미는 마주보고 있음 · 꼬리지느러미는 변형되어 8~9개의 골판을 가지고 있음
생태	서식	단독 또는 쌍을 이뤄서 다니며 열 마리가량이 무리를 이루기도 함
	먹이	해조, 연체동물, 작은 물고기, 해파리, 부유성 갑각류
	산란	포란 수는 약 3억 개
분포		우리나라 동서남 연해, 태평양, 지중해

6) IUCN Red List (※ 12p 주석 참고)

개복치는 해당되지 않는다(NE).

7) 식품성분 특성

개복치는 자료가 부족하여 식품 특성에 대하여 언급하기 곤란하다.

8) 약용 위해성, 약용부위, 약성 및 약용 효능

(1) 약용 위해성, 약용부위 및 약성

개복치는 중국에서 한방약 소재로 이용하며, 식용하면 중독을 일으키고, 약용부위는 간이다.

68. 개복치

〈표 68-4〉 개복치의 약용 효능

위해성	식용하면 중독을 일으킴
약용부위	간
약성	-
효능	좌상, 칼에 베였을 때

(2) 약용 효능

① 좌상, 칼에 베였을 때

좌상, 칼에 베였을 때 개복치의 간(함유율 36.2%)을 95℃에서 가열하여 등황색이면서 독특한 냄새가 나는 간유를 만들어 이것을 상처에 바르면 비교적 빨리 치유된다.

69. 물개복치 *Masturus lanceolatus*(Liénard, 1840)

1) 학명 및 명칭

물개복치는 학명이 *Masturus lanceolatus*이고, 영명이 sharptail mola이며, 일명은 yari-manbo이다.

물개복치는 우리나라에서 방언을 찾아볼 수 없다.

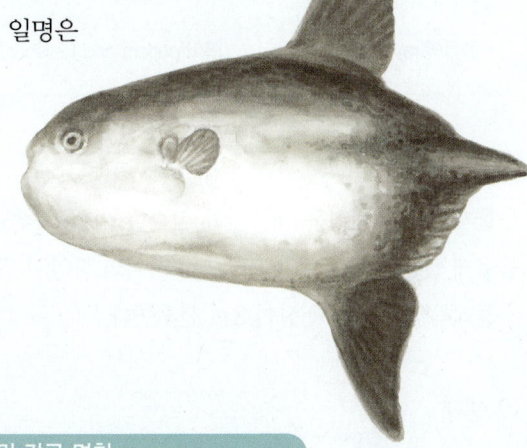

〈표 69-1〉 물개복치의 학명 및 각국 명칭

학명	현재	*Masturus lanceolatus*(Liénard, 1840)
	이전	*Orthagoriscus lanceolatus*(Liénard, 1840) *Mola lanceolata*(Liénard, 1840) *Mola lanceolatus*(Liénard, 1840) *Pseudomola lassarati*(Cadenat, 1959)
명칭	영명	Sharptail mola(FAO)
	일명	Yari-manbo
	방언	–

2) 분류

물개복치는 경골어(ray-finned fish)강 – 복어(puffers and filefishes)목 – 개복치(molas or ocean sunfishes)과로 분류된다.

69. 물개복치

⟨표 69-2⟩ 물개복치의 분류

강	목	과
경골어(ray-finned fish)	복어(puffers and filefishes)	개복치 (molas or ocean sunfishes)

3) 형태

물개복치의 체형은 개복치와 비슷한 외형을 갖고 있으나, 아래턱이 앞쪽으로 둥글게 돌출되어 있으며, 꼬리지느러미의 중앙이 뒤쪽으로 길게 돌출되어 있다.
물개복치는 성어 전장이 3 m 전후이다.

4) 생태

물개복치는 온수성(37°N~35°S)의 심해성 대형 어종으로, 맑고 바람이 불지 않는 날에는 등지느러미나 등을 물 밖으로 내미는 습성이 있고, 치어의 몸에는 혹 모양의 가시가 존재한다.
물개복치는 부유생물을 잡아먹는다.

5) 분포

물개복치는 전 세계의 열대 해역에 분포하고, 우리나라에서 남해안에서도 잡힌다.

69. 물개복치

<표 69-3> 물개복치의 개략적 형태, 생태 및 분포

형태	전장	성어는 3 m 전후
	체중	–
	체색	–
	체형	· 체형은 개복치와 비슷함 · 아래턱이 앞쪽으로 둥글게 돌출 · 꼬리지느러미의 중앙이 뒤쪽으로 길게 돌출
생태	서식	· 온수성의 심해성 대형 어종 · 치어의 몸에는 혹 모양의 가시가 존재
	먹이	부유생물
	산란	–
분포		전 세계의 열대 해역, 우리나라 남해안

6) IUCN Red List (※12p 주석 참고)

물개복치는 해당되지 않는다(NE).

7) 식품성분 특성

물개복치는 자료가 부족하여 식품성분 특성에 대하여 언급하기 곤란하다.

8) 약용 위해성, 약용부위, 약성 및 약용 효능

(1) 약용 위해성, 약용부위 및 약성

물개복치는 중국에서 한방약 소재로 이용되며, 위해성이 없고, 약용부위는 간이다.

69. 물개복치

(2) 약용 효능

① 넘어져서 생긴 타박상, 칼에 베인 상처, 화상

넘어져서 생긴 타박상, 칼에 베인 상처 및 화상을 치료하기 위하여 물개복치의 간유를 상처에 바르면 효험이 있다.

② 복통 및 연골병(軟骨病)

복통 및 연골병(軟骨病)을 치료하기 위하여 물개복치의 간유를 먹으면 효험이 있다.

〈표 69-4〉 물개복치의 약용 효능

위해성	없음
약용부위	간
약성	-
효능	· 넘어져서 생긴 타박상, 칼에 베인 상처, 화상 · 복통, 연골병(軟骨病)

70. 아귀 *Lophiomus setigerus*(Vahl, 1797)

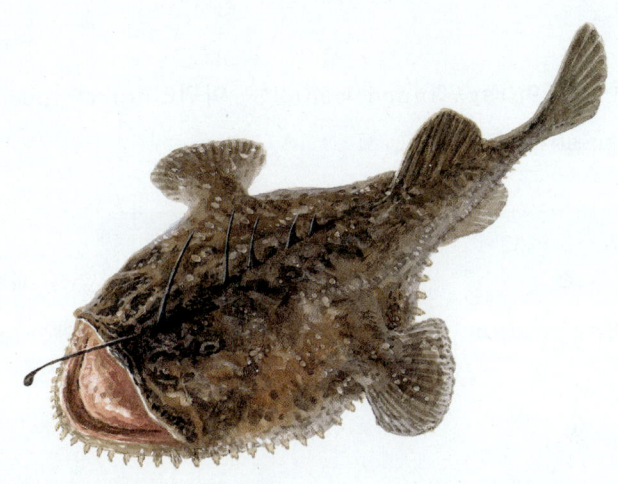

1) 학명 및 명칭

아귀는 학명이 *Lophiomus setigerus*이고, 영명이 blackmouth angler이며, 일명은 kuzu-anko이다. 아귀는 우리나라에서 지방에 따라 아꾸, 망청어, 물꿩, 반성어, 귀임이, 꺽정이 및 망챙어로 달리 불리기도 한다.

〈표 70-1〉 아귀의 학명 및 각국 명칭

학명	현재	*Lophiomus setigerus*(Vahl, 1797)
	이전	*Lophius setigerus*(Vahl, 1797) *Lophius viviparus*(Bloch et Schneider, 1801) *Lophius indicus*(Alcock, 1889) *Chirolophius laticeps*(Ogilby, 1910) *Lophiomus longicephalus*(Tanaka, 1918) *Chirolophius malabaricus*(Samuel, 1963)
명칭	영명	Blackmouth angler(FAO)
	일명	Kuzu-anko
	방언	아꾸, 망청어, 물꿩, 반성어, 귀임이, 꺽정이, 망챙어

70. 아귀

2) 분류

아귀는 경골어(ray-finned fish)강 - 아귀(anglerfishes)목 - 아귀(goosefishes)과로 분류된다.

〈표 70-2〉 아귀의 분류

강	목	과
경골어(ray-finned fish)	아귀(anglerfishes)	아귀(goosefishes)

3) 형태

아귀의 체형은 종편되어 있으며 머리가 매우 크고 꼬리는 짧다. 입이 큰 아귀는 강한 이빨들이 밀생한 아래위 턱을 가졌으며, 아래턱이 위턱보다 앞으로 돌출되어 있고, 주위에 지저분한 피질 돌기가 있다. 등지느러미 제1가시는 제2가시보다 길며, 먹이를 유인하기 위한 돌기물로 변형되어 있다.

아귀의 체색은 적회색을 띠며 흰색 점이 산재하고, 혀 앞쪽은 검은색 바탕에 황색의 반문을 가지고 있어 반문 없이 흰색을 띠는 황아귀와 구분된다.

아귀는 성어 전장이 1 m 전후이다.

4) 생태

아귀는 수심 30~500 m 해저에 몸을 대고 먹이를 기다리며 사는 저서성 어종으로, 봄에 산란하며 난소는 긴 띠 모양이다.

아귀는 경제적인 가치는 크지 않고, MPDT는 4.5~14년으로 자원 회복력이 약하다.

5) 분포

아귀는 우리나라 서남 및 동해 남부 연해, 동중국해, 대만, 일본 북해도 이남,

중국, 필리핀 등에 분포한다.

〈표 70-3〉 아귀의 개략적 형태, 생태 및 분포

형태	전장	성어는 1 m 전후
	체중	–
	체색	· 체색은 적회색을 띠며 흰색 점이 산재 · 혀 앞쪽은 검은색 바탕에 황색의 반문
	체형	· 체형은 종편되어 있으며 머리가 매우 크고 꼬리는 짧음 · 입은 매우 크며 아래턱이 위턱보다 돌출
생태	서식	저서성 어종
	먹이	–
	산란	봄에 산란하며 난소는 긴 띠 모양
분포		우리나라 서남 및 동해 남부 연해, 동중국해, 대만, 일본 북해도 이남, 중국, 필리핀

6) IUCN Red List (※ 12p 주석 참고)

아귀는 해당되지 않는다(NE).

7) 식품성분 특성

(1) 열량 및 일반성분 함량

아귀 육 100 g당 일반성분 조성은 수분이 85.8 g, 단백질이 12.9 g, 지방이 0.5 g, 탄수화물이 0.2 g 및 회분이 0.6 g으로, 수분을 제외한다면 아귀의 단백질과 지방을 주성분으로 하는 어류이다.

아귀 육 100 g을 섭취하는 경우의 열량은 60 kcal로, 일반 어류보다 상당히 낮은데 이는 높은 수분함량 때문이다.

아귀 육 100 g당 단백질 및 지질 함량은 일반 어류 단백질 표준량(20±2 g) 및

70. 아귀

일반 어류 지질 표준량(3±2 g)의 범위보다 낮다.

⟨표 70-4⟩ 아귀의 열량 및 일반성분 함량 (어육 100 g당)

열량	일반성분 함량				
	수분	단백질	지방	회분	탄수화물
60.0 kcal	85.8 g	12.9 g	0.5 g	0.6 g	0.2 g

(2) 아미노산 함량

아귀 육 100 g당 아미노산 함량은 유리아미노산으로 존재 시 맛에 지대한 역할을 하는 글루탐산이 2,180 mg(18%)으로 가장 많다. 글루탐산 이외의 주된 아미노산은 리신(1,145 mg, 9.5%), 류신(1,031 mg, 8.5%) 및 아스파르트산(995 mg, 8.2%) 등이다.

한편, 우리나라를 위시한 동양권 국가에서 주식으로 하는 곡류의 제한 아미노산인 리신과 트레오닌이 아귀 육 100 g당 각각 1,145 mg(9.5%), 545 mg (4.5%) 함유되어 있어 아귀를 부식으로 섭취하는 경우 영양균형적인 면에서 상당히 의미가 있다.

혈압 조절작용, 동맥경화 예방, 암시야 능력의 저하 방지 및 인슐린 분비 촉진 등에 의한 당뇨병 치료 등과 같은 건강 기능성이 인정되는 타우린이 아귀 육 100 g당 101 mg(0.8%)으로 연체류(갑오징어: 791 mg, 낙지: 854 mg) 및 갑각류(꽃게: 711 mg, 보리새우: 611 mg)는 물론이고, 일반 어류(대구: 177 mg, 가다랑어: 299 mg, 전갱이: 132 mg)에 비하여도 그 함량이 낮아 아귀의 섭취에 의한 타우린의 건강 기능효과를 기대하기는 어렵다.

70. 아귀

〈표 70-5〉 아귀의 아미노산 함량   (어육 100 g당)

아미노산	함량	조성	아미노산	함량	조성
이소류신	580 mg	4.8%	히스티딘	264 mg	2.2%
류신	1,031 mg	8.5%	아르기닌	742 mg	6.1%
리신	1,145 mg	9.5%	알라닌	671 mg	5.6%
메티오닌	457 mg	3.8%	아스파르트산	995 mg	8.2%
시스틴	154 mg	1.3%	글루탐산	2,180 mg	18.0%
페닐알라닌	492 mg	4.1%	글리신	570 mg	4.7%
타이로신	456 mg	3.8%	프롤린	369 mg	3.1%
트레오닌	545 mg	4.5%	세린	505 mg	4.2%
트립토판	168 mg	1.4%	타우린	101 mg	0.8%
발린	653 mg	5.4%	합계	12.1 g	100.0%

(3) 무기질 함량

아귀 육 100 g당 무기질 함량은 뼈의 주요 구성성분인 칼슘과 인이 각각 19 mg, 134 mg, 헤모글로빈을 구성하여 체내 산소 운반 및 산화적 에너지 대사에 주로 관여하는 철이 1.1 mg, 산과 염기의 평형 및 세포막 전위의 조절 등에 관여하는 나트륨이 47 mg, 세포 내외의 전위에 영향을 미치면서 세포 내 이온강도 조절에 관여하고, 체내 나트륨 배출에 기여하는 칼륨이 374 mg, 면역 기능을 하면서 성호르몬 생성에 관여하는 아연이 1.1 mg, 유리기에 의한 세포의 산화 또는 파괴를 막아주는 방어 효소(gluatthion-peroxidase)의 주 구성성분인 셀레늄 12 µg 등으로 이루어져 있다.

한국영양학회에서는 2010년 한국인 성인 남자(칼슘, 인 및 철은 19~49세, 아연은 19~29세)의 1일 무기질 권장량을 칼슘과 인의 경우 각각 750 mg과 700 mg, 철과 아연은 모두 10 mg으로 정하고 있다. 이로 미루어 볼 때 아귀 육

70. 아귀

100 g을 식용하면 성인 남자의 1일 무기질 권장량 기준에 있어 칼슘은 2.5%를, 인은 19.1%를, 철은 11.0%를, 아연은 11.0%를 섭취하는 효과가 있다.

무기질 면에서 아귀는 다른 어류에 비하여 칼슘, 인 및 셀레늄의 함량이 다소 낮은 편이고, 철의 경우 유사한 범위이며, 아연은 다소 높은 범위이다. 따라서 아귀의 섭취에 의한 무기질의 건강 기능성은 아연의 효과를 기대할 수 있을 것이다.

〈표 70-6〉 아귀의 무기질 함량 (어육 100 g당)

무기질 함량						
칼슘	인	철	나트륨	칼륨	아연	셀레늄
19 mg	134 mg	1.1 mg	47 mg	374 mg	1.1 mg	12 μg

(4) 비타민 함량

아귀 육 100 g당 비타민 함량은 비타민 B_1이 0.07 mg, 비타민 B_2가 0.1 mg, 니아신이 2.7 mg, 엽산이 15 μg, 비타민 E가 1.4 mg 함유되어 있다.

비타민 함량 면에서 아귀는 다른 어류에 비하여 비타민 A, 비타민 B군, 비타민 C 및 비타민 E 등은 유사하거나 다소 낮으나, 엽산이 높아 아귀를 섭취하는 경우 엽산의 건강 기능성을 기대할 수 있다.

〈표 70-7〉 잉어의 비타민 함량 (어육 100 g당)

비타민 함량									
비타민 A	레티놀	β-카로틴	비타민 B_1	비타민 B_2	비타민 B_6	니아신	비타민 C	엽산	비타민 E
-	-	-	0.07 mg	0.1 mg	0.19 mg	2.7 mg	-	15 μg	1.4 mg

(5) 핵산 함량

핵산은 일반적으로 우리 몸을 구성하고 있는 세포의 활동을 조절하는 가장

70. 아귀

중요한 물질로 핵산이 많이 함유된 식품을 섭취함으로써 세포를 활성화하고, 노화를 방지할 수 있다고 알려져 있다. 한편, 아귀 육 100 g당 핵산은 RNA가 145.3 mg, DNA가 39.5 mg 함유되어 있다.

이와 같이 아귀는 다른 어종에 비하여 핵산 함량이 높아 고핵산 식품으로 분류된다.

8) 약용 위해성, 약용부위, 약성 및 약용 효능

(1) 약용 위해성, 약용부위 및 약성

아귀는 중국에서 한방약 소재로 이용하며, 위해성이 없고, 약용부위는 머리뼈[頭骨], 위에 들어 있는 작은 물고기, 간, 쓸개 및 췌장이다.

아귀의 약성은 뼈의 경우 함(咸) 및 평(平)이고, 쓸개의 경우 소정(消疔) 및 청열해독(淸熱解毒)이다.

(2) 약용 효능

① 종기

종기의 치료를 위하여 아귀 머리뼈를 말려 가루를 만든 다음 참기름을 섞어 환부에 바르면 효험이 있다.

② 치조농루(齒槽膿漏) 및 치통

치조농루(齒槽膿漏) 및 치통의 치료를 위하여 아귀 머리뼈를 말려 가루를 만든 다음 참기름을 섞어 환부에 바르거나, 머리뼈를 탕으로 해서 먹으면 효험이 있다.

③ 위염 및 위산과다

위염 및 위산과다의 치료를 위하여 위 속에 있는 어린 물고기들을 말린 다음 가루를 만들어 1일 2회 1순갈 분량씩 먹으면 효과가 있다.

70. 아귀

(3) 약제

① 아귀의 간 추출물

중국 산동해양연구소에서는 아귀의 간 추출물이 특정 암에 대해서 30% 정도의 억제율을 보였다고 보고한 바 있다.

② 타우린

아귀 담즙에서 타우린을 추출할 수 있고, 실제로 중국의 서해수산연구소에 따르면 협잡물이 섞여 있는 담즙 200 mL로는 순수한 타우린 45 mg을 얻을 수 있었다고 보고하였다.

③ 인슐린

아귀의 췌장은 인슐린의 원재료로 사용된다.

〈표 70-8〉 아귀의 약용 효능 및 약제

위해성	없음
약용부위	머리뼈[頭骨], 위에 들어 있는 작은 물고기, 간, 쓸개, 췌장
약성	· 뼈는 함(咸), 평(平) · 쓸개는 소정(消整), 청열해독(淸熱解毒)
효능	· 종기 · 치조농루(齒槽膿漏), 치통 · 위염, 위산과다
약제	· 아귀의 간 추출물 · 타우린 · 인슐린

부 록

1. 약성용어 풀이
2. 약용어류와 적용

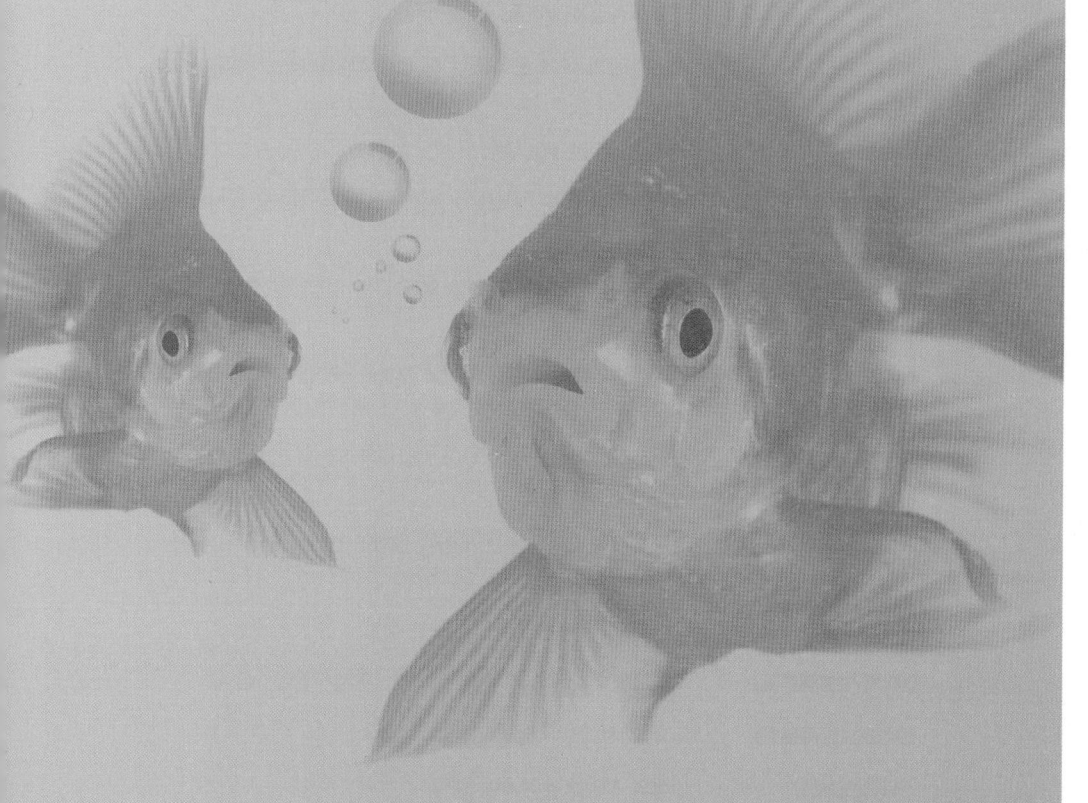

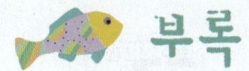 **부록**

1. 약성용어 풀이

감(甘)	감은 오미 중 하나임. 감미를 갖는 약물은 몸 상태를 양호하게 유지하는 기능이 있음.
감담(甘淡)	담백한 맛[淡味]은 위에 들어가면 실금(失禁)을 억제함. 감담은 몸을 데워 주면서 자양을 주어서 위액의 균형을 잡도록 함으로써 실금을 막아줌.
감온(甘溫)	감온은 감미 외에 온성(溫性)도 함께 가지고 있는 것임['온성(溫性)' 참조].
개위(開胃)	식욕을 돋우어 주는 것임.
거습(去濕)	부종과 같은 수분 대사의 이상을 없애 주는 것으로 습진을 낫게 함.
거온(去溫)	열성(熱性)에 가까운 증상을 없애 주는 것임['열성(熱性)' 참조].
거풍(去風)	경락, 근육, 관절과 같은 부위에 정체한 원인을 없애는 것임.
거풍명목(去風明目)	경락, 근육, 관절과 같은 부위에 정체한 원인을 없애 시력을 회복시키는 것임.
거풍살충(去風殺蟲)	경락, 근육, 관절과 같은 부위에 정체한 원인을 없애 기생충을 없애는 것임.
건비(健脾)	소화, 대사의 쇠약함을 없애 주는 것임.
건비보기(健脾補氣)	소화기능을 높이고, 기의 흐름을 돕는 것임['기(氣)' 참조].
건비보신(健脾補腎)	소화, 대사, 면역기능을 높이는 것임.
건비위(健脾胃)	위장의 기능을 높여 주는 것임.
건비지리(健脾止痢)	소화기능을 높이고, 설사를 멈추게 하는 것임.

경락(經絡)	'기(氣)' 참조.
고(苦)	오미의 하나임. 쓴맛을 갖는 약물은 눈이나 입, 코의 건조나 여드름, 구내염, 코피, 눈곱, 변비를 개선하기도 하며, 해열 효과도 있음. 황련(黃蓮), 대황(大黃), 황백(黃柏) 등이 좋은 예임.
고맥축뇨(固脈縮尿)	맥박을 정돈하고 빈뇨(頻尿)를 낮게 함.
골화(骨火)	뼈가 찌듯이 뜨겁게 느껴지는 것임.
기(氣)	형태는 없으며, 눈으로 볼 수는 없지만 기능하는 힘이 있는 것. 한방에서는 혈액이나 수분과 함께 생명활동을 유지하기 위하여 일정한 경락을 따라 체내를 언제나 순환하는 것이라 보며, 기혈(氣血)이라고도 함. 주로 '수곡(水穀)의 기'라 부르는 음식물에서 얻은 양분이나 체내의 내분비물질, 신경물질을 가리키는 것이라 여겨짐. 장기의 생리기능과 함께 위기(胃氣), 간기(肝氣)라고도 부름.
기혈(氣血)	'기(氣)' 참조.

ㄴ

난위익근골(暖胃益筋骨)	위장을 데워 주며, 근육이나 뼈를 강하게 하는 것임.
난위중화(暖胃中和)	위장을 데워 주며, 위액 분비가 제대로 되지 않아 생기는 위장의 팽만감, 명치 언저리의 쓰림, 혓바닥의 백태(白苔), 맥의 정체(停滯)를 치료하는 것임('기(氣)' 참조).
난중(暖中)	허약한 위장을 덥히는 것임.

ㅁ

맛	'오미(五味)' 참조.
미감(味甘)	'감(甘)', '감온(甘溫)' 참조.

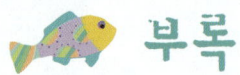 # 부록

미산(微酸)	신맛을 내는 약은 수렴(收斂)하는 기능이 있고, 대개 땀을 멎게 하며[止汗], 설사를 멎게 하는 데[止瀉] 쓰인다. 미산은 산(酸)보다 약한 것을 말함.
미온(微溫)	온(溫)이란 몸에 열이 나는 질병의 원인을 통틀어 가리킴. 원인일 경우는 온병(溫病)이라 하는데 질병명으로는 계절적인 유행병, 예를 들어 인플루엔자, 뇌염, 티푸스 등이 있음. 몸을 덥히고 영양을 보충하며 쉬면서 치료함. 미온이란 온(溫)보다 약한 상태를 말함.

ㅂ

보기활혈(補氣活血)	기허의 병증에서 보법으로 혈액순환을 좋게 하는 것임['기허(氣虛)', '보법(補法)' 참조].
보법(補法)	부족하거나 또는 넘쳐서 망가지는 몸 상태를 투약이나 식양생(食養生), 휴양 등으로 정상으로 되돌리는 각종 보약 처방을 통틀어 일컫는 말임.
보신(補腎)	신장의 움직임을 돕는 것임.
보신고정(補腎固精)	신장의 움직임을 돕고, 정기(精氣)를 모으게 하며 새지 않도록 함.
보신익간(補腎益肝)	신장의 움직임을 돕고, 간의 움직임을 좋게 함.
보신장양(補腎壯陽)	신장의 움직임을 돕고, 양기(陽氣)를 강하게 함['양기(陽氣)' 참조].
보위(補胃)	위장의 움직임을 돕는 것임.
보위윤폐(補胃潤肺)	위장의 움직임을 돕고, 폐의 움직임을 좋게 함.
보중기(補中氣)	비장과 위장의 움직임을 돕는 것임.
보중익혈(補中益血)	보중은 전신 권태감, 소화기능 저하, 잠자는 동안에 흘리는 식은땀, 미열, 동요 등을 치료하는 것이며, 보중익혈은 이런 치료로 말미암아 빈혈이나 영양상태를 개선하는 것임.
보폐(補肺)	폐의 움직임을 돕는 것임.

보허손(補虛損)	허손(虛損)을 보충하는 것임 ['허손(虛損)' 참조].
보허로(補虛勞)	허약하여 쉽게 피로해지는 체질을 개선하는 것임.
보혈(補血)	조혈작용이 있는 것임.
불수기(不水氣)	수기란 수종(水腫)을 말하는데, 불수기란 수기를 없애버리는 것임.

ㅅ

산(酸)	오미 중 하나로 신맛을 말함. 신맛의 약물은 수렴 효능이 있어, 대개는 땀을 멎게 하거나[止汗], 설사를 멈추게[止瀉] 하는 데 쓰임.
산결소종(散結消腫)	경부(頸部) 임파선 등의 뭉친 부분을 없애는 것임.
산기(疝氣)	복부에 나타나는 아주 심한 통증을 말함.
산어활근(散瘀活筋)	근육 응어리나 울혈을 풀어 주며 없애는 것임.
서근활락(舒筋活絡)	근육을 부드럽게 펴 주며 혈액의 순환을 좋게 하는 것임.
성온(性溫)	약물 속성이 온성(溫性)인 것임 ['온성(溫性)' 참조].
성평(性平)	약물 속성이 온화한 것임.
성한(性寒)	약물 속성이 한성(寒性)인 것임 ['한성(寒性)' 참조].
소수종(消水腫)	부은 것을 없애 주는 것임.
소염해독(消炎解毒)	'청열해독(淸熱解毒)'과 같음.
소염명목(消炎明目)	간이나 눈에 생긴 염증을 없애서 시력을 회복시키는 것임.
소정(消整)	소화기능을 회복시키는 것임.
소종(消腫)	부은 것을 없애 주는 것임.
소창(消脹)	소화불량으로 인한 복부팽만감을 없애는 것임.

부록

수렴(收斂)	점막이나 상처 표면에 작용해서 혈관을 수축시키는 것임.
신(辛)	오미 중 하나임. 매운맛의 약물은 해독과 기의 흐름을 좋게 함. 체질개선 효과가 있으며, 대개 땀을 내게 하는 약[發汗藥], 기행약(氣行藥)으로 쓰임.

약성(藥性)	약물의 속성임. 그 작용을 토대로 한성(寒性; 열을 없애는 성질이 있음), 열성(熱性; 추워 떠는 것을 없애는 성질이 있음), 온성(溫性; 약한 열성), 양성(涼性; 약한 한성)으로 구분함.
양기(陽氣)	사물이 시각적으로 보이는 측면을 양기라 하며, 다른 측면을 음기(陰氣)라 함. 양기는 상향적이고, 증강적인 것임.
양성(涼性)	한성보다 온화한 것임['한성(寒性)' 참조].
양혈보허(養血補虛)	양혈은 보혈이라고도 하며, 이것으로 기가 허증인 것을 도울 수가 있음['기(氣)', '허증(虛症)' 참조].
양혈지혈(養血止血)	빈혈을 낫게 하고 출혈을 멈추게 하는 것임.
어혈(瘀血)	어떤 이유에선지 혈액의 일부가 원활하게 순환하지 못하는 상태를 말함. 내출혈이나 폐경 등이 원인일 수도 있으며, 혈전에 의할 수도 있음. 현대의학에서는 혈액의 순환장애, 울혈, 출혈, 혈전, 수종 그리고 염증에 의한 조직 변화, 조직의 이상증식 등을 포괄함.
열림(熱淋)	임질의 하나. 하초에 열이 있으며, 아랫배가 당기듯이 아픔. 소변이 핏빛으로 붉고 소변이 잘 나오지 않으며 배뇨 시에는 상당히 아픔. 방광염이나 요도염처럼 급성의 감염증일 적에 일어남['오장육부(五臟六腑)' 참조].
열성(熱性)	열증이 나타나는 성질. 열이 나서 숨이 거칠어지고 변비 등이 나타남['증(証)' 참조].

오미(五味)	신농본초경(神農本草經)에 따라 약을 분류한 것임. 약물도 맛에 따라 신맛[酸], 짠맛[鹹], 단맛[甘], 쓴맛[苦], 매운맛[辛]으로 나뉨. 신맛이 있는 것은 수렴(收斂)하는 작용이 있고 땀을 멎게 하는 기능이 있음. 짠맛의 것은 변비, 어깨 결림, 복부 팽만과 같은 증세를 없애 줌. 단맛의 것은 강장, 소염(消炎) 작용이 있고, 쓴맛의 것은 눈, 입, 콧구멍의 건조, 그리고 여드름, 구내염, 코피, 눈곱, 변비와 같은 증세를 없애 줌. 매운맛의 것은 순환 개선, 발한(發汗) 등의 작용이 있음. 이들 맛은 반드시 핥았을 적에 느끼는 맛과 일치하는 것은 아님.
오장육부(五臟六腑)	한방에서 장기를 구분하는 분류 중 하나임. 인체 내장은 5가지 장기(심장, 간, 비장, 폐장, 신장)와 6가지 부(腑; 쓸개, 위, 소장, 대장, 방광, 삼초)로 나뉨. 이것이 오장육부인데, 각기 중요한 생리기능을 맡고 있으며, 그 중에는 정신과 정서를 담당하는 것도 있음. 삼초(三焦)는 모든 기관을 감싼 커다란 주머니라 여기며 ['기(氣)' 참조], 기와의 관계에서 중요한 요소임. 횡격막에서 그 위를 상초(上焦), 횡격막부터 배꼽까지를 중초(中焦), 그 밑을 하초(下焦)로 구분함.
온(보)[溫(補)]	치료법 중 하나로 따스하게 하거나 보완하는 것. 일반적으로 음증(陰証)은 덥혀 주고, 허증(虛症)은 보(補)하도록 함['음증(陰証)', '허증(虛症)'을 참조].
온성(溫性)	열성보다 온화한 것임['열성(熱性)' 참조].
요황(尿黃)	소변 색이 노란 것을 말함.
윤폐건비(潤肺健脾)	폐의 기능을 도우며 소화기능을 강화하는 것임.
윤폐지해(潤肺止咳)	폐의 기능을 도우며 기침을 멈추게 하는 것임.
음증(陰證)	허약하여 치유 능력이 떨어진 상태임.
음허(陰虛)	전신의 기능이 쇠퇴하여 열이 있는 듯한 상태. 오후 일정한 시간이 되면 열이 나며, 손과 발에 열이 있고, 목이 마르며 홍조를 띰. 또 안절부절하지 못하며 잠을 제대로 잘 수가 없음. 소변은 적고 노란색이며, 변비가 생기고 혀에 설태(舌苔)는 적은 편이지만 맥이 가는 상태['양허(陽虛)' 참조].
이뇨소종(利尿消腫)	배뇨를 좋게 하여 부종을 없애는 것임.

부록

이수(利水)	수분 대사를 촉진시키는 것임.
이요(理腰)	허리 통증을 잡으려고 마사지, 냉각, 가온 등을 처치하는 것임.
익기(益氣)	보기(補氣)라고도 하며 기허(氣虛)의 치료법임. 오장육부의 기(氣)는 중초에 있는 비장과 위장의 음식물에 기인한 정기에서 나오며, 상초(上焦)에 있는 폐에 들어가 전신으로 퍼지므로, 기허는 폐와 비장과 관계가 있음['기허(氣虛)', '오장육부(五臟六腑)', '기(氣)' 참조].

ㅈ

자보(滋補)	자양을 취하는 것임.
자보간신(滋補肝腎)	간과 신장의 기능을 돕는 것임.
자보강장(滋補强壯)	보법으로 몸을 강하게 하는 것임['보법(補法)' 참조].
자음보신(滋陰補腎)	음정을 보완하고 신장의 기능을 돕는 것임.
장양보신(壯陽補腎)	양기를 강화하여 신장의 기능을 돕는 것임['양기(陽氣)' 참조].
장원양(壯元陽)	온보약을 써서 심장이나 간의 양기를 강하게 하여 몸을 강장시키는 것임['양기(陽氣)' 참조].
장풍(腸風)	대변에 피가 섞여 나오는 것이나 치질로 인한 출혈을 말함.
전정수(塡精髓)	몸의 활동력의 근원인 정력을 증강시키는 것임.
제미(除瘕)	음식을 제대로 섭취하지 않아서 생긴 뱃속의 덩어리를 없애는 것임.
조(燥)	눈, 입, 코의 건조, 여드름, 구내염, 코피, 눈곱, 변비 등의 증상을 가리킴.
조중보기(調中補氣)	'조중익기(調中益氣)'와 같음.

조중익기(調中益氣)	중초(中焦)를 가다듬고 비장이나 위장의 기능을 돕는 것임['오장육부(五臟六腑)', '기(氣)' 참조].
증(証)	한방 진단에 의한 질병의 한 형태. 전신의 증후, 시간적인 경과, 증상의 진행 상태를 종합적으로 판단해서 정하는 것으로, 이와 함께 치료방침을 결정하는 점에서는 서양의학에서의 병명과는 다름. 열증(熱症; 몹시 열이 나는 상태가 나타남), 한증(寒症; 추워서 떠는 상태가 나타남), 기증(氣症; 기가 제대로 흐르지 않는 상태가 나타남), 허증(虛症) 등이 있음['기(氣)' 참조].
지해담화(止咳痰化)	기침을 멈추게 하고 가래를 없애는 것임.

ㅊ

청량해독(淸涼解毒)	발열 질병(감염증)이 일어나는 과정 중 나타나는 피하출혈, 토혈, 코피, 혈변이나 그 밖의 급성 출혈을 혈압 강하, 혈관 투과성 감소, 혈액 응고 촉진 등으로 지혈하는 것임.
청열(淸熱)	열을 떨어트리는 것임.
청열거어(淸熱去瘀)	열성에서 혈액의 순환을 원활하게 하는 것임.
청열소염(淸熱消炎)	'청열해독(淸熱解毒)'과 같음.
청열해독(淸熱解毒)	감염증인 열병에 대한 치료법. 농양, 유선염, 맹장염, 설사, 유행성 이하선염, 일본뇌염 등이 대상임.
체허(體虛)	허증인 몸을 말함['허증(虛症)' 참조].
최생치질(催生治疾)	출산을 촉진하며 질병을 낫게 하는 것임.
치허손(治虛損)	기허(氣虛), 혈허(血虛) 등 병후의 조절 능력을 잃은 상태를 치료하는 것임['허손(虛損)' 참조].

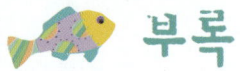# 부록

ㅌ

통기(通氣)	기가 흐르지 못하고 정체된 것을 개선하는 것임['기(氣)' 참조].
통림이뇨(通淋利尿)	비뇨 계통의 염증을 치료하여 배뇨를 좋게 하는 것임.
퇴예(退翳)	눈이 침침하여 투명하게 보이지 않는 시력장애를 낫게 하는 것임.

ㅍ

평(平)	약성(藥性) 중 하나임. 한(寒), 열(熱), 온(溫), 량(涼)으로는 구분할 수 없는 온건한 약성임['약성(藥性)' 참조].
평간강지(平肝降脂)	간의 움직임을 정상화하고, 혈중 지질 농도를 낮춤.
평간진량(平肝鎭涼)	간의 움직임을 정상화하고, 쉽게 화내는 성질을 가라앉힘.

ㅎ

한(寒)	질병에 의한 한기(寒氣)를 없애는 작용을 말함.
한성(寒性)	한증(寒証)이 나타나는 성질이며, 한기를 띠는 것임['증(証)' 참조]. 약성을 띠는 경우에도 쓰임['약성(藥性)' 참조].
함(鹹, 咸)	함은 오미 중 하나임. 짠맛을 말함. 짠맛을 내는 약물에는 변비나 어깨 결림을 개선해 주는 효능이 있음.
함평(鹹平, 咸平)	함평이란 함(咸)의 기능이 온화한 것을 말함.
해독화어(解毒化瘀)	간 기능을 정상화하고, 여드름이나 화농된 것을 낫게 하며, 가래[痰] 발생을 억제함.
해온성주(解溫醒酒)	몸에 나는 열과 숙취를 풀어 주는 것임.

행수소종(行水消腫)	수분 대사를 촉진시켜 부종을 없앰.
허손(虛損)	병을 앓고 난 다음에 음양이나 기혈(氣血), 내장의 손상, 음식이나 주색 때문에 병이 생기는 것임. 기허(氣虛), 혈허(血虛), 음허(陰虛), 영허(陽虛) 등으로 나뉨['기혈(氣血)' 참조].
허증(虛症)	한방 진단인 팔강변증(八綱弁証)의 하나임. 인체에서 기, 생명력, 질병에 대한 저항력이 저하되어 생리기능이 쇠퇴한 상태를 말함. 허약하며, 기력이 없고, 쉽게 피로해짐. 동요나 숨 막힘, 발한, 잠자면서 식은땀을 흘림. 혀에 설태는 없지만 맥이 약함. 치료는 보완해 주는 것임.
화결(化結)	근육의 뭉친 것과 혈액이 통하지 않아 단단해진 곳을 부드럽게 하는 것임.
화담지해(化痰止咳)	담이 생기지 않도록 하여 기침을 멈추게 하는 것임.
화중개위(化中開胃)	위액 분비가 이상해져서 생긴 위의 팽만감, 신트림, 맥의 정체 등의 증상을 개선하는 것임['기(氣)' 참조].
활혈맥(活血脈)	혈행을 좋게 하며 낙맥(絡脈)을 돌리도록 하는 것임.
활혈통로(活血通路)	혈행을 풀어 경락을 통하게 하는 것임['기혈(氣血)' 참조].

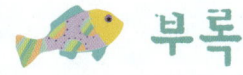 부록

2. 약용어류와 적용

과별	적용증	어종(괄호가 없는 것은 전어체를 뜻함)
	수종(水腫)	연어, 잉어, 붕어, 뱀장어, 동자개, 메기, 수조기, 참조기, 가물치, 가시복
	각기(脚氣)	청어(알), 대구(뼈)
	두통(頭痛)	고래상어(척추뼈), 무태장어, 대두어(머리), 참조기
	현기증	대두어(머리)
	기침[咳]	초어(쓸개), 잉어, 민밀복(부레나 껍질), 가시복(껍질)
	토혈(吐血)	메기, 대구, 민어(부레)
	심장동요(心臟動搖)	준치, 수염메기
	구토(嘔吐)	갯장어(위 내용물), 붕어
	소화불량	가물치
	식욕부진	붕어
	설사[下痢]	준치, 넙치
	황달(黃疸)	메기
	배뇨 곤란	미꾸리, 부세 등 민어과 어류
	근육 수축, 경련, 마비	연어, 가물치(머리뼈)
	몽정(夢精), 발기 부전	철갑상어류, 갯장어, 민어, 가시복(껍질), 켈로그해마, 실고기
전염병	마비	쥐가오리, 붕어, 가물치, 큰가시고기 근연종
	백일해	농어(아가미)
	귀밑샘[耳下腺]염	붕어, 군평선이, 눈퉁군평선(부레)
	설사	톱가오리(쓸개), 드렁허리(머리), 민밀복, 은밀복
	간염	미꾸리, 수염메기, 가시복(껍질)
	말라리아	수염메기
	경부임파결핵	실고기, 국매리복(알, 간, 혈액, 간유), 은비늘치
	폐결핵	불범상어(껍질), 톱가오리(간), 청어, 뱀장어, 메기, 흰빨판이, 가물치, 부세, 참조기(부레), 고등어

458

내과	기관지염	켈로그해마, 부세(쓸개)
	천식	청어(알), 잉어, 해마, 부세(쓸개), 가시복(껍질)
	폐기종	붕어, 민어과 어류(심장)
	위장병	불범상어(껍질), 톱가오리(쓸개), 갯장어(부레), 연어(알), 메기(점액), 참조기, 은비늘치(근육), 민밀복, 은밀복(부레나 껍질), 아귀과 어류(위 내용물)
	간경화	잉어
	담낭염	톱가오리(쓸개)
	통풍성 심장병	메기
	만성신장염	잉어, 청대치, 수조기
	고지혈증	부세(쓸개)
	통풍성 관절염	톱가오리(쓸개), 갯장어(부레), 뱀장어, 바다뱀
	요추산(腰椎酸)통, 요골통	민어과 어류(부레), 쏘기미, 국매리복(근육)
	뇌졸중 후유증으로 인해 입과 눈이 돌아감, 안면신경마비	칠성장어, 갯장어(혈액, 근육), 잉어(혈액), 드렁허리(혈액), 가물치
	신경쇠약	점해마, 켈로그해마, 고등어, 가시복(껍질)
	버섯 중독	부세 등 민어과 어류(이석)
소아과	어린이 소화불량	농어, 주둥치류
	어린이 설사	칠성상어(지느러미), 개상어, 별상어(새끼)
	구루병, 연골병	물개복치(간유)
	어린이 혈뇨	툼빌매퉁이, 날매퉁이
	어린이 식은땀	미꾸리
	어린이 창절(瘡癤)	쏘기미

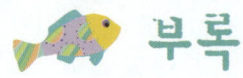
부록

외과	상처 치유 촉진	개상어, 별상어(근육), 수염메기, 농어
	골절, 타박상, 삠	톱가오리, 대형쥐가오리(뇌), 쥐가오리, 미꾸리, 대구, 실고기, 점해마, 켈로그해마
	자독어류에 찔렸을 때	참복과 어류(혈액)
	바다뱀에 물렸을 때	밴댕이(근육)
	암치질	곰치 근연종
	수치질	붕어, 메기, 드렁허리, 가물치
	산기(疝氣)	날치
	담석, 수뇨관 결석, 신장 결석, 방광 결석	부세 등 민어과 어류(이석)
	각종 상처와 종양	고래상어, 톱가오리(쓸개), 쥐가오리(아가미), 연어(머리), 갯장어, 메기, 민어(부레), 붕어(쓸개), 드렁허리(뼈), 국매리복(알, 간), 미꾸리, 점해마, 켈로그해마, 실고기, 아귀과 어류(머리뼈), 곰치 근연종
	유방 부스럼[癰]	붕어, 드렁허리(껍질), 날치
	유선염	민어(부레), 은비늘치(근육)
	외상 출혈	점해마, 켈로그해마, 개복치(간유)
	화상	칠성상어, 납작전어(간유), 초어(쓸개), 대구, 물개복치
산부인과	분만 유도[催産]	실고기, 해마, 날치(근육)
	출산 후 대량출혈, 월경과다	잉어
	출산 후 두통	갯장어(간유)
	모유 부족	잉어, 붕어, 메기, 가물치, 갈치 근연종, 가시복(껍질)
	백대(白帶)	철갑상어, 뱀장어
	음도염, 자궁내염	대구(간유)
	생리불순	잉어
	생리통	칠성상어, 개상어

종류 **(腫瘤)**	악성 종류	철갑상어(부레)
	유방암 초기	붕어, 미꾸리, 해마, 국매리복(알)
	폐암	노랑가오리(꼬리침)
	식도암	노랑가오리(꼬리침), 청대치
	위암	노랑가오리(꼬리침)
피부과	가려움	미꾸리, 드렁허리
	옴	가물치
	버짐	미꾸리(점액)
	개선충포(疥癬蟲疱)	국매리복 등 참복과 어류(알)
	틈	부세(부레)
이비인 후과, 치과, 안과	급성결막염	뱀장어(쓸개)
	눈 출혈, 통증, 부기	잉어(쓸개)
	눈 헤르페스	가물치
	각막건조, 야맹증	칠성장어, 칠성상어
	화농성 중이염	잉어(쓸개), 독가시치(쓸개), 드렁허리(혈액), 부세 등 민어과 어류(이석), 국매리복(껍질)
	귀로 인한 어지럼증	부세(부레)
	심한 난청	초어(쓸개), 드렁허리
	코피	수염메기, 드렁허리(혈액)
	인후 부기, 통증	동자개과 어류(가슴지느러미 가시침)
	편도선염	툼빌매퉁이, 날매퉁이(꼬리)
	치통, 치주염	노랑가오리(꼬리침), 붕어, 아귀과 어류(머리뼈)

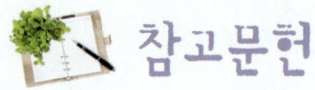
참고문헌

- 韓國魚圖譜, 1998, 鄭文基, 一志社, 한국, p.727
- 韓國産魚名集, 2000, 이순길·김용억·명정구·김종만, 한국해양연구소, 한국, p.222
- 우리바다 어류도감, 2002, 명정구·김병일·이선명·전길봉, 낚시춘추, 다락원, 한국, p.288
- 누구나 알아두면 좋을 우리생선 이야기, 2002, 김소미·김은희·박세영·최선혜, 도서출판 효일, 한국, p.464
- 수산가공학의 기초와 응용, 2007, 김진수·허민수·김혜숙·하진환, 도서출판 효일, 한국, p.15~62
- 한국수산물성분표(증보판), 1995, 국립수산과학원, 한국
- 한국수산물명산품 총람, 2000, 수협중앙회, 수협문화사, 한국, p.461
- 中國有毒魚類和藥用魚類, 1983, 伍漢霖·金鑫波·倪勇, 上海科學技術書籍, 中國
- 中國有毒魚類および藥用魚類, 1999, 野口玉雄·阿部宗明·荒川修·醍醐絹江·高田欣二·橋本周久(譯), 恒星社厚生閣, 日本, p.350
- http://www.fishbase.org
- http://www.flmnh.ufl.edu
- http://sosojung20.blog.me/50107370863(네이버 블로그)

| 저자소개 |

전중균
강릉원주대학교 해양생물공학과 교수

명정구
한국해양연구원 해양생물자원연구부 책임연구원

김진수
경상대학교 해양식품공학과 교수

| 그린이 소개 |

조광현
홍익대학교 서양화 전공
생태 세밀화 그림 전문

약용어류

2013년 7월 1일 초판 인쇄		
2013년 7월 8일 초판 발행		
저 자	전중균 · 명정구 · 김진수	
그 린 이	조광현	
발 행 인	김홍용	
펴 낸 곳	도서출판 **효일**	
디 자 인	에스디엠	
주 소	서울시 동대문구 용두2동 102-201	
전 화	02) 460-9339	
팩 스	02) 460-9340	
홈 페 이 지	www.hyoilbooks.com	
등 록	1987년 11월 18일 제 6-0045호	

※ 무단복사 및 전재를 금합니다.

값 45,000원

ISBN 978-89-8489-336-8

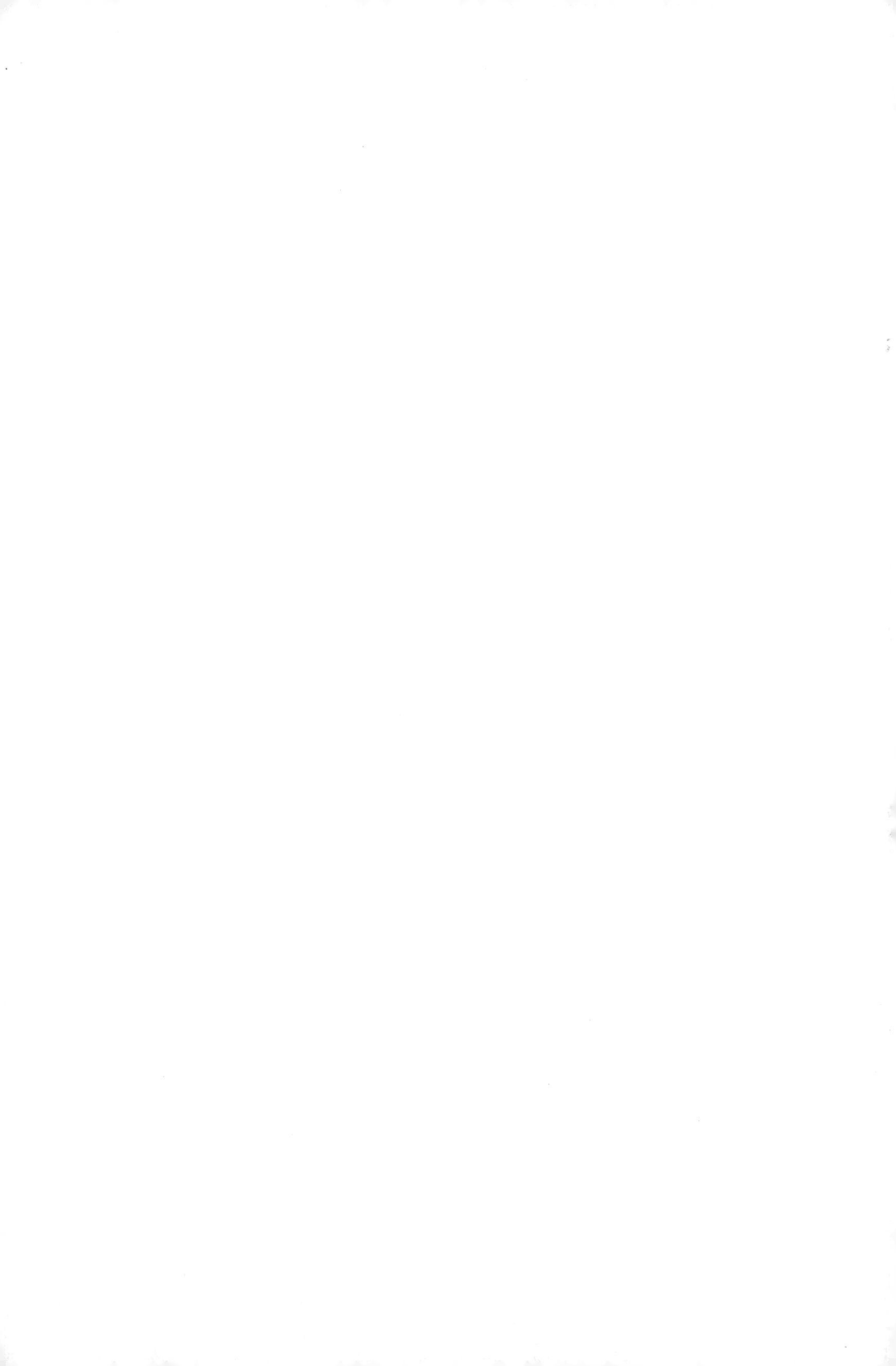